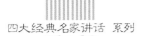

四大经典名家讲话 系列

伤寒论通俗讲话

胡希恕 著

冯世纶 李惠治 张长恩
胡耀 段志钧 樊正伦
张舒君

（以上按姓氏笔画排序）

整理

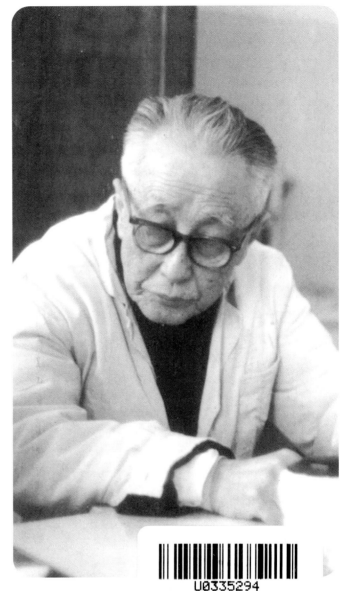

中医名家刘渡舟高度评价胡希恕先生："每当在病房会诊，群贤齐集，高手如云，惟先生能独排众议，不但辨证准确无误，而且立方遣药，虽寥寥几味，看之无奇，但效果非凡，常出人意外，此得力于仲景之学也。"

中国中医药出版社

·北京·

图书在版编目（CIP）数据

伤寒论通俗讲话 / 胡希恕著 . —北京：中国中医药出版社，2008.10
（2024.11 重印）

ISBN 978-7-80231-236-4

Ⅰ . 伤… Ⅱ . 胡… Ⅲ . 伤寒论－研究 Ⅳ . R222.29

中国版本图书馆 CIP 数据核字（2007）第 129767 号

中国中医药出版社出版

北京经济技术开发区科创十三街 31 号院二区 8 号楼
邮政编码　100176
传真　010-64405721
山东临沂新华印刷物流集团有限责任公司印刷
各地新华书店经销

开本 710×1000　1/16　印张 14　字数 204 千字
2008 年 10 月第 1 版　2024 年 11 月第 14 次印刷
书号　ISBN 978 - 7 - 80231 - 236 - 4

定价　56.00 元
网址　www.cptcm.com

服 务 热 线　010-64405510
购 书 热 线　010-89535836
维 权 打 假　010-64405753

微信服务号　zgzyycbs
微商城网址　https://kdt.im/LIdUGr
官 方 微 博　http://e.weibo.com/cptcm
天猫旗舰店网址　https://zgzyycbs.tmall.com

如有印装质量问题请与本社出版部联系（010-64405510）

编辑前言

聆听中医大家讲授四大经典
——我们为什么推出《四大经典名家讲话》系列丛书？

中国中医药出版社　刘观涛

对于中医而言，公认的四大经典为《内经》、《伤寒论》、《金匮要略》、《温病条辨》，这也是大学教科书对中医经典的教学内容。

那么，对中医四大经典的深入学习，成为每位中医人的必修课程。北京四大名医、北平国医学院院长孔伯华先生曾经毫无保留地向世人公布名医的"修炼之路"：从浩如烟海的中医书籍中，精选最为精华的"四大经典"；聆听名家通俗的临床讲话、揣摩名医生动的临证医案，将经典进行纵横关联、条分缕析，就能把"死读书"变成"活解书"。用自己独特的教学方式，孔伯华先生培育出一大批医术高超的中医名家。

为了让读者深入浅出地学习、理解和应用四大经典，早日实现成为名医的理想，我们特选取四位当代杰出的中医大家，分别对四大经典进行紧密结合临床的阐释，并力求精要简捷、通俗生动。于是，任应秋《黄帝内经通俗讲话》、胡希恕《伤寒论通俗讲话》、何任《金匮要略通俗讲话》、刘景源《温病条辨通俗讲话》就成为我们这套《四大经典名家讲话》系列丛书的组成部分。其中，为了让《四大经典名家讲话》系列能够"医理、医论、医案"三位一体，我们特把本社出版的"中国百年百名中医临床家丛书"的《何任》、《胡希恕》两书的部分精彩临床医案，充实到《金匮要略通俗讲话》与《伤寒论通俗讲话》中。学习和运用经典的重要性，历代名医既反复强调，又在临床中坚持不懈。以现代伤寒临床大家胡希恕为例，他取得众口皆碑的临床卓效，靠的就是原方、原剂量地运用《伤寒论》上的方子，他常说："这个哮喘病人是大柴胡汤合桂枝茯苓丸证，这个肝炎患者是柴胡桂枝干姜汤合当归芍药散证……"很少加减，疗效却很好。刘渡舟高度赞赏："群贤会诊，高手如云，惟先生能独排众议，立方遣药，效果非凡！"

对于学习中医四大经典，聆听名家通俗讲话，我们特别推崇姜佐景在《经方实验录》中的治学与人生境界："明窗净几，焚香盥手，恭展《伤寒论》，凝神细读，恍然见标题曰："辨太阳病脉证并治上"数大字。窃谓在此寥寥数字中，仲圣垂教之精义，仿佛尽之矣……"

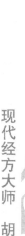

清代太医→清末进士王祥徵→经方大师胡希恕

刘渡舟特别推崇的中医临床家——
现代经方大师　胡希恕

　　现代经方大师胡希恕又名胡禧绪（1898～1984），出生于辽宁省沈阳市北郊区东伍旗村。1915～1919年就读于奉天省立第一中学。上中学时，喜爱踢足球，无论冬夏，每场皆要大汗、力疲方歇，在其旁观看者常有其国文教师，时常把几个学生都叫到他的房间喝茶休息。一日，国文老师对这几位精力充沛、才华横溢的学生们说："我给你们讲中医，你们学中医吧！""我们学那干啥呀？"同学们异口同声回答。国文老师感慨不已："多像我当年回答老师的劝学啊！"原来国文老师名叫王祥徵，为河北乐亭人，为清末国子监举人培养出的进士。在国子监就学期间，某太医与其同室，看到徵为举人中最年轻者，才学横溢，多次劝其学医，皆回答："学那干啥呀！"后谓曰："不学医是为不忠君！"遂学医。"秀才学医，如快刀斩豆腐"，很快入门，并对医学渐感兴趣。学中常有病人找太医诊病者，太医故意推给徵看，治多效，更精求。徵考取进士后，竟想不到任湖南长沙县长，"是我学长沙耶？"但好景不长，遇辛亥革命，无奈投奔沈阳同学李铁珊处任中学国文教师，并业余行医，名声四振。看到胡希恕等精力充沛，又为保中医不失传，故决心让他们学医。经多次劝诱，终使胡希恕等四人拜于门下。于是利用业余时间讲学，因讲授能力极好，渐吸引许多学生就学。

　　王祥徵讲《伤寒论》脱离脏腑，并主张结合近代科学，要继承，也要发展。推崇唐容川、陈修园等的学术观点，如论述膀胱气化以物理学理论解释膀胱为水，肾为太阳之说。大约两年讲完了《伤寒论》。十几个学生中，胡希恕学得最好，并于1919年参加沈阳市政公所中医考试，获取中医士证书。王祥徵夙愿得偿，若知后生胡希恕成为声誉中外的经方大师，则更含笑于九泉。

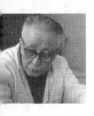

1919 年胡希恕考入北京通才商业专门学校（北京交通大学前身）学习。常与人诊病，疗效明显，尤其是当年疟疾大流行，治一例愈一例，但未想到专职行医。大学毕业后，1924～1927 年曾在沈阳县立中学、辽阳县立中学、辽宁省立中学任英文教师。1928～1935 年任哈尔滨市电业公司会计股股长、特别市市政局事业股股长、市政公署营业股股长。日本侵略中国，拒为日本人服务，于 1936 年逃到北京，悬壶行医。建国初期，曾同陈慎吾、谢海洲老中医共同办学，传授中医学术。1952 年北京市卫生局批准作为中医教育试点，开设北京私立中医学校，系统传授《伤寒论》、《金匮要略》、《神农本草经》、《内经》、《温病》等。受王祥徵影响，胡希恕教授《伤寒论》不用脏腑理论，同时通过对《内经》、《神农本草经》等原文的研究，并参阅中外中医文献，尤其读了杨绍伊的《考次汤液经序》，提出了《伤寒论》六经非《内经》经络概念，而是来自八纲的独特概念。1956 年人民卫生出版社出版了苏联高等院校所用《病理生理学》，受巴甫洛夫神经反应学说影响，提出"中医辨证论治的实质，是在患病机体一般的规律反应的基础上，适应整体的、讲求一般疾病的通治方法。"胡希恕个人办学，直至 1956 年北京中医学院成立，先后培养学员近千人。

1958 年调入北京中医学院任内科教授、附属医院学术委员会顾问。更勤奋于临床和教学工作。刘渡舟评曰："每当在病房会诊，群贤齐集，高手如云，惟先生能独排众议，不但辨证准确无误，而且立方遣药，虽寥寥几味，看之无奇，但效果非凡，常出人意料，此得力于仲景之学也。"暮年仍孜孜不倦于教学、讲座，指导留学生考察团。他最后讲授的《伤寒论》、《金匮要略》全部录音已被保存。其经方研究成就，已由其弟子整理成册，著为《经方传真》（中国中医药出版社出版）。胡希恕一生研究仲景学说，有着独特的见解，取得世人瞩目的成就。20 世纪 60 年代的学术报告《伤寒的六经论治与八纲的关系》，《人民日报》给予高度评价，认为解决了"历代医家缺乏论述的难题"；日本中医界也称赞胡希恕是"中国有独特理论体系的、著名的《伤寒论》研究者、经方家"。

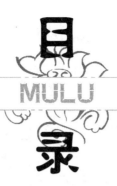

目录
MULU

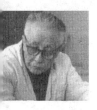

伤寒论
通俗讲话

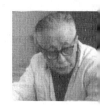

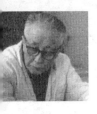

伤寒论通俗讲话

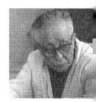

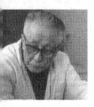

伤寒论
通俗讲话

第一部分

方证对应：中医辨证的 尖端

（胡希恕讲述、撰写）

一、论《伤寒论》的独特理论体系

　　辨证施治，是说明中医以药治病的方法，亦常被称为辨证论治，我以为辨证施治更较朴实些。本来嘛，有是证即用是药，还要引经据典地议论一番，干什么？旧社会为了写给富贵老爷们看，显得自家儒气，便于售技讨饭，这种可怜相，现在没必要了，因此乃采用辨证施治，作为本著讨论的专题。

　　中医治病，之所以辨证而不辨病，是与它的发展历史分不开的。因为中医发展远在数千年前的古代，当时既没有进步的科学依据，又没有精良的器械利用，故不可能如近代西医针对病变的实质和致病因素，寻求疾病的诊断和治疗，而只能凭借人们的自然官能，结合患病人体对疾病的反应，探索治病的方法和经验。经反复实践，不但促进了四诊的进步、药性的理解和方剂配制的准确性，而且对于万变的疾病，亦总结出一般的反应规律，并于此规律的基础上，试验成功了通治一般疾病的种种验方。所谓《伊尹

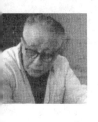

汤液经》(简称《汤液经》)即集验方的最早典籍。不过这亦和《神农本草经》、《黄帝内经》一样,是难以数计的民众,于长期不断的疾病斗争中所取得的丰硕成果,却被记在帝王宰相们的功德薄上。

《汤液经》见于《汉书·艺文志》。晋·皇甫谧于《甲乙经序》谓"仲景论广伊尹《汤液》为数十卷,用之多验。"可见仲景著作大都取材于《汤液经》,谓为论广者,当不外以其个人的学识经验,于原书外或亦有博采增益之处,后人用之多验。《汤液经》又已失传,遂多误为张氏独出心裁的创作,所以有"方剂之祖"、"医中之圣"等无稽过誉的推崇。试问:在科学还不发达的古代,只能于变化莫测的证候反映上,探求疾病的一般发展规律和治疗准则,并制定出种种验方,若不是在长久的年代里和众多的人体上,历经千百万次的反复试验、观察和反复实践,又如何可能完成这样百试百验的精确药方? 故无论伊尹或张仲景都不会有这样神奇的发明,而只能是广大劳动群众在长期同疾病斗争实践中,逐渐积累起来的伟大成果。它有很长的历史发展过程,而决不是,亦不可能是某一个时代,更不要说是某一个人能创造出来的。《汤液经》的出世标志了辨证施治方法的形成。但《汤液经》不会出于遥远的商代,更与伊尹拉不上关系,而张仲景,应说是《汤液经》的杰出传人。《汤液经》已不可得,唯有仲景书将辨证施治的法则和证治验方,记载下来,此又不能不说是仲景之功也。

仲景书应与《内经》无关,只以仲景序言中有"撰用《素问》、《九卷》……"的为文,遂使注家大多走向附会《内经》的迷途,影响后来甚大。其实细斟其序文,绝非出自一人手笔,历来识者亦多疑是晋人伪作,近世杨绍伊辨之尤精,今摘要介绍于下,以助说明。

杨绍伊在其所著《考次伊尹汤液经序》中写到:知者以此篇序文,读其前半,韵虽不高而清,调虽不古而雅,非骈非散,的是建安。天布五行,与省疾问病二段,则笔调句律,节款声响,均属晋音。试以《伤寒例》中句,滴血验之,即知其是一家骨肉……再以文律格之,勤求古训,博采众方,在文法中为浑说;撰用《素问》、《九卷》等五句,在文法中为详举。凡浑说者不详举,详举者不浑说。原文当是:感往昔之沦丧,伤横夭之莫救,仍勤求古训,博采众方,为《伤寒杂病论》,合十六卷。此本词自足,而体且简。若欲详举,则当云:感往昔之沦丧,伤横夭之莫救,乃撰用《素问》、《九卷》、《八十一难》、《阴阳大论》、《胎胪药录》,并《平脉辨证》为《伤寒杂病论》合十六卷,不当浑说又后详举也……且《素问》、《九卷》、《八十一难》、《阴阳大论》三书,三阳三阴篇中无一语道及。辨脉平脉之答曰师曰类,又非仲景自作,其《伤寒例》一篇,为叔和之作,篇中已有明文。而《伤寒例》首引《阴阳大论》,篇中之语,亦悉出此三书,是三书乃叔和撰用之书,非仲景博采之书也。再以叔和撰次者证之,叔和撰次之篇有《平脉法》一篇,此撰用之书,有《平脉辨证》一种,此撰用之《平脉辨证》,即《平脉法》出处之注脚。《平脉法》即为出于《平脉辨证》,则《平脉辨证》必非仲景所博采。又三阳三阴篇中,叔和撰次之可考。见者,除问曰答曰之《辨脉法》类,与问曰师曰之《平脉法》类外,无第三类。此撰用之书,除《素问》、《九卷》、《八十一难》、《阴阳大论》三书,为撰《伤寒例》之书外,亦唯《胎胪药录》、《平脉辨证》二种,《平脉法》之问曰师曰类,既为出于《平脉辨证》,则《辨脉法》之问曰答曰类,必为出于《胎胪药录》无疑。由是言之,叔和之作伪,实欲自见其所撰用之书,下之二段为自述其渊源而已。

仲景书文义古奥,本来难读,向来读者又惑于叔和的伪序,大都戴上了《内经》的带色眼镜,因而不可能客观地看待仲景书,也就不可能通过仲景书,体会其辨证施治的方法体系和精神实质了。中医的辨证施治,是广大劳动群众与疾病斗争实践中总结出来的,惟其来自于实践,当然必有其客观的形式和真理,形式即辨证施治的方法体系,真理即辨证施治的精神实质,来源于实践的总结。对于辨证施治的研究,若舍仲景书,又于何处求之呢?本著欲透视仲景书的证治实质,并结合临证的实践进行深入探讨。

二、论食、水、瘀血致病

食、水、瘀血三者,均属人体的自身中毒,为发病的根本原因,亦是中医学的伟大发明,故特讨论于下。

食毒 大都不善摄生、饮食无节,致肠胃机能障碍、或宿食不消、或大

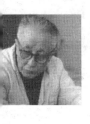

便秘结,废物不得及时排出,促使毒物吸收,而成自身的一种中毒证。仲景书中谓为宿食者,即食毒为病,今摘要述之。

"脉紧如转索无常者,有宿食也。"

注解:脉按之紧,而寻其内有如转索起落无常,实即滑急之脉,为有宿食的脉应。

"脉紧,头痛,风寒,腹中有宿食不化也。"

注解:脉紧、头痛,乃风寒表邪常见证,但腹中有宿食不化,亦每见之,不可不知。

"问曰:病有宿食,何以别之?师曰:寸口脉浮而大,按之反涩,尺中亦微而涩,故知有宿食,大承气汤主之。"

注解:见大承气汤条。

"脉数而滑者,实也,此为有宿食,下之愈,宜大承气汤。"

注解:见大承气汤条。

"下利不欲食者,有宿食也,当下之,宜大承气汤。"

注解:见大承气汤条。

"宿食在上脘,当吐之,宜瓜蒂散。"

注解:见瓜蒂散条。

水毒 水毒大多由于肾机能障碍使液体废物蓄积于体内的结果。如汗出当风、久伤取冷往往使欲自皮肤排出的废物滞留于体内,而成自身中毒证。仲景书中谓为湿、饮、水气者,即皆水毒之属,今摘述如下。

"太阳病,关节疼痛而烦,脉沉而细者,此名湿痹。湿痹之候,小便不利,大便反快,但利其小便。"

注解:太阳病关节疼痛而烦,颇似伤寒表实证,但伤寒脉浮紧,今脉沉而细,乃湿着痹闭之应。小便不利,湿着不行,水谷不别,大便反快,此为湿痹之候,故当利其小便则愈。

"湿家之为病,一身尽疼,发热,身色如薰黄也。"

注解:一身尽疼,发热,为湿热俱盛之候,湿家病此,身必发黄。

"湿家,其人但头汗出,背强,欲得被复向火,若下之早则哕,或胸中满小便不利、舌上如胎者,以丹田有热,胸中有寒,渴欲得饮而不能饮,故口燥烦也。"

注解：湿家系在太阴，若转属阳明，湿散而热实者，原可议下，今其人但头汗出，里还不实，背强、欲得被复向火，寒湿仍盛，此即下之，故责其过早。胃被攻伐遂虚，湿乘逆膈故哕，甚或水气逆而不下，则胸满小便不利，水逆于上，而热陷于下，因以丹田有热，胸上有寒明之。舌白滑如胎，即有热之候。热则渴欲得饮，水气逆于上，竟不能饮，以是则口燥烦也。

"湿家身烦疼，可与麻黄加术汤发其汗为宜，慎不可以火攻之。"

注解：见麻黄加术汤条。

"病者一身尽疼，发热，日晡所剧者，名风湿，此病伤于汗出当风、或久伤取冷所致也，可与麻黄杏仁薏苡甘草汤。"

注解：见麻黄薏苡甘草汤条。

"风湿，脉浮、身重、汗出恶风者，防己黄芪汤主之。"

注解：见防己黄芪汤条。

"伤寒八九日，风湿相搏，身体疼烦，不能自转侧，不呕，不渴，脉浮虚而涩者，桂枝附子汤主之；若大便坚，小便不利者，去桂加白术汤主之。"

注解：见桂枝附子汤条。

"风湿相搏，骨节疼烦，掣动不得屈伸，近之则痛剧，汗出短气，小便不利，恶风不欲去衣，或身微肿者，甘草附子汤主之。"

注解：见甘草附子汤条。

"问曰：四饮何以为异？师曰：其人素盛今瘦，水走肠间，沥沥有声，谓之痰饮；饮后水流在胁下，咳唾引痛，谓之悬饮；饮水流行，归于四肢，当汗出而不汗出，身体疼重，谓之溢饮；咳逆倚息，短气不得卧，其形如肿，谓之支饮。"

注解：水不化气外充形体，而反下走肠间，故其人素盛今瘦肠鸣沥沥有声，此为痰饮。其流于胁下，咳唾引痛者，则为悬饮；其归于四肢而身体疼重者，则为溢饮；其上迫于肺，咳逆倚息不得卧者，则为支饮。

"夫心下有留饮，其人背寒冷如掌大。"

注解：水性寒，胃中有留饮，则胃的背部寒冷如掌大。

"膈上病痰，喘满咳吐，发则寒热，背痛腰疼，目泣自出，其人振振身瞤

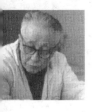

剧,必有伏饮。"

注解：膈上病痰，则势必喘满咳吐，由于潜伏有水饮，往往因风寒而发作，发则寒热背痛腰疼，有似外感，但喘满咳唾，目泣自出，其人振振身瞤剧，皆饮之为状，故知其必有伏饮。

"夫病人饮水多，必暴喘满，凡食少饮多，水停心下，甚者则悸，微者短气。"

注解：病人胃气未复，若饮水过多，停而不消，上迫胸膈必暴喘满，食少者胃气多虚，故凡食少而饮多者，势必留饮不消而为水停心下证，其剧甚者则心悸，轻微者则短气。

"病痰饮者，当以温药和之。"

注解：胃须温而健，饮须温而行，故胃气虚而病痰饮者，当以温药和之。

"心下有痰饮，胸胁支满，目眩，苓桂术甘汤主之。"

注解：见苓桂术甘汤条。

"夫短气有微饮，当从小便去之，苓桂术甘汤主之；肾气丸亦主之。"

注解：见苓桂术甘汤条。

"病者脉伏，其人欲自利，利反快，虽利心下续坚满，此为留饮欲去故也，甘遂半夏汤主之。"

注解：见甘遂半夏汤条。

"脉沉而弦者，悬饮内痛，病悬饮者，十枣汤主之。"

注解：见十枣汤条。

"病溢饮者，当发其汗，大青龙汤主之；小青龙汤亦主之。"

注解：见大青龙汤条。

"膈间支饮，其人喘满，心下痞坚，面色黧黑，其脉沉紧，得之数十日，医吐下之不愈，木防己汤主之，虚者即愈，实者三日复发，复与不愈者，宜木防己汤去石膏加茯苓芒硝汤主之。"

注解：见木防己汤条。

"心下支饮，其人苦冒眩，泽泻汤主之。"

注解：见泽泻汤条。

"支饮胸满者，厚朴大黄汤主之。"

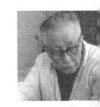

注解：见厚朴大黄汤条。

"呕家本渴,渴者为欲解,今反不渴,心下有支饮故也,小半夏汤主之。"

注解：见小半夏汤条。

"腹满,口舌干燥,此肠间有水气,己椒苈黄丸主之。"

注解：见己椒苈黄丸条。

"卒呕吐,心下痞,膈间有水,眩悸者,半夏加茯苓汤主之。"

注解：见小半夏加茯苓汤条。

"假令瘦人,脐下有悸,吐涎沫而癫眩,此水也,五苓散主之。"

注解：见五苓散条。

"咳家,其脉弦,为有水,十枣汤主之。"

注解：见十枣汤条。

"久咳数岁,其脉弱者,可治;实大数者,死。其脉虚者,必苦冒眩,其人本有支饮在胸中故也,治属饮家。"

注解：久咳脉弱,人虽虚而病不实,故为可治。若实大数,人虚则病实,故必死。其脉虚者,以本有支饮在胸中,则必苦冒眩,去其饮则咳与冒眩当均治,故谓治饮家。

"咳逆倚息不得卧,小青龙汤主之。"

注解：见小青龙汤条。

"师曰:病有风水,有皮水,有正水,有石水,有黄汗。风水其脉自浮,外证骨节疼痛,恶风;皮水其脉亦浮,外证跗肿,按之没指,不恶风,其腹如鼓,不渴,当发其汗;正水其脉沉迟,外证自喘;石水其脉自沉,外证腹满不喘;黄汗其脉沉迟,身发热,胸满,四肢头面肿,久不愈,必致痈脓。"

注解：水肿而兼外邪者为风水,故其脉浮、骨节疼痛而恶风。水行皮中为皮水,邪在外故脉亦浮,无外邪故不恶风,以水在皮故其腹如鼓,而内空无物,水在外而不渴者,当发其汗。正水在里,故脉沉迟,以水位于上则外证自喘。石水亦在里,故脉自沉,以位于下,则外证腹满而不喘。黄汗汗出沾衣如柏汁,其脉沉迟为里虚,湿热外郁,故身热、胸满、四肢头面肿,久则伤及荣血必致痈脓。

"脉得诸沉,当责有水,身体肿痛,水病脉出者,死。"

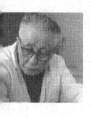

注解：凡脉得诸沉，当责有水，则身体肿痛，水病而脉反暴露于外者，死。

"夫水病人，目下有卧蚕，面目鲜泽，脉伏，其人消渴。病水腹大，小便不利，其脉沉绝者，有水，可下之。"

注解：目下肿如卧蚕、面目鲜泽、脉伏，皆水病的为候。饮水则聚而不化，故其人消渴。若病水腹大、小便不利以至其脉沉绝者，此里有水，可下之。

"问曰：病下利后，渴欲饮水，小便不利，腹满因肿者，何也？答曰：此法当病水，若小便自利及汗出者，自当愈。"

注解：下利后，以体液亡失，故渴欲饮水，但胃气未复，多饮难消，若更小便不利、腹满因肿者，此为病水。若小便自利和汗出，则水有出路，而不至病水，病当自愈。

"师曰：诸有水者，腰以下肿，当利小便，腰以上肿，当发汗乃愈。"

注解：腰以下肿，水有趋下之势，故当顺势以利小便。腰以上肿，水有向外之机，故当适机以发汗。

"问曰：病有血分、水分何也？师曰：经水前断后病水，名曰血分，此病难治；先病水后经断，名曰水分，此病易治。何以故？去水，其经自下。"

注解：经断后而病水，则水以经断而致，应责在血，称之为血分；若先病水而后经断，则经断以病水所致，称之为水分。血分病深故难治，水分病浅故易治。

按：水病有血分、水分之别，并不限于妇人，男人亦同，以上设例述之，不过为了易于理解，今之肝硬化腹水即属血分。

"风水，脉浮身重，汗出恶风者，防己黄芪汤主之。"

注解：见防己黄芪汤条。

"风水恶风，一身悉肿，脉浮不渴，续自汗出，无大热，越婢汤主之。"

注解：见越婢汤条。

"皮水为病，四肢肿、水气在皮肤中，四肢聂聂动者，防己茯苓汤主之。"

注解：见防己茯苓汤条。

"里水，越婢加术汤主之；甘草麻黄汤亦主之。"

注解：见越婢加术汤条。

"水之为病，其脉沉小，属少阴，浮者为风，无水虚胀者，为气。水，发其汗即已。脉沉者，宜麻黄附子汤；浮者，宜杏子汤。"

注解：见麻黄附子汤条。

"问曰：黄汗之病，身体肿，发热，汗出而渴，状如风水，汗沾衣，色正黄如柏汁，脉自沉，何从得之？师曰：以汗出入水中浴，水从汗孔入得之，宜芪芍桂酒汤主之。"

注解：见黄芪芍桂苦酒汤条。

"心下坚，大如盘，边如旋盘，水饮所作，枳术汤主之。"

注解：见枳术汤条。

瘀血　瘀血古人谓为恶血，它不但失去血液的功能，反以为害，故可称之为血毒。妇人由于月经障碍或产后恶露不尽，均可致恶血蓄积。男人瘀血大都来自于遗传、外伤、疮痈以及内脏炎症、出血等。仲景书中对瘀血的证治论述亦多，今略述如下。

"病人胸满，唇痿，舌青，口燥，但欲漱水不欲咽，无寒热，脉微大来迟，腹不满，其人言我满，为有瘀血。"

注解：此胸满与热入血室的胸胁下满同，和唇痿、舌青均为瘀的应征。热在血分，故但欲漱水不欲咽；不关乎风邪，故外无热。脉大来迟，为瘀血的脉应。以上皆瘀血之候，病人见此，为有瘀血。

"病人如热状，烦满，口干燥而渴，其脉反无热，此为阴伏，是瘀血也，当下之。"

注解：病人如热状，即指烦满、口干燥而渴等症言，但诊其脉反无热象，此为有热潜伏于阴血，肯定是瘀血也，当下其瘀血。

"妇人宿有癥病，经断未及三月，而得漏下不止，胎动在脐上者，为癥痼害。妊娠六月动者，前三月经水利时，胎也。下血者，后断三月，衃也。所以血不止者，其癥不去故也，当下其癥，桂枝茯苓丸主之。"

注解：见桂枝茯苓丸条。

"师曰：产妇腹痛，法当以枳实芍药散，假令不愈者，此为腹中有干血著脐下，宜下瘀血汤主之。"

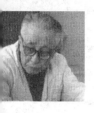

注解：见下瘀血汤条。

"问曰：妇人年五十，所病下利数十日不止，暮即发热，少腹里急，腹满，手掌烦热，唇口干燥，何也？师曰：此病属带下，何以故？曾经半产，瘀血在少腹不去，何以知之？其证唇口干燥，故知之。当以温经汤主之。"

注解：见温经汤条。

"五劳虚极羸瘦，腹满不能食，食伤、忧伤、饮伤、房室伤、饥伤、劳伤、经络荣卫气伤，内有干血，肌肤甲错，面目黯黑。缓中补虚，大黄䗪虫丸主之。"

注解：见大黄䗪虫丸条。

"太阳病不解，热结膀胱，其人如狂，血自下，下者愈。其外不解者，尚未可攻，当先解其外。外解已，但少腹急结者，乃可攻之，宜桃核承气汤。"

注解：见桃核承气汤条。

"阳明证，其人喜忘者，必有蓄血，所以然者，本有久瘀血，故令喜忘，屎虽硬，大便反易，其色必黑者，宜抵当汤下之。"

注解：见抵当汤条。

关于食、水、瘀血的说明和其直接为病的证治已略介绍如上，兹再就其间接致病的作用，即篇首谓其为发病的根本原因，进行讨论。

人体本有抗御疾病的良能，而人之所以发病，概由于患病机体隐伏有食、水、瘀血三者中的一种、二种或三种的自中毒，减弱其抗病机能的结果。今之所谓传染病，若机体无上述的自中毒，恐亦不能成立。任一事物发展的根本原因，不是在事物的外部，而在于事物内部的矛盾性，此为辩证法的普遍规律，疾病的发作亦不例外。物必先腐而后虫生，病菌、病毒虽有致病作用，但于抗菌、抗毒旺盛的健康人体，则病菌、病毒无以生存。若其人有食、水、瘀血等自中毒的存在，则不但减弱其机体抗菌、抗毒的能力，且由于中毒的机体反适于病菌、病毒的生息繁殖，传染病乃得发生。总之，凡病的发作，概由于患者的机体隐伏有食、水、瘀血的自中毒，其他所谓病因，不外是诱因或近因而已。

古人于经久的临证实践中，不但深知食、水、瘀血的危害，并且有精细的辨证之道和治之之方，这不是极需珍视的伟大成果吗?!

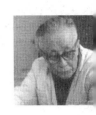

三、论脉诊

脉象和症状一样，是患病机体有异于健康状态的一种反映，不过它比一般症状富于敏感性。凡表里阴阳寒热虚实无不应之于脉，故于辨证有一定的指导作用，这就自然而然地促进了中医诊脉的研究和发展。诊脉原有《内经》、《难经》二法，《内经》讲的是遍诊法，《难经》则独取寸口，前法不行已久，于此不拟讨论，仅就后者述之于下。

脉的部位 寸口即指桡动脉言，诊时以中指指端向高骨动脉处按之，即为关位，然后下食指和无名指，前指食指所按即寸位，后指（无名指）所按即尺位。

平脉与病脉 《伤寒论》把健康人之脉称谓为平脉。平，即平正无偏之谓，故不以象名。人若有病，则脉失其平，就其不平者名之以象，即为病脉，我们经常所称的浮、沉、数、迟、大、细等等，即皆病脉之象。

脉象两大类别 人体有病千变万化，如以阴阳属性来分，则不外阴阳两类。同理，脉象虽复杂多变，亦不外"太过"和"不及"两类。太过者，谓较平脉为太过也；不及者，谓较平脉为不及也。如浮、数、滑、大等属太过的一类脉；沉、迟、细、涩等属不及的一类脉。

脉象的三个方面 脉有来自脉动方面者，如数、迟是也；脉有来自脉体方面者，如大、细是也；脉有来自血行方面者，如滑、涩是也。脉动、脉体、血行即脉象来的三个方面，与上述之脉象两大类别，合之则为脉象生成的根源，对于脉象的识别至关重要，今释之如下。

（一）来自脉动方面的脉象

浮和沉 指脉动的浅深而言。若脉动的位置较平脉浅浮于外者，即谓为浮；若脉动的位置，较平脉深沉于内者，即谓为沉。故浮属太过，沉属不及。

数和迟 指脉动次数的多少而言。若脉动的次数，较平脉多者，即谓为数；若脉动的次数较平脉少者即谓为迟。故数属太过，迟属不及。

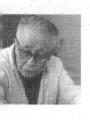

实和虚 指脉动力量的强弱而言。若按之脉动较平脉强实有力者,即谓为实;若按之脉动较平脉虚弱无力者即谓为虚。故实属太过,虚属不及。

结和代 指脉动的间歇而言。若脉动时止,而止即复来,则谓为结。结者,如绳中间有结,前后仍相连属,间歇极暂之意;若脉动中止,良久而始再动,则为代。代者,更代之意,脉动止后,良久始动,有似另来之脉,因以代名。平脉永续无间,故结、代均属不及。

动和促 指脉动的不整而言。动为静之反,若脉动跳实而摇摇者,即谓为动;促为迫或逼之谓,若脉动迫逼于上、于外,即关以下沉寸脉独浮之象,即谓为促。平脉来去安静,三部匀调,故动、促均属太过。

按:《脉经》谓促为数中一止,后世论者虽有异议,但仍以促为数极,亦非。《伤寒论》中论促共有四条,如曰:"伤寒脉促,手足厥逆,可灸之。"此为外邪里寒,故应之促(寸脉浮以应外邪,关以下沉以应里寒)。灸之,亦先救里而后救表之意。又曰:"太阳病下之后,脉促胸满者,桂枝去芍药汤主之。"太阳病下之后,其气上冲者,可予桂枝汤,今胸满亦气上冲的为候,但由下伤中气,虽气冲胸满,而腹气已虚,故脉应之促,芍药非腹虚所宜,故去之。又曰:"太阳病,桂枝证,医反下之,利遂不止,脉促者,表未解也,喘而汗出者,葛根黄芩黄连汤主之。"此文提出促脉为表未解,其为寸脉浮又何疑之!关以下沉,正是下利不止之应。又曰:"太阳病下之,其脉促,不结胸者,此为欲解也。"结胸证则寸脉浮关脉沉,即脉促之象,今太阳病误下,虽脉促,但未结胸,又无别证,亦足表明表邪还不了了,故谓为欲解也。由于以上所论,促为寸脉独浮之象甚明。

(二)来自脉体方面的脉象

长和短 指脉体的长度而言。平脉则上至寸而下至尺,若脉上出于寸,而下出于尺者,即谓为长;反之,若脉上不及于寸,而下不及于尺者,即谓为短,故长属太过,短属不及。

大和细 指脉体宽度而言。若脉管较平脉粗大者,即谓为大;反之,若脉管较平脉细小者,即谓为细。故大属太过,细属不及。

强和弱 指脉体直的强度而言。若脉管上下,较之平脉强直有力者,如琴弦新张,即谓为弦;反之,若脉管上下,较之平脉松弛无力者,如琴弦松弛未张紧,即谓为弱。故弦属太过,弱属不及。

紧和缓 指脉体横的强度而言。若脉管按之,较平脉紧张有力者,即谓为紧;反之,若脉管按之,较平脉缓纵无力者即谓为缓。故紧属太过,缓属不及。

(三)来自血行方面的脉象

滑和涩 指血行的利滞而言。寻按脉内血行,若较平脉应指滑利者,即谓为滑;反之,若较平脉应指涩滞者即谓为涩。故滑属太过,涩属不及。

以上是人体的平脉和病脉的基本脉象,可列表于下(表1)。

表1　　　　　　　　　基本脉象

脉象及其具体内容	平脉	病　脉	
		太过	不及
指脉动方面者			
脉动位置的浅深	不浮不沉	浮	沉
脉动次数的多少	不数不迟	数	迟
脉动力量的强弱	不实不虚	实	虚
脉动的间歇	不结不代		结、代
脉动的不整	不动不促	动、促	
指脉体方面者			
脉体的长度	不长不短	长	短
脉体内宽度	不大不细	大	细
脉体直的强度	不弦不弱	弦	弱
脉体横的强度	不紧不缓	紧	缓
指血行方面者			
血行的利滞	不滑不涩	滑	涩

(四)复合脉(兼脉)

在临床所见,脉现单纯一象者甚少,而常数脉同时互见。如脉浮而数、脉沉而迟、脉浮数而大、脉沉而细等等。亦有为兼脉另立专名者,如洪,即

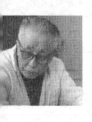
大而实的脉;微,即细而虚的脉;浮大其外,按之虚涩其内者,则名为芤;芤而复弦者,又名为革。

按:芤为浮大中空之象,所谓中空,即按之则动微,且不感血行应指也,实不外浮大虚涩的兼象。世有谓浮沉候之均有脉,唯中候之则无脉,亦有谓按之脉管的两侧见,而中间不见者,均属臆说,不可信。

另有微甚脉:病脉既为平脉的差象,故不论太过与不及,均当有微或甚程度上的不同。例如:微浮,甚浮;微沉,甚沉;微数,甚数;微迟,甚迟等等。习惯亦有为微甚脉另立专名者,如甚数的脉,常称之为急;甚沉的脉,常称之为伏。常见的复合脉可见表2。

按:芤、革二脉,为外太过而内不及,但就主证言之,列入不及,此合表1共二十六脉,均见于仲景书,后世还有一些脉名,大都为微甚或兼象之属,兹不赘述。

表2　　　　　　　　　　　　　复合(兼)脉

名称	微或甚	兼象	太过或不及
急	数之甚		太过
伏	沉之甚		不及
洪		大而实	太过
微		细而虚	不及
芤		浮大虚涩	不及
革		芤而弦	不及

诊脉和辨脉　诊脉指诊查脉象言,辨脉指据脉辨证而言,今分述于下。

由于病脉为平脉的差象,故平脉当为诊察病的准绳。若医者心中没有个不浮不沉的平脉,又何以知或浮或沉的病脉!同理,若医者心中没有不数不迟、不大不细、不滑不涩等的平脉,当亦无从推知或数或迟、或大或细、或滑或涩等的病脉。可见欲求诊脉的正确,必须对平脉的各个方面有足够的认识才行,此并非容易。同是健康之人,老壮儿童,男女肥瘦,脉亦互异。况又有春夏生发,脉常有余;秋冬收藏,脉恒不足。为了加深对平脉的标准认识,就必须于不同人体,做不断的练习,才能达到心中有数,指下明了的境界。此为学习脉诊必做的首要工夫。

诊脉时,首先对脉动、脉体、血行等各方面的内容逐一细审,尤其初学更宜专心于一,不可二用。例如诊察脉动位置的深浅时,不要旁及次数的多少;诊察脉动次数的多少时,亦不要旁及位置的深浅。这样依次推敲,一一默记,则脉无难知之患。富有经验的中医,指下非常敏感,异常所在,伸手可得,此非一朝一夕之功。任何科技,都从实践中来,诊脉亦不例外也。

三部九候 寸、关、尺为脉之三部,浮、中、沉为脉之三候,三部各有浮中沉,三而三之为九,谓之三部九候。

寸关尺三部,以应病之上下左右部位,即寸以候胸以上至头诸病。关以候膈以下至脐诸病。尺以候脐以下至足诸病。

病在左见于左,病在右见于右,病在中见于两手。

浮中沉以应病之表里内外,浮即浮脉,沉即沉脉,中即不浮不沉的平脉。浮以候表,沉以候里,中以候半表半里。例如数脉主热,若浮取而数者,为表有热;若沉取而数者,为里有热;若中取而数者,为半表半里有热,余可依此类推。

以上即三部九候诊法的概要,至于三部分配脏腑的说法,出之臆测,恐不可信。

太过与不及 太过脉主有余,不及脉主不足。太过脉主有余者,谓浮、数、实、大、滑等太过一类,主阳、热、实等有余之证;不及脉主不足者,谓沉、迟、虚、细、涩等不及的一类,主阴、寒、虚等不足之证。此为脉应于病的一般规律,个别的情况下,太过脉亦有主不足者,而不及脉亦有主有余者。惟其如此,论治者必须脉证互参,综合分析,不可偏执一端。仲景书于每一篇首,均冠以"脉证并治"字样,即示人以此意,具体论述,书中条文尤多,学者细玩,自易理解,于此不拟赘述。脉主病概要,列表述之如下(表3)。

表3　　　　　　　　　　　　　病脉概要

太 过 脉		不 及 脉	
名称	主病	名称	主病
浮	主表、主热亦主虚	沉	主里、主虚寒,亦主水饮
数	主热,但久病脉数多属虚损故亦主虚	迟	主寒、主虚,但里实极脉亦迟
实	主实,多属可攻之证	虚	主虚
动	主痛、主惊,惊则胸腹动悸,故亦主动	结	主虚、主瘀血实证
促	主表,上实下虚多见,亦主结胸	代	主虚,久病见之难治
长	主实,禀赋厚者脉多长,不以病论	短	主虚,亡津血见之难治
大	主热、主实、主虚劳	细	主虚、血不足
弦	主痛、筋脉拘紧急,主实、水饮、津血虚	弱	主虚、主津血少、自汗、盗汗
紧	主实、主痛、主宿食,亦主水饮	缓	主津血少
滑	主实、主热、主邪盛	涩	主虚、血少
洪	主热盛,大热之证脉多洪	微	主气血俱虚
急	初病为邪盛,久病多凶	伏	主虚寒、水饮、里有所结
		芤	主虚劳、血不足
		革	主亡血、妇人漏下、男子失精

四、论六经与八纲

　　中医辨证主要是六经八纲的辨证,中医施治主要是在六经八纲基础上制定治疗的准则。所以对于中医辨证施治的研究,六经和八纲则是首要探讨的核心问题,为便于说明,以下先从八纲谈起。

（一）八纲

是指表、里、阴、阳、寒、热、虚、实而言。其实表、里的中间还应有个半表半里，按数来讲本来是九纲，由于言表里，即含有半表半里在内的意思，故习惯常简称之为八纲，今依次述之于下。

表、里和半表半里　表指体表，即由皮肤、肌肉、筋骨等所组成的机体外在躯壳，则谓为表，若病邪集中地反应于此体部，即称之为表证。里指机体的极里面，即由食道、胃、小肠、大肠等所组成的消化管道，则谓为里，若病邪集中地反应于此体部，即称之为里证。半表半里指表之内，里之外即胸腹二大腔间，为诸多脏器所在之地，则为半表半里，若病邪集中反应于此体部，即称之为半表半里证。总之，表、里、半表半里三者，为固定的病位反映，或为表，或为里，或为半表半里。虽有时表与里，或与半表半里，或半表半里与里同时出现，但均不出此三者范围。

按：以上所谓病位，是指病邪所反应的病位，不是指病变所在的病位。虽病变在里，但病邪集中地反应于表位，中医称之为表证，或称之为邪在表、或病在表。反之，虽病变在表，但病邪集中反应于里位，中医即称之为里证，或称之为邪在里、或病在里，以下同此，不另说明。

阴和阳　阴指阴性证，阳指阳性证。人如患了病，未有不影响机体的机能的。首先是代谢机能的改变，而其改变不是较正常为太过，便是不及。如其太过，则患病机体相应出现亢进的、发扬的、兴奋的等等这类太过的证候，即称之为阳证。如其不及，则患病机体相应的出现衰退的、消沉的、抑制的等等这类不及的证候，即称之为阴证。故疾病虽极复杂多变，但概言其证，不为阴，便为阳。

寒和热　寒指寒性证候，热指热性证候。若患病机体反应为寒性的证候者，即称之为寒证。若患病机体反应为热性证候者，即称之为热证。基于以上阴阳的说明，则寒为不及，当阴之属，故寒者亦必阴；热为太过，当阳之属，故热者亦必阳。不过寒与热，是有特性的阴阳。若泛言阴，则不定必寒，若泛言阳，则不定必热。故病有不寒不热者，但绝无不阴不阳者。

虚和实　虚指人虚，实指病实。病还未解，而人的精力已有所不支，机体反应出一派虚衰的证候者，称之为虚证。病势在进，而人的精力不虚，机

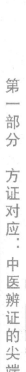

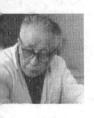

伤寒论通俗讲话

体反应出一派充实的证候者,称之为实证。可见虚实和寒热一样,同属阴阳中的一种特性。虚实与寒交错互见时,而反其阴阳,如虚而寒者,当然为阴,但虚而热者,反而为阳。实而热者,当然为阳,但实而寒者,反而为阴。而阳证,可有或热、或实、或亦热亦实、或不热不实、或热而虚者;阴证,可有或寒、或虚、或亦虚亦寒、或不寒不虚、或寒而实者,此可以下表明之(见表4)。

表4　　　　　　　　　　阴阳寒热虚实关系

阳　　证					阴　　证				
种类	阳	寒	热	虚	实	种类	阴	寒	热	虚	实
阳　　证	★					阴　　证	☆				
阳 热 证	★		★			阴 寒 证	☆	☆			
阳 实 证	★				★	阴 虚 证	☆			☆	
阳实热证	★		★		★	阴虚寒证	☆	☆		☆	
阳虚热证	★		★	★		阴实寒证	☆	☆			☆

(二)六经

是指太阳、阳明、少阳的三阳和太阴、少阴、厥阴的三阴而言。《伤寒论》虽称之为病,其实是证,而且是来自于八纲。兹就其相互关系说明于下。

所谓表、里、半表半里者,均属对病位的反应;所谓阴、阳、寒、热、虚、实六者,均属对病情的反应。不过病情势必反应于病位,而病位亦必因有病情的存在而反应,故无病情则亦无病位,无病位则亦无病情。表、里、半表半里等证,都必伴有或阴、或阳、或寒、或热、或虚、或实的为证反应。同理阴、阳、寒、热、虚、实等证,亦必伴有或表、或里、或半表半里的为证反应。由于寒、热、虚、实从属于阴、阳(如表4),故无论表、里、或半表半里,均有阴阳二类不同的为证反应。三而二之为六,即病之见于证的六种基本类型,即所谓六经者也,今示其相互关系如下表(表5)。

表5　　　　　　　　　　病位病情与六经

八　　　纲		病情
六经	病位	
表	阳	太阳病
里	阳	阳明病
半表半里	阳	少阳病
里	阴	太阴病
表	阴	少阴病
半表半里	阴	厥阴病

按：中医的发展原是先针灸而后汤液，以经络名病习惯已久。《伤寒论》沿用以分篇，本不足怪，全书始终贯串着八纲辨证精神，大旨可见。惜大多注家执定经络名称不放，附会《内经》诸说，故终弄不清辨证施治的规律体系，更谈不到透视其精神实质了。其实《伤寒论》的六经即是八纲，经络名称本来可废，不过本著是通过对仲景书来阐明的，为便于读者对照研究，故并存之。《伤寒论》对于六经各有概括的提纲，今照录原文，并略加注语如下：

"太阳之为病，脉浮，头项强痛而恶寒。"

注解：太阳病，即表阳证。意是说，太阳病是以脉浮，头项强痛而恶寒等一系列证候为特征的。即是说，无论什么病，若见有脉浮，头项强痛而恶寒者，即可确断为太阳病，便不会错误的。

"阳明之为病，胃家实是也。"

注解：阳明病，即里阳证。胃家实，谓病邪充实于胃肠的里面，按之硬满而有抵抗或压痛的意思。大意是说，凡病胃家实者，即可确断为阳明病。

"阳明外证云何？答曰：身热汗自出，不恶寒，反恶热也。"

注解：胃家实，为阳明病的腹证，此外还有阳明病的外证，可供我们诊断。身热、汗自出、不恶寒、反恶热这一系列证候，为其外证。凡病见此外证者，亦可确断为阳明病。

"少阳之为病，口苦，咽干，目眩也。"

注解:少阳病,即半表半里阳证。意是说,少阳病是以口苦、咽干、目眩等一系列证候为特征的。凡病见此特征者,即可确断为少阳病。

"太阴之为病,腹满而吐,食不下,自利益甚,时腹自痛。若下之,必胸下结硬。"

注解:太阴病,即里阴证。意是说,太阴病是以腹满而吐、食不下、自利益甚、时腹自痛等一系列证候为特征的。凡病见此一系列证候者,即可确断为太阴病。太阴病的腹满为虚满,与阳明病胃家实的实满大异。若误以实满而下之,则必益其虚,将致胸下结硬之变。

"少阴之为病,脉微细,但欲寐也。"

注解:少阴病,即表阴证,这是对照太阳病说的。意即是说,若前之太阳病,脉见微细,并其人但欲寐者,即可确断为少阴病。

"厥阴之为病,消渴,气上撞心,心中痛热,饥而不欲食,食则吐蛔。下之利不止。"

注解:厥阴病,即半表半里阴证。大意是说,厥阴病常以消渴、气上撞心、心中痛热、饥而不欲食、食则吐蛔等一系列证候反映出来。凡病见此一系列证候者,即可确断为厥阴病。半表半里证不可下,尤其阴证更当严禁,若不慎而误下之,则必致下利不止之祸。

按:以上只是说明一下大意,至于详解,均见于分论各章,故此从略。

表里相传和阴阳转变　在疾病发展的过程中,病常自表传入于里,或传入于半表半里,或自半表半里传入于里,或自表传入于半表半里而再传入于里,此即谓表里相传。病本是阳证,而后转变为阴证,或病本是阴证,而后转变为阳证,此即谓为阴阳转变。

并病和合病　病当表里相传时,若前证未罢,而后证即作,有似前证并于后证一起而发病,因名之为并病。如太阳阳明并病、少阳阳明并病等均属之。若不因病传,于发病之始,则表、里、半表半里中的二者、或三者同时发病,即谓为合病。如太阳阳明合病、三阳合病等均属之。

六经八纲辨证的顺序　关于六经和八纲,已述如上,兹顺便谈一下有关辨证的顺序问题:病之见于证,必有病位,复有病情,故八纲只有抽象,而六经乃具实形。八纲虽为辨证的基础,但辨证宜从六经始(以其有定形),

《伤寒论》以六经分篇，就是这个道理。六经既辨，则表里分而阴阳判，然后再进行寒热虚实的分析，以明确阴阳为证实质（参看表4）。此乃六经八纲的辨证顺序也。

按：半表半里为诸脏器所在之地，病邪充斥于此体部，往往诱使某一脏器或某些脏器发病，证情复杂多变，不如表里为证单纯，容易提出概括的特征。如少阳病的口苦、咽干、目眩，虽可说明半表半里的阳热证，但阳证不热或少热，即不定有此特征。而厥阴病所述，是对照少阳病一些证候说的（参看分论），有些不够概括。少阳、厥阴之辨，便不可专凭上述的特征为依据，而需另想辨证之道了。其法亦不难，因为表、里易知，阴、阳易辨，若病既不属表又不属里，即属半表半里；其为阳证则属少阳，其为阴证则属厥阴。《伤寒论》三阳篇先太阳，次阳明而后少阳；三阴篇，先太阴，次少阴而后厥阴。均将半表半里置于最后，即暗示人以此意。有的后世注者以其排列与《内经》传经的次序同，附会《内经》按日主气之说，谓病依次递传周而复始，但仲景书中无此证治实例，而且实践证明亦没有阳明再传少阳之病，更没有六经传遍又复回传太阳。至于三阳先表后里，三阴先里而后表，乃以外为阳，里为阴，故阳证之辨从表始，阴证之辨从里始，别无深意。

五、论治则

此所谓治则，即通过六经八纲的施治准则，今略述于下：

太阳病　病在表宜发汗，不可吐下，如桂枝汤、麻黄汤、葛根汤等均属太阳病的发汗剂。

少阴病　虽与太阳病同属表证，亦宜汗解，但发汗须酌加附子、细辛等温性亢奋药，如桂枝加附子汤、麻黄附子甘草汤、麻黄附子细辛汤等，均属少阴病的发汗剂。

阳明病　热结于里而胃家实者，宜下之；但热而不实者，宜清热。下剂如承气汤；清热如白虎汤。若胸中实，则宜吐，不宜下，吐剂如瓜蒂散。阳明病不宜汗。

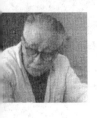

太阴病　虚寒在里只宜温补,汗、下、吐均当禁忌。

少阳病　病在半表半里,只宜和解,汗、下、吐均非所宜,如柴胡汤、黄芩汤等,皆少阳病的解热合剂。

厥阴病　虽与少阳病同属半表半里,法宜和解而禁汗、下、吐的攻伐,但和宜温性强壮药,如当归四逆汤、乌梅丸等均属之。

寒者热之,热者寒之　寒者热之者,谓寒证宜温热以驱其寒,如干姜、附子、乌头等属之。热者寒之者,谓热证宜寒凉药以除其热,如栀子、黄芩、石膏等属之。

虚者补之,实者攻之　虚者补之者,谓虚证宜强壮药以补益其不足,汗、下、吐均当禁用。实者攻之者,谓实证宜以汗、下、吐等法彻底以攻除其病,强壮补益等药大非所宜。例如理中汤、建中汤等皆补虚剂;麻黄汤、承气汤等皆攻实剂也。

按:表、里、阴、阳之治已括于六经,故于八纲只出寒、热、虚、实四则。

六、论方证

六经和八纲是辨证的基础。于此基础上,确可制定施治的准则。但在临证中,还是远远不够的。例如太阳病依法当发汗,但发汗的方剂为数很多,是否任取一种发汗药即可用之有效呢? 我们的答复是绝对不行! 因为中医辨证,不只辨六经八纲,更重要的是必须通过它们,来辨方药的适应证。具体地讲,除太阳病的一般特征外,还要细审患者其他情况,来选用全面适应的发汗药,这才可能取得预期的疗效。如太阳病,若发热,汗出,恶风,脉缓者,宜予桂枝汤;若无汗出,身体疼痛,脉紧而喘者,则宜予麻黄汤;若项背强几几,无汗,恶风者,则宜予葛根汤;若脉浮紧,发热,恶寒,身疼痛,不汗出而烦躁者,则宜予大青龙汤。以上诸方,虽均属太阳病的发汗法剂,但各有其固定的适应证。若用得其反,不但无益,反而有害。方药的适应证,简称之为方证。某方的适应证,即称之为某方证,如桂枝汤证、麻黄汤证、葛根汤证、大青龙汤证、柴胡汤证、白虎汤证等等。方证是六经八纲

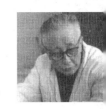

辨证的继续，亦即辨证的尖端，中医治病有无疗效，其关键在于方证是否辨的正确。不过方证之辨，不似六经八纲简而易知，须于各方的具体证治细玩而熟记之。详见分论各章，于此从略。

七、论辨证施治实质

辨六经，析八纲，再辨方证，以施行适方的治疗，此即中医辨证施治的方法体系。不过中医辨证施治，是一种什么治病的方法，这是关系辨证施治的精神实质问题，对于中医的理解至关重要，特讨论如下。

分析六经八纲，可得这样的结论，即不论什么病，在病位则不出于表、里、半表半里；在病情则不出于阴、阳、寒、热、虚、实；在病型亦只有三阳三阴的六类。通过临床实践证明，这确属屡经屡见的事实。六经八纲者，是患病机体一般规律的反映。中医辨证首先辨它们，中医施治，主要通过它们以定施治准则。所以中医辨证施治的首要精神，即是在患病机体一般规律的反应基础上，探求一般疾病的通治方法。为了便于理解，再以太阳病为例释之于下。

太阳病，并不是一种个别的病，而是以脉浮、头项强痛而恶寒为特征的一般的证。若感冒、流感、伤寒、麻疹等等发作这样太阳病的证，中医即依治太阳病方法以发汗，不论其原发病是那种病，均可彻底治愈。试想，不同的病，出现太阳证，这不就是患病机体一般规律的反应吗？采用太阳病证的发汗法，而能治愈诸多不同的病，这乃是一般疾病的通治方法！

再从方证的说明来看，六经八纲治则的执行，又必须受顺应机体整体情况的方药限制。所以，辨证施治还有适应整体治疗的另一精神，前后结合起来，可作这样的简明定义，即中医辨证施治，是在患病机体一般规律的反应基础上，顺应整体的，探求疾病的通治方法。

在疾病一般规律的反应基础上，探求疾病的通治方法，这确是中医学的伟大发明，但为什么疾病会有六经八纲一般规律的反应？此为有关辨证施治所以有验的理论根据，故有探讨的必要。现略述浅见，以供参考。

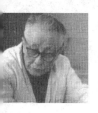

不同的疾病,竟有六经八纲一般规律的反应。其主要的原因不是来自疾病的外在刺激,而是来自机体抗病的内在作用。众所周知,冬时天寒则人多尿,夏时天热人则多汗,此皆机体抗御外来刺激的妙机。疾病侵害人体,远非天时寒热的刺激所能比,而机体自有抗拒之,又何待言? 中医谓为正邪交争,意即指此。屡有未治即愈的病,乃是机体抗病斗争胜利的结果,不过由于自然良能有限,机体虽不断同疾病斗争而疾病竟不得解,于是机体与疾病交争的过程亦随时地反映出来。

中医所谓为表证者,即机体欲借发汗的机能,自体表以解除疾病而未得解的现象。

中医所谓为里证者,即机体欲借排便或涌吐的机能,自消化管道以解除疾病而尚未得解除的现象。

中医所谓半表半里证者,即机体欲借诸脏器的协力作用,自呼吸、大小便、出汗等方式以解除疾病而尚未得解除的现象。

此乃机体的自然本能与疾病斗争的方式,以是则表、里、半表半里便规定了正邪斗争的病位反应,若机体的机能亢进,就有阳性的一类证候反映于病位;若机体的机能沉衰,就有阴性的一类证候反映于病位。一句话,疾病刺激于机体,机体即应之以斗争,疾病不解,斗争不已。疾病的种类虽殊,而机体斗争的形式无异,此所以有六经八纲的一般规律的反应。

由于以上的说明,则中医辨证施治,正是顺应机体抗病机制的一种疗法,其有疗效的原因,亦即在此。

第二部分

伤寒约言：一通百通谈

伤寒

（胡希恕讲述、撰写）

第一章　太阳病

一、太阳病的意义

在患病初期，机体在大脑皮层的作用下，欲把病邪从上半身广大体表以发汗的形式排出于体外。但每因自然疗能有限，竟至不得汗出，徒使浅在体表(肤表)的毛细血管或动脉充血，以致体温升高郁于体表不得外散，而发作一系列特有症状——脉浮、头项强痛而恶寒。这就是太阳病的特征。凡病若现此证候，便命名为太阳病。

二、太阳病的三大类型

人类体质千差万别，劳顿、饮食、起居、体内潜在的病邪亦各不同，而致病因素，无论在质或量上更不一致，故同患太阳病，虽在欲汗而不得汗解的相同病理调节情况下，除表现上述太阳病特征外，还可呈现种种不同的或

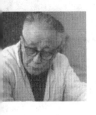
然见症,形成纷繁的太阳病证。大致可分为以下三大类型:

1. 中风 凡太阳病,若发热、自汗出、恶风、脉缓的,统属此类。

2. 伤寒 凡太阳病,无论发热与否,若无汗、身疼、腰疼、骨节疼痛、脉紧的,统属此类。

3. 温病 凡太阳病,若发热而渴,不恶寒的,统属此类。

三、太阳病的治疗原则

太阳病治需以发表剂,使机体通过发汗,把病邪排出于体外,乃最为理想的病因疗法。中医积长久之经验,掌握了这一原则。有关中风一类的太阳病,经常以桂枝汤为治疗;伤寒一类的太阳病经常以麻黄汤治疗;惟温病因为表里俱热,麻黄辛温的发表剂切不可轻投,必须治以辛凉(清凉)解表,同时大清里热,麻杏石甘汤即属其例。不过此就一般的原则言之,中医讲究综合诊疗,随症状的变化,仍有诸多不同的为证,尤不必区分其主治病名与类别也。

1. 桂枝汤证 头痛、发热、汗出、恶风、脉浮缓者,为应用本方的正确适应证。但有以下情形之一时,亦可用本方。①病人经常自汗出者;②病人脏无他病,时发热自汗出者;③太阳病下之后气上冲者;④汗、吐、下后,仍头痛或身疼,脉浮者(外不解者)。

方:桂枝三钱,芍药三钱,炙甘草二钱,生姜三钱,大枣四枚。

水煎温服,服后啜粥,覆以取微汗。

按:方中各药剂量为当时胡老习惯用量,以下同。

2. 麻黄汤证 头疼、发热、身疼、腰疼、骨节疼痛、恶风、无汗而喘者,为应用本方的正确适应证。但有以下情形之一时,亦可用本方。①太阳阳明合病,喘而胸满者;②太阳病,脉浮紧、无汗、发热身疼痛者;③太阳伤寒脉浮紧、不发汗因致衄者;④阳明病脉浮无汗而喘者。

方:麻黄三钱,桂枝二钱,杏仁三钱,甘草二钱。

水煎,先煮麻黄一二沸,去上沫。再内余药煎取一杯,温服,服药后盖棉被取微汗。

3. 葛根汤证 项背强急、发热、无汗、恶风、身疼痛,为应用本方的正确

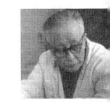

适应证。但下利证而发热、无汗、恶寒者亦可用本方。

方:葛根四钱,麻黄三钱,桂枝二钱,芍药二钱,生姜三钱,大枣四枚,炙甘草二钱。

4. 大青龙汤证 发热、恶寒、脉浮紧、身疼痛、不汗出而烦者,为应用本方的正确适应证(以下简称确证)。但水气郁于体表,而为脉缓、身重、乍有轻时者,亦有应用本方之机会。

方:麻黄六钱,桂枝二钱,杏仁二钱,炙甘草二钱,生姜三钱,大枣四枚,生石膏二至六两。

5. 小青龙汤证 表不解、心下有水气、而发咳喘者,为本方确证。

方:麻黄、桂枝、芍药、细辛、干姜、炙甘草各三钱,半夏五钱,五味子五钱。

6. 麻杏石甘汤证 汗出而喘或渴者。

方:麻黄四钱,杏仁二钱,石膏二至六两,炙甘草二钱。

7. 桂枝麻黄各半汤证 桂枝、麻黄二方证的合并证者,为本方确证。但发热恶寒如疟状,面色泛赤、无汗、身痒者,亦可用本方。

方:桂枝一钱七分,芍药一钱,生姜一钱,大枣二枚,炙甘草一钱,麻黄一钱,杏仁一钱。

8. 桂枝二麻黄一汤证 桂枝汤证多,麻黄汤证少的合并证,并具形如疟,日再发者,可以本方少发汗。

方:桂枝一钱五分,芍药二钱,生姜二钱,大枣二枚,炙甘草一钱六分,麻黄一钱,杏仁一钱。

9. 桂枝二越婢一汤证 发热、恶寒、热多寒少、脉微弱者,为本方确证。

方:桂枝一钱,麻黄一钱,芍药一钱,甘草一钱,生姜一钱半,大枣二枚,生石膏一两半。

治验实例及有关论说:

日人所著《皇汉医学》,每于方剂后,附载治验类则,以证实其效用,启示后学,为法至善。故摘录其精要,以广其用。

《成绩录》曰:"一少儿因外感衄血,门人某以麻黄汤,衄益多,先生诊之予桂枝加桔梗汤,兼用黄连解毒散而愈。"

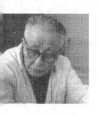

《生生堂治验》曰:"……某人妻,晨下利数年,不进食,形体羸尪,肌肤甲错,若人不扶摂之,则不能起卧,医时以参附、诃、罂之类治之。先生诊之曰:百合篇所见于阴者,以阳法拯之者也,乃予大剂桂枝汤,使覆而取汗,下利止,更予百合知母汤,以谷食调理之,渐渐复原。"

《方舆輗》还魂汤(即麻黄汤)条曰:"此方为起死回生之神剂,诚不亏还魂汤之名也。某少儿,发搐而死,二三日不醒,间有起之者。某儿曾患此证,医生群集,投以惊药数方,且施针灸,治法殆尽,未见一效,病势亦发极点,皆曰不治。余初诊其脉,则可谓沉绝,暂对之,而时见生机仿佛,因向病家曰:'此子虽病势已危,以愚观之,全是余热郁闭之极,若一得发泄,庶几可以回春'。即作还魂汤予之,使其母抱而被覆之,须臾汗出,即醒……予尝值小儿之发热,昏沉者,则务发其汗,十不误一。此证剧用金石脑麝,不唯不醒,反引邪于内,祸在反掌之间。喻嘉言曰:'若小儿病发热昏沉,务择伤寒为家,分经救疗,则百无一失',真确论也。"[附汤本氏按:"现今医家对于此证,除注射樟脑精外,殆无他策,是非其治也明矣,当猛醒。"]

《方证杂伎》曰:"……以伤寒头痛如破,恶寒发热,脉浮数而有力,予麻黄汤,大汗而若患脱然矣,惟尚有余热,转予小柴胡汤,不日复故。"

《舒氏女科要诀》曰:"偶医一产妇,发动六日,儿已小胞,头已向下,而竟不产,医用催生诸方,仍无效,延予视之,其身壮热,无汗,头项腰背强疼,此寒伤太阳之营也,法当麻黄汤,作一大剂投之,使温覆,少倾得汗,汗退身安,乃索食,食讫,豁然而生,此治其病而产自顺,上上之法也。"发汗剂而能催生,可见中医综合治疗之妙也。

《漫游杂记》曰:"有儿约五六岁,病之行痢,二日而发惊痫,直视挛急,身冷脉绝,医将三黄汤。余止之曰:'痫发于痢之初起,其腹气坚实,虽危不至于死,今外证未散,而用三黄汤,则痢毒郁结,将延数日而不愈,数十日后,腹气虚竭,若痫再发则不能救矣。今日之始。唯有发散一法耳'。乃以葛根汤发之,兼少用熊胆,经过五日,痢愈,痫不再发。"

又曰:"一僧,卒然感外邪,寒热往来,头痛如割,腰背疼痛,四肢困倦,脉洪数,饮食不进,全与伤寒相类,急作大剂葛根汤,一日夜进五帖,覆以取汗,如是三日,仅减恶寒,余证如前,余意以为受邪不浅,恐陷不起,进葛根

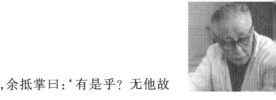

汤而增分量，既而经五日，红痘点点之透面，余抵掌曰：'有是乎？无他故矣。'翌日，热去，食进，脉如平日，再经廿日而复原，可知年迈患痘者，难以透达，而以葛根、桂枝拯其误死也。"

《生生堂治验》曰："某媪，年六十余，一朝无故觉项背强疼，延及全身，四肢挛倦，不能转侧，及昏……脉紧急。即举其手指，刺取黑血，即有效，又有一条青筋，结于喉旁，即刺之，血大进，由是四肢得以屈伸，因予葛根加大黄汤，三日复原。"

《丛桂序医事小言》曰："一妇，至夜间则常大苦喘息，动作不自由，有如废人，求治于余，往诊之，支臂于炉架而坐，已数十日不动，亦不能睡，若将此坐形稍倚侧之，则立即喘悸，食则汗，问其发时，自脊至颈如板状，回顾亦疼，以一医之劝，用八味丸数百两，喘少减之。予葛根汤五帖，汗得以起步，再服痊愈。"喘证多有葛根汤证，须留意。

《医事惑问》曰："某患肿满，诊之喘鸣迫急，烦渴，小便不通，因予大青龙汤，经过四十日，无药效，因有人疑其药方之当否，余曰：药效迟速不可论，当论方证的中否也，故用大剂，再经廿日，以有急变来告，往观之，前证亦剧，恶寒战栗，漉漉汗出，举家骤然，以为命将尽矣，余曰：无关生死事，此所谓'若药不瞑眩，厥疾弗瘳也'，犹用前剂，则终夜大汗出，换衣六七次，至翌日，肿满减半，喘鸣亦平，小便畅利，再过十日而正常。"

《生生堂治验》曰："一妇人，产后浮肿，腹部胀满，大小便不利，饮食不进，年许，病愈进，短气微喘，时予桃花加芒硝汤，无效，于是求救余师，师往诊之，脉浮滑，按脬滑，水声漉漉然，谓其人曰：'子之术当也，然病犹未瘥时，则当更求他法，不当下不下，即当更吐之，和之，不当，即当发之，所谓开南窗而北窗与通也。又若：予大承气之不愈者，瓜蒂散主之之类也。'余曰：善。因予大青龙汤温覆之，其夜大发热汗出如流，翌日又与之如初，三四日后，小便通利日数行，五六日间腹满如忘，予前方凡百余帖，复原。"

《橘窗书影》曰："……患久年哮喘，感触风寒则必发作，不能动摇，余谕之曰：积年之沉疴，非一轻药再所能除，但可先驱风寒，以桂枝加厚朴杏子汤及小青龙汤发表之，表证解，则予麻黄甘草汤服之二三帖，喘息忽平，行动复常，其人大喜，每自效此法，而调药有效，经年后，外感稍触，

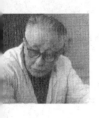

喘息亦大减……"[汤本氏按曰："师之治法,万病俱随证处方,故喘息之治法亦无一定……然由余之经验,诱发于感冒者,以葛根汤、大柴胡汤、桃仁承气汤之合证为最多。葛根汤、桂枝茯苓丸合方,或葛根汤、桂枝茯苓丸、大黄牡丹皮汤合方之证次之。麻黄汤、甘草麻黄汤、小青龙汤证等则较少用也。又不关于感冒而发作者,大概为大柴胡汤、桃仁承气汤之合方,或大柴胡汤、桃仁承气汤、大黄牡丹皮汤之合方。殆有百发百中之效……"此说甚佳。]

10. 有关桂枝汤的加减方证

依原方证的症状变化,而为药味或药量的增减者,均属之。今诸一述之于下:

①桂枝加桂汤证:此为桂枝汤原方,仅增量桂枝,故以桂枝汤证而上冲更为剧甚者,为应用本方的适应证。

②桂枝加葛根汤证:葛根主治项背强直拘急,故本方适应证,当为桂枝汤而项背强直拘急者。

③桂枝加附子汤证:此为桂枝汤原方,加治阴证之附子,治桂枝汤证而有阴证之机转者。

④桂枝加厚朴杏子汤证:桂枝汤证而微喘者。

⑤桂枝加芍药、生姜、人参新加汤:就新加药物观之,本方应为桂枝汤证而脉沉迟,心下痞硬,并身疼痛,而呕较甚者。

⑥桂枝去芍药汤证:桂枝汤证而腹气虚,脉促胸满者。

⑦桂枝去芍药加附子汤证:桂枝去芍药汤证,有阴证的机转者。

⑧桂枝附子汤证:此即桂枝去芍药加附子而更增量附子之变局,故治上方证,而转入阴虚证较甚者。论中所示身体疼烦,不能自转侧,脉浮虚而涩者,亦是虚证,而阴阳表里相半之例可知。

⑨桂枝去芍药加茯苓白术汤证:主桂枝去芍药证,而小便不利者。

⑩桂枝去芍药加蜀漆龙骨牡蛎汤证:就新加药物考之,则本方证当为桂枝去芍药汤证,而又胸腹动甚,惊狂不安者。

(以上因系桂枝汤加减药味组成之方剂,方剂可按原方求之,故略方不录。)

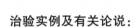

治验实例及有关论说：

《古方便览》曰："一男子，年六十，患积寒多年，发作有时，奔豚气上冲于心，不能息，气力全无，不得仰，不思饮食。以桂枝加桂汤兼用三黄丸而愈，后不再发。"

《建珠录》曰："某长老，病后肘骨突出，难以屈伸。先生诊之，腹皮挛急，四肢沉惰，时有上逆，作桂枝加附子汤及芎黄散使饮之，时以梅肉散攻之，数十日骨复原，屈身如意。"

《成绩录》曰："一男子，周身疼痛，足痛颇甚，变为大热，手不可近，堪以浸于冷水中。先生诊之，腹中无实处，乃以桂枝加术附汤而愈。"桂枝加附子汤更加白术，谓为桂枝加术附汤，身大热，而腹无实处，断为阴证，可见腹证在诊断上的重要性。

又："一男子，年三十许。尿毒淋漓，茎中疼痛，身体羸毁，时有蒸热，医曰：毒在骨髓，药所不及，其人颇惧，遂求于先生。先生曰：此内疳疮也，予桂枝加术附汤，兼以七宝丸（水银、轻粉之泻下剂），痛止尿清，遂得全治。"

《橘窗书影》载医法公使一案："……公使体素健，因长年战斗，筋骨弛缓，脉迟缓，腰间有打扑痕，臂肉比右方为瘦，发烦，步行难涩，原以落马后得此病。予桂枝加术附更加茯苓，得速治。"［汤本氏按："此证为外伤性神经症，浅田氏用桂枝加术附汤是也，余亦尝以此方治同证。"］

《续建珠录》曰："一老人大便不通数日，上逆头眩。医予备急丸而自瘥，因倍加其量而投之，得利，于是身体麻痹，上逆益甚，而大便复闭。更医诊之，予大剂承气汤，一服不得下利，服三帖，下利如倾盆，身体冷疼，不得卧，大便复结。又转医更地黄剂使服之，上逆犹剧，面色如醉，大便亦不通，于是请治于先生。先生诊之，心下痞硬，少腹无力，即予桂枝加芍药生姜人参汤服之，三帖，冲气即低，大便通快，经二三日，冷痛止，得卧，大便续痛快，二旬之后，诸证去而复常。"［汤本氏按："不用下剂而使大便通快，此汉方之至妙处也。"此应归于综合疗法之至妙。］

《麻疹一哈》曰："某女，年卅余。发热二三日，身热骤退，口鼻清冷，四肢皆微厥，诊脉难以摸索，头出冷汗，时或呕逆，按其腹状，心下痞硬，脐腹

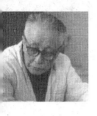

拘急颇甚,自言经候不来已两月,因予桂枝加芍药生姜人参汤,明日蒸蒸发热,遍体汗出,疹子从汗出,而拘急未安,兼用浮石丸,约三四日,经信利而倍常,疹收后复常。"[汤本氏按:"本方兼用浮石丸,不如本方合用桂枝茯苓丸加大黄为正。"此说是也。]

11. **有关葛根汤的加减方证** 本方只有加半夏一则如下。

葛根加半夏汤证:即为葛根汤证而呕者。

四、发汗剂的禁忌

有以下情形之一者,不得发汗:

1. 咽喉干燥不可发汗;

2. 淋家不可发汗;

3. 疮家虽身疼痛,不可发汗;

4. 衄家不可发汗;

5. 亡血家不可发汗;

6. 汗家不可发汗。

五、表证与里证的关系

太阳病失治或误治,每传入里而发阳明病。亦有表里同时发病,谓太阳阳明合病。亦有太阳病未罢,即并于阳明而发二阳并病。无论合病或并病,见有表证在,必须先解表然后攻里,此为定法。见于本篇的方证,有以下数则。

1. **白虎汤证** 大烦渴,恶热不恶寒,脉洪大或浮滑,热结于里而犹未实者。

方:生石膏三两,知母六钱,炙甘草二钱,粳米一撮。

2. **白虎加人参汤证** 为白虎汤证而津液虚,心下痞硬者。

方:即上方加人参三钱。

3. **调胃承气汤证** 胃不和,大便硬,而有急迫症者。

方:大黄九钱,炙甘草二钱,芒硝五钱,少少予温服之。

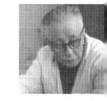

治验实例及有关论说：

《成绩录》曰："一丈夫患瘦，经二十余日，谵语不识人，舌上有黑苔，遗尿，不大便，午后烦热，闷乱，绝食数日，两脚痿弱，足生微肿，先生诊之，予白虎汤兼用黄连解毒散，不日痊愈。以遗尿有微肿，故予白虎汤也。"此遗尿影响大便，因伤津液也。

《生生堂治验》曰："……某儿因中暑，身灼热，烦渴，四肢懈惰，一医予白虎汤，二旬余犹未效。先生曰，某氏治法非不当也，然不愈者，剂轻故也。即倍前药予之，须臾发汗如流。翌日索食，不日痊愈。"石膏不大量用无效，此案可证。

《麻疹一哈》曰："小儿年二旬，发热三四日，疹子咸出，稠密干燥，紫黑色。舌焦唇裂，烦渴引饮，烦闷不得眠，谵语如见鬼状，人事不省，按其腹状，如火炙手，胁腹微满，大便难，小溲不利，因予白虎汤，尽十帖，诸证渐安，疹子收。身热犹未退，胸腹烦闷，大便不通，五六日，两目黯然，昼不见物，更作大柴胡汤服之，兼用芎黄散，时以紫丸攻之，每服下利数行，约五十日，始复原。"〔汤本氏按："此证初起即宜大柴胡汤加石膏汤。"此说甚是，果如此治，该儿不致有五十日的困危，所谓："伤寒六七日，目中不了了，睛不和，无表里证，大便难，身微热者，此为实也。急下之，宜大承气汤也。"〕

《伤寒论述义》曰："温病者，热结于里，是表里俱热证也，即为阳明病之一证。其来也如太阳，由少阳而毒气暴进，陷入于里，内灼外熏，势如燎原，故脉浮滑洪大，证则蒸蒸发热，自汗出，心烦大渴，舌上干燥，欲饮冷水，然燥屎未搏结，仅胃家燥热耳，因主白虎汤以清凉之。设如太阳，因误吐、下，而乏津液者，则加人参以滋养之，若失治，则胃中枯竭，遂不可救，其变证，或为胃实，敢断定非阴证也。"此说甚佳，学者宜熟读。

《勿误药室方函口诀》曰："此方（即白虎汤）治邪热散漫于肌肉之间，发为大热大渴，脉洪大，或滑数者。成无己曰：此方为辛凉解散，清肃肌表之剂。今邪散漫于肌表之间，欲成汗而不能发者，用辛凉之剂，清肃肌肉之热，使成发热而出汗。譬如以手绞糟袋之汁同理，是故白虎与承气，以表里之剂，同阳明之位，故曰表里俱热，或云三阳合病，用于胃实近表之方也。"此说颇能释热盛于里而表不得汗解之理，由是亦可知大青龙汤所以用石膏

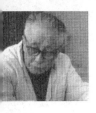

之义。

《病因备考》曰："一男子,六十余,其鼻不闻香臭者四年,来请治。余曰:病已积年,药无益也。翁曰:某自少壮,即易气逆,幸逆气得治定矣,余乃漫然作白虎加人参连予之(即白虎加人参又加黄连)六十余日,忽闻香臭而后平。"[汤本氏按:"鼻疾患,多石膏剂证,宜注意之。"]

《生生堂治验》曰："草庐先生,年七旬,病消渴,引饮无度,小便白浊,周殚百治,颓蔽日加,举家以为不愈,病者亦嘱后事矣。先生诊之,脉浮滑,舌燥裂,心下硬,曰,可治,乃予白虎加人参汤,百余帖,痊愈……"[按:糖尿病,多属石膏剂证,宜注意。]

《成绩录》曰："一男子腹胀,脚下红肿,小便不利,不大便,十余日,舌上黑苔,唇口干燥,心烦呕吐,饮食如故,先生予调胃承气汤,秽物大下,小便快利,诸证悉去。"

《生生堂治验》曰："一娼年少,大便点滴不通者,三年矣,但行动饮食如常。服用巴豆、大黄、芒硝等数斤,皆不应。先生按其腹,虽甚硬,但燥屎及块物等无一应手者,即予调胃承气汤加葱白,便利遂不失节。"

冈田昌春氏曰："……男,廿四岁。一日患外感,寒热往来,头疼如破,邪气渐进,自人参引子及于导赤各半汤等,友人左渊常范为之治疗,并汪朴代为主持一切,因诊其脉,弦数无神,状如醉人,谵语烦躁,变为郑声,仍用前方二三剂,自汗淋漓不止,渐至撮衣摸床,于是转升阳散火汤,七八日诸证自若,虚候日至,亲戚亦知恐其不治,因寄信其父,请其另请高明,复信再请主持治疗,故又朝夕省诊,以尽微力。病人身体,虚羸更甚,但稀粥少进,大便不利,小便快利。荐一医与朴约时同诊。医曰:此证虽形体羸瘦已甚,腹候虚软无力,但一时权宜计,宜活用承气汤一类如何?余虽亦注意其大便,恐有掣肘,今得此医一言,可以直用无疑,盖因身虽柴瘦,但似一团邪火内燔,若无背水一战之军,则燃眉之急难救。于是决予调胃承气汤,半日后下结粪五六枚,充满便器,虚羸虽加,但热渐减,脉来有神,诸证朗然,承气之效,可谓尽矣,其后相商酌用柴胡剂之类,热去虚回,得奏全凯……"按:就寒热往来,头痛如破之初起为证观之,有用柴胡加石膏剂之机会,为人参引子及导赤各半汤后世所贻误,因至后来之重笃,其人未死,已幸。[汤本

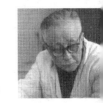

氏按："由余之经验,肠窒扶斯,见大小承气汤证者甚少,调胃承气汤证反多也,且不限此病,凡高热持久,及诸疮疡内攻(如化脓性脑膜炎是也)等,而现此证者颇多,学者须熟记之,不可失误。"]

六、表证与半表半里证的关系

太阳病失治或误治,亦每传入半表半里而发少阳病,无论太阳少阳合并病,只能以太阳少阳双解为治,或治从少阳,不得发汗以攻表。若阳明少阳合病或并病,亦只能为阳明少阳双解之治,或治从少阳,不得下以攻里。三阳合病或并病,亦宜治从少阳,此为定法。见于本篇的有以下各方证。

1. **小柴胡汤证** 往来寒热,胸胁苦满,默默不欲饮食,心烦喜呕,但此四症有一即可,不必悉具。

方:柴胡八钱,黄芩三钱,人参三钱,甘草三钱,生姜三钱,大枣四枚,半夏五钱。

2. **大柴胡汤证** 为小柴胡汤证呕剧而腹满痛者,或满大实疼者(加大黄)。

方:柴胡八钱,黄芩三钱,芍药三钱,半夏五钱,生姜五钱,枳实四钱,大枣五枚,大黄二钱。(一方无大黄)

3. **柴胡加芒硝汤证** 为小柴胡汤证而兼有芒硝汤证者。

方:即小柴胡汤加芒硝二钱。

4. **柴胡加龙骨牡蛎汤证** 为小柴胡汤证,胸腹悸动,烦惊身重,二便不利者。此乃少阳证误下或烧针,使邪陷于里。

方:柴胡四钱,黄芩一钱半,生姜一钱半,半夏二钱半,人参一钱半,大枣二枚,桂枝一钱半,茯苓一钱半,大黄二钱,铅丹一钱半,龙骨一钱半,牡蛎一钱半。

5. **柴胡桂枝干姜汤证** 小柴胡汤证,渴而不呕,胸腹动烦,而上冲急迫者。

方:柴胡八钱,桂枝三钱,干姜二钱,花粉四钱,黄芩三钱,牡蛎二钱,炙甘草二钱。

6. **柴胡桂枝汤证** 应为小柴胡汤证和桂枝汤证的合并证。

方:桂枝一钱半,芍药一钱半,生姜一钱半,大枣二枚,柴胡四钱,黄芩一钱半,

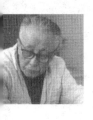

人参一钱半,半夏二钱半,炙甘草一钱。

治验实例及有关论说:

《古今医统》曰:"张仲景著伤寒论专以外伤为法,其中顾及脾胃元气之秘诀,世医鲜有知之者。观其少阳证之小柴胡汤,用人参则防邪气入之于阴。或恐脾胃稍虚,邪气乘入,可见仲景之立方神化莫测。或者只以外伤是其所长,内伤是其所短,此诚瞽论也。"[汤本氏曰:"此说虽不尽完善,然对照徐灵胎氏云:'小柴胡汤之妙在人参'于立方本旨亦不无窥见一斑之助。"]

《简易方》曰:"柴胡汤,小儿温热悉能治疗。"[汤本氏按曰:"小儿诸病,多以小柴胡汤为主治,宜注意之。"]

《伤寒绪论》曰:"伤寒盗汗,责在半表半里,为胆有热也,专用小柴胡汤。"[汤本氏按曰:"肺结核多盗汗为小柴胡或小柴胡加石膏汤证也,不可误用黄芪剂。"此为经验之谈,须熟记。]

《正体类要》曰:"小柴胡治一切扑伤劳证,因肝胆经火邪作疼,出血,自汗,寒热往来,日晡发热,或潮热身热,咳嗽发热,胁下作疼,两胁痞满者。"[汤本氏曰:"由头部打扑,发为外伤性神经症,予本方加石膏,得速效。"]

《伤寒蕴要》曰:"若胸胁痞满不宽,或胁下痞满,或胁下疼者,去人参加枳实、桔梗各二钱,名柴胡枳实汤。"[汤本氏按曰:"此证宜处以小柴胡汤枳实芍药散之合方而加桔梗者。殆因有咽痛,抑或黏痰,难以咯出,或有此证而胸疼,或有化脓机转非然者,则不可加之。若加桔梗,即为小柴胡汤、排脓散、排脓汤合方之意。依余之经验,此二合方证,肺结核颇多。若有热炽,口舌干燥者,宜更加石膏。"]

又:"若胸中痞满,按之疼者,去人参加蒌仁三钱,枳实、桔梗各二钱五分,黄连二钱,名柴胡陷胸汤。"[汤本氏曰:"此证宜处以小柴胡汤、小陷胸汤、排脓散之合方,而肺结核多有此证,若有石膏证者,更宜加之。"]

《内台方议》曰:"如发热小便不利者,合以五苓散;呕恶者加橘红;胸中痞者加枳实。"[汤本氏按曰:"小柴胡加橘皮汤,不仅治恶心呕吐有效,即呕逆及干咳频发诸病(百日咳、肺结核等)亦有奇效。若热炽烦渴者,加石膏。

祛痰困难者,更加桔梗,或随腹证宜合用排脓散。"]

《医方口诀》曰:"一室女,病疟,热多寒少。一医用药而呕,一医用药反泻,请余诊治时,疟痢并作,且呕,脉之则弦,投以本方加芍药,未至五帖,诸症并疗。"[汤本氏按曰:"此为疟疾,兼胃肠卡他儿也,以小柴胡加芍药汤而兼治之,有如是之速效,若使西医从事,虽用金鸡纳霜,兼重曹、硝盐剂恐有难收如是之捷效也明矣,以是可知二者之短长。"]

又:"一妇人,身震颤,口妄言,诸药不效,以为郁怒所致,询其故,盖因素嫌其夫,含怒久之,以本方治之稍可,又用加味归脾汤而愈。"[汤本氏按曰:"此证用方非也。加味归脾汤,虽胚胎于酸枣仁汤,然系后世医家之捏造,芜杂不足取,若由初病,即处以小柴胡汤与酸枣仁汤之合方,当更有一层之捷效。"]

又:"一室女,十四岁,天癸未至,身发赤斑而痒痛,左关脉弦数,此因肝火血热也。以本方加生地、栀子、丹皮,治之而愈。"[汤本氏按曰:"此证宜用小柴胡汤、桂枝茯苓丸之合方,兼用黄解丸。"]

《建珠录》曰:"有男生五岁,哑而痫,痫则日一发或再发,虚尫羸惫,旦夕待毙,且苦闷之状,日甚一日……先生因是诊之,心下痞按之濡,乃作大黄黄连汤使饮之,约百日许,痞去而痫不发,然胸胁妨胀,胁下支满,哑尚如故,又作小柴胡汤及三黄丸予之,时以大陷胸汤攻之,半年许,一日乳母抱儿倚门闲眺,适有牵马而过者,儿忽呼曰:牟麻(驰),父母喜甚,乃襁负俱来,以告先生,先生试拈糖果,以挑其语,儿忽复呼:牟麻!(日人呼甘美之味,亦为牟麻)。父母以为过其所望,踊跃不自胜,因服前方数月,言语卒如常儿。"

《成绩录》曰:"一男子患疟,他医已予药,一二发后,一日大汗出不休,因请先生,先生予小柴胡加石膏汤,乃复原。"

吉益南涯氏曰:"……又瘰病亦为劳形,盖合病者,同为死证也,此亦系瘀血之因,虽不与劳并病,亦有死者。马刀疮,亦有名马刀夹瘿者,因其根盘似马刀故。瘰病之形状,耳下及颈项处,累累历历凝结于皮肤之内,此凝结物,与俗名痰核者同,无底浅根,此非因痰之故,皆由瘀血结於络中,小柴胡加石膏汤,有神效。"

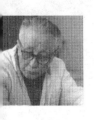

华冈吉州氏曰："柴胡加石膏,不仅治胸胁,头目之病亦可用之。柴胡散血凝之聚,石膏解伏凝,或云解散,概括言之,散肿之谓也。"小柴胡加石膏汤,为消炎解凝剂,观上案可知为用颇广,学者应注意。

又:"一妇人发黄,心中烦乱,口燥,胸胁苦满,不欲食,数日后目盲无所见,余乃做此汤及芎黄散予之,目遂复明,一月余诸证痊愈。"[汤本氏按曰:"由余之经验,黄疸证,宜小柴胡汤或小柴胡加石膏汤,兼枳实栀子豉汤,或全用枳实栀子大黄豉汤处之,颇多。"]

又:"一男子,年卅。患伤寒,四肢逆冷拘急而恶寒,其脉沉微,欲毙,诸医投以参附剂无效,余诊之,胸胁苦满,乃予此方二三剂而应,其脉复续,使服廿剂痊愈。"[汤本氏按曰:"不究病原,而遇心脏衰弱,即手足无措,妄用参附剂之后世家,恰如滥用樟脑制等强心药之西医家,而希冀收的效果者,同一见解。小柴胡汤虽非心脏衰弱的特效药,然能于其病原处,发生作用,故不治心力,而自能恢复,此予所以云古医道中虽无强心剂之名,而有其实者也。"]

又:"一男子,年五十余,得一病,常郁不乐,独闭户牖而居,闻鸡犬之声则惕然而惊,上冲目昏,寐卧不安,或遗淋漏精,饮食无味,百治不效,绵延三年许。余诊视之,胸胁苦满,乃以柴胡加桂枝及三黄丸使补之,时以紫丸攻之,三月病痊愈。"此为柴胡剂治神经衰弱之病例,牢记。

《生生堂治验》曰:"某人妻,患伤寒,经水适来,谵语如见鬼状,且渴欲饮水,禁而不予,病势益甚,邀先生诊之,脉浮滑,是热入血室,兼白虎汤证也,即予水不禁,而投以小柴胡汤,曰:张氏所谓其人如狂,血自下,血下者愈,病势虽如此,犹当从经水而解也。五六日果痊愈。"

《方伎杂志》曰:"一女子,年十六七,虽咳嗽吐血,寒热往来,经水不转,柴瘦而心气郁郁,其证如劳瘵病起,然脉急数无度,食不能进,告以难治,用柴胡汤兼用泻心汤,反盗汗出,动悸,口燥等症。转服柴胡桂枝干姜汤,三月余诸症大宜,但吐血或止或出,至翌春,经行后不来,时已服药四月矣,欲梳头而发脱如尼,至秋,病愈而大快,可谓幸矣。然毕竟由于用心用药故也。通计服药十月许。"[汤本氏按曰:"此证系肺结核,余于同证亦用柴陷汤,即小柴胡汤小陷胸汤之合方;或用小柴胡汤,小陷胸汤,排脓散之合方;

或加石膏、黄解丸，或兼用第二黄解丸；而痊愈者屡矣。"]

又："一男子，三十余，患咳逆吐血，经数医不愈，其证寒热时作，咳逆不止，时时吐血，倚床高枕，不能仰卧安眠，舌唇燥白，脉浮数大无力，精力疲乏，胸部动甚，余以小柴胡汤、小陷胸汤加桔梗昼夜使服六帖，十日许血止，寒热咳嗽大减。又一旬许，至外边散步，再发寒热咳嗽，吐血颇多，此次复发，恐不能治愈，仍予前方与泻心汤，交互服之，咳嗽渐减，热亦渐退，血亦渐止，五旬许，全快，将养一月余，出而就职。"此证初起，即宜兼用泻心汤。

《温知堂杂著》曰："考古来治诸病方中，无不配以健胃药者，如大小柴胡汤等，虽云解热剂，不如称健胃剂为妥当。"[汤本氏按曰："大小柴胡汤即为解热剂，又可做健胃剂，即为通便催进剂，又为止泻剂，即为镇咳祛痰药，又可做镇呕利尿药，其他难以枚举，此古方之所以微妙也"。]

《直指附遗》曰："大柴胡汤治下痢，舌黄、口燥、胸满、作渴、身热、腹胀、谵语者，此必有燥屎，宜于下后，服木香、黄连之苦以坚之。"[汤本氏按曰："若微渴则本方犹能治之，至其甚者，非加用石膏则无效。又下后用木香、黄连以止泻，非也，何者，本方非主疏通大便，以驱逐病毒为目的，迄至其减尽为止，不拘通便之多少也。亦可持长用之，至病毒完全消失为止。假令泻下用本方，亦能止泻者也。"]

《芳翁医谈》曰："一妇人，妊娠数月，适当夏暑，下利、呕哕，终而嘘唏，嗳气不已，诸医踟蹰，家人狼狈，无法求治，寻发昏如眠，乃以熨斗盛炭火，用醰醋至火上，以熏患妇之鼻，别作大柴胡汤使服之，晕乍止，熟睡而安。"[汤本氏按曰："以峻烈之食醋，火汤蒸发之，使病人吸入，刺激鼻粘膜之知觉神经末梢，由反射作用，使恢复意识，不过急救方法耳，故本方之余证，不难推之矣。"]

《漫游杂记》曰："某仆，病疫，经十五日不解，请余诊之。面赤微喘，潮热舌强，狂吼，脉数急，胸腹硬，有时微利，医予麻杏石甘汤，数日，病仍剧。余曰：是因初病时，发汗不彻，邪气郁婉而入里，欲为结胸也，可下之，作大柴胡汤予之，翌曰，大便二行，胸满渐减，下利亦止，作小柴胡汤加枳实汤予之，日二帖，三日，大便秘而不通，予大柴胡汤又秘，则又予之，如是之十日而得愈。"

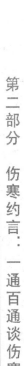

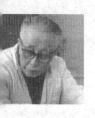
《续建珠录》曰："患腹疼，忧惨愤懑者数年矣，来谒求诊，先生诊之，疾在胸胁，且心下有物，几将成块，按之则疼，身体羸瘦，面如菜色，大便硬，饮食减，先生予大柴胡汤岁余，病稍退，以他故停药。半年复发，心下之毒果成块，大如瓜，硬见满，病者苦之，喜怒如狂，他医治之无效。复迎先生，又使服前方，兼用芍药散，二月，大下臭秽，病痊愈。"芍药散即当归芍药散，此方合柴胡剂，于血瘕积聚，有特效。更利于妇人经水不调证。此病初起，即以此合方治之，当可早治。

又："一男子，常患腹中疼，渴而时呕，不大便数日，小便快利，短气息迫，头汗出，舌上黑苔，心下硬满，按之则疼，手不欲近，四肢微冷，脉沉结，乃予大柴胡汤服之，大效。"

又："一男子，卒然气急息迫，心下硬满，腹中挛疼，但坐不得卧，微呕，小便不利，予大柴胡汤，诸证悉愈。"

又："一盲人，志气郁郁，呕不能食，平卧数十日，自心下至胁下硬满，按之则疼，时时呕逆，夜则妄语，而无热状，脉沉微，乃予大柴胡汤，服之后，下利黑物，诸症痊愈。"［汤本氏按："心下胁下硬满者为主症，故不以脉之沉微弃本方。又此方治呕逆，有生姜、半夏，小半夏汤也，故欲加强其作用，可加橘皮，即与橘皮汤合方之意也。"］

《成绩录》曰："一男子，每饮食即觉物堵胸上，心下结硬，大便秘，久治无效，请先生诊，服大柴胡汤而愈。"［汤本氏按："此证恐非轻度的食道狭窄也"。］

又："某庙令，患所谓痫证，居恒颇大食，食后惟惊有音响，则忽然饿，不得不食，胸胁悸动，予大柴胡加茯苓牡蛎汤而愈。"

又："某者，恒怵惕怯悸，凡所触目，虽书画器物，悉如枭首，或如鬼怪，故不欲见物。然而客访之，则一见如亲故，其人归去则恋恋悲哀，瞻望不止，如是数日，百事俱废，于是求治于先生。先生诊之，胸腹有动，心下硬满，大便不通，剧则胸间如怒涛，其势延及胸胁，筑筑现于皮外，乃予大柴胡汤加龙骨、牡蛎，服数剂后，秽物屡下，病减十之七八，即而头眩频起，更予苓桂术甘汤，不日旧痾如洗。"

又："某者，所患亦略与前证相同，但所见诸物，以为人首，始遇人则必

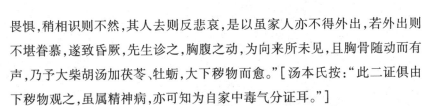

畏惧,稍相识则不然,其人去则反悲哀,是以虽家人亦不得外出,若外出则不堪眷慕,遂致昏厥,先生诊之,胸腹之动,为向来所未见,且胸骨随动而有声,乃予大柴胡汤加茯苓、牡蛎,大下秽物而愈。"[汤本氏按:"此二证俱由下秽物观之,虽属精神病,亦可知为自家中毒气分证耳。"]

《蕉窗杂话》曰:"凡用大柴胡汤及柴胡加芒硝汤(即小柴胡汤加芒硝)处,而用承气汤,则泻下虽同,然两胁及心下之痞硬,则宽缓无力,此处宜留意,承气汤之腹候,在心下则宽,自脐上至脐下则极胀硬有力也。"

又:"某人,右足有病已十五年,虽骑马步行至十町,足即其觉麻痹而不用。由六月上旬,求治于余,余诊察之,用大柴胡汤,前虽用巴、遂、大黄等多矣,初用虽下,至二三日则不下矣,任用多少大黄等药亦不下,总而言之,有大黄之药无一效验者。于是用本方至中旬,云:因感风邪而有热,故请再诊。热气虽强,风气不见,自服大柴胡汤至是,一日有下利一二行,再经二日,腹即大痛,下污物无数,有如棒形,长八九寸,以刀切之不易,至十四五日许,又下秽物无数,于是疼解热止,足之麻痹亦忘。"

又:"因方能彻于患处之反映也,又本方不特有效于此证,若能中其肯綮,则如脚气之浮肿型、麻痹型、萎缩型等悉皆治之有神效。"

山田业广氏曰:"业广于明治十二年初冬,感受微邪,咳嗽频频,虽用有桂、麻、瓜蒌、苏子、杏仁诸方,不瘥,因饮食起居如常,不以为意。至本年二月初,咳嗽特甚,声哑短气,息迫如哮喘。一日并发嘈杂怔忡,诊脉有结代之象,始知不可轻视。诊腹状,以下有硬满之形,为大柴胡汤证之候,因思弱冠之时,咳嗽久不愈,先友伊泽捧轩,处以大柴胡汤(有大黄方)而愈。因急用大柴胡汤,七八日哑嗽大减五六,继用廿日,诸证渐愈。以此七十余岁之人,而有大柴胡汤证,寿命当未有艾期也。"[汤本氏按:"古人概不知本方可多用,虽如坂尾台及山田氏之名医,尚须至穷时用之,而泯其伟效也。本方不待疗实证之喘息咳嗽、胸疼等,若去大黄加大量之橘皮,或合用半夏厚朴汤时,有本方证而不可下之肺结核,及其他一般虚证之咳嗽发作等,能镇压之,试之可知。"]

《温知堂杂话》曰:"同业其妻,年三十许,本年某月经期之前,月经过多不止,由左少腹急疼,而冲逆于心下,其医用当归芍药散、桂枝茯苓丸等,皆

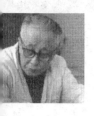

无效。用西药吗啡剂，仅能镇一时之痛苦，不能根本治疗，如此者三十日许，痛苦益甚。发则四肢厥冷，寸脉沉微，颜面苍白，汗出，至于人事不省，经血虽大减，但尚有少许荏苒不绝云。于是延一西医，用甘汞、阿片之丸药，及几那燕加沃度加里之水剂，曰：此为强壮及防炎药也。某日，又诣余往诊之，皮肤苍白，身体羸瘦，肚腹悉拘急，按之则疼，舌上有黄苔，食时不进，大小便不利，曾施灌肠术，及用导尿管数日云云。身体虽衰弱与贫血，然胃气尚盛，诸症皆实，不足畏也。使服大柴胡汤加当归、甘草。翌日，大便通利，肚腹缓解，痛苦不再发。数日后，转内消散，饮食日进，而全快。先此治疗时，对西医云：子谓此症为子宫内膜炎，专注意局部治疗，故不能愈之。然中医之治法，则稍异，因肚腹如此拘紧，为有瘀物之候，腹内不能融通，若用局部疗法，故难有效。又留滞于小腹的血液，不得循环，故由子宫出血，难以阻止，余之用大柴胡汤加味者，务使腹部得以缓解，腹部即缓解，肠胃自使运，血液亦随而循环，则子宫内膜炎不治而自治，自然之良能亦随之而恢复矣。"[汤本氏按曰："藤田氏之论甚佳，然用大柴胡汤加当归、甘草，不若大柴胡汤合用当归芍药散，或芍药甘草汤。予内消散时，不若用大柴胡汤去大黄，合用当归芍药散。"]

又："风湿肢部疼痛者，柴桂加苍术有效者多，不必拘于风湿门诸方也。病起多宜葛根加苍术者，乌、附、当、麻之类，无效者，大抵宜此方。盖柴胡桂枝汤条，有肢部烦疼，外证未去者为目的故也。近来余屡用此方得奇效。"[汤本氏按曰：此证用柴胡桂枝汤加石膏，或小柴胡加石膏汤，与桂枝茯苓丸合方，屡得奇效。]

《成绩录》曰："一农夫，三十余岁，自去年起郁冒时发，时有吐血，盗汗出，往来寒热，微渴，脐旁动甚，就先生请治，予柴胡桂姜汤而愈。"

又："一女子，素有痫证，一时患疫，诸医疗之无效，迎先生诊治，其腹不动，但头汗出，往来寒热，大便燥，时时上冲，昏不识人，日夜二三发，乃予柴胡桂枝汤，及紫丸攻之，不一月，诸症悉除。"

又："……恒易惊恐，胸腹为悸，挛急，恶寒，手足微冷，虽夏月亦须覆衣，若惊后，必下利，行大黄剂则利甚，十余年不瘥，请先生就诊之，予柴胡桂姜汤而愈。"

又："一男子,平居郁郁不乐,喜端坐密室,不欲见人,动辄直视,胸腹自动之,六年许不愈,先生诊之,予柴胡桂姜汤而愈。"

又："某者,得病请医,医诊之,以为外邪,予药而愈,自亦以为邪已解矣。乃梳头浴身,而疾复发,烦渴引饮,胸腹有动……愈而复发,每一发,约隔六七日,如是数次,医不为疟,即为邪热,虽药之,亦不愈。遂请先生,先生曰:此医误矣,斯病疟耳,使服柴胡桂姜汤,不过数帖,疾去如失。"疟疾为本方证极多,须留意。

《蕉窗杂话》曰："某老人,患尿闭证,一医虽频用八味丸,仍然点滴不通。经数日,病人苦极,求治于余,予即用柴胡桂姜汤加吴茱萸使服之,得以顿愈。惟左胁下拘挛而有动悸,是因水饮上逆,故成前证。"[汤本氏按曰:"所谓左胁下拘挛者,即左腹直肌挛急之意,亦即为桂枝茯苓丸或当归芍药散之腹证。但因热药吴茱萸比较奏效观之,则非前丸证,是后散之证也。故此证用柴胡桂姜汤加吴茱萸、茯苓者,其变则也,处以柴胡桂姜汤、当归芍药散合方者,其正则也。"]

又："一妇人,胎前患脚之痿弱,小水不利,三四日渐一行,因其腹候,用柴胡桂姜加吴茱萸、茯苓。虽以种种说明之,其人颇愚不知其解,殊以足痿弱为忧,故后即不解说,但使久服前方,小便渐利,日约四五行,其足得以行走。"[汤本氏按曰:"此证亦宜用柴胡桂姜汤、当归芍药散之合方,不当处以柴胡桂姜汤加吴茱萸、茯苓也。……依余之经验,当归芍药散兼有祛瘀血利尿之作用,能治知觉及运动之不全麻痹,所以脚气痿弱有效也。"]

《方舆輗》曰："某僧,病证多渴,其最苦者为肩脊强疼,日使小沙弥按摩之,其用铁锤铁尺以击之,如是者二三年,服药、刺络、灼艾等法,无所不施而无一效。余诊之,其病是柴胡桂姜汤证之所主,余谓肩脊之患我无智术,只有柴胡桂姜汤以治本证,肩脊亦或可安乎。即作剂予之,服仅六七日,诸证十去六七,经久,肩背强痛不治而自愈矣,其功效实出意外,师大欢喜,赠谢……"

《麻疹一哈》曰："一女子,年十八许,未嫁,发热蒸蒸,疹子出而不收,三四日光彩灿烂,两颧如赤朱,两耳蝉鸣,头痛目眩,经水不利已二三月矣。按其腹状,胸腹支满,腹中有动,脐边凝而结实,若按之,则疼达腰脚,因作

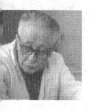

柴胡桂姜汤及浮石丸使服之,大便利,日二三行,经信来而倍常,诸症渐减,光彩徐消,疹子亦减,二十四五日,全复旧。"[汤本氏按曰:"是因月经闭止,瘀血冲逆于头脑,致两颧如赤朱,且使两耳蝉鸣、头疼目眩,故宜本方与桂枝茯苓丸之合方,兼用下瘀血丸,或起废丸也。"]

《类聚方广义》曰:"凡劳瘵、肺痿、肺痈、痫疝、瘰疬、痔漏、结毒、癜毒等证,经久不愈,渐就衰惫,胸满、干呕、寒热交作、动悸、烦闷、盗汗、自汗、咳嗽、干咳、咽干口燥、大便溏泻、小便不利、面无血色、精神困乏、不耐厚味者,宜本方。"[汤本按:"如此说,一般衰弱慢性病者,患本方证甚多,宜注意之。"]

《生生堂治验》曰:"一妇人,幼患癫痫,长而益剧,甚则晕倒,少时及苏,日一二发,如是者卅余年,医治无效,其主人偶闻先生异术,乃来请治。往诊之,脉紧数,心下硬满,乳下悸动,谓先生曰:心神惘惘,饮食亦不安,数十年来如一日也。视其颜色,愁容可怜,先生慰之曰:可治。病妇实不信之,乃使服柴胡加龙骨牡蛎汤,精神颇旺;使调服瓜蒂散五分,吐黏痰数升,臭气冲鼻,毒减过半,于是仅五六日发一次,期年痊愈。其间行吐剂约十六次。彼病未愈时,惟忌雷声,闻即发病,用瓜蒂散后,虽遇雷振动,举家畏伏蔽耳时,彼自若不畏,于是益怀先生之恩,终身不忘云。"

又:"一妇人,年五十,右半身不仁,常懒于饮食,月事不定,每行必倍于常人,先生予瓜蒂散一钱,约吐冷黏液二三升,由是饮食大进,切其腹胸满,自心下至少腹,动悸如奔马,予柴胡加龙骨牡蛎,数月痊愈。"

七、表证与停饮的关系

太阳病固以发汗为治疗原则,但是里有停饮,必须兼逐水,表始得解,如前之**小青龙汤证**及**桂枝去芍药加苓术证**,即属其例。假如不兼逐水,或汗或下,不但病不去,且每因激动里水发生诸多病变。见于本篇的方证有以下数则:

1. 苓桂术甘汤证　心下逆满,气上冲胸,头眩心悸,小便不利或频数者。

方:茯苓四钱,桂枝三钱,白术二钱,炙甘草二钱。

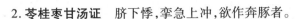

2. 苓桂枣甘汤证 脐下悸,挛急上冲,欲作奔豚者。

方:茯苓八钱,桂枝四钱,炙甘草二钱,大枣五枚。

3. 苓桂姜甘汤(即茯苓甘草汤证)证 为心下悸,上冲而呕者。

方:茯苓二钱,桂枝二钱,炙甘草一钱,生姜三钱。

4. 五苓散证 表不解,烦渴,小便不利,或饮水则吐者。

方:猪苓三钱,白术三钱,茯苓三钱,泽泻五钱,桂枝二钱。

5. 真武汤证 心下悸,头眩,身𥉒动,振振欲僻地,腹疼,小便不利,或下利,或呕咳者。

方:茯苓三钱,芍药三钱,生姜三钱,白术二钱,炮附子三钱。

6. 茯苓四逆汤证 心下悸而烦,小便不利,身𥉒动,厥逆恶寒,汗出不止,或下利者。

方:茯苓四钱,人参一钱,生附子一钱半,甘草二钱,干姜一钱半。

治验实例及有关论说:

《建珠录》曰:"主僧某,请诊曰:贫道眼目有外障而不得明,然看物不能久视,或勉强时,则无方园大小,须臾即渐灭,最后则芒刺射目中,即疼不能忍,如是者凡三年矣。先生诊之,上气烦热,体肉𥉒动,作苓桂术甘汤及芎黄散使服之,数十日,其视稍真,不复有锥芒矣。"[汤本氏按:"此证为乱视而兼眼睛疲劳也。"]

又:"一女子,初患头疮,疗后,两目生翳,卒以失明,召先生求诊之。其证,上逆心烦,有时小便不利,作苓桂术甘汤,及芎黄散而杂进之,或时以紫丸攻之,翳障稍退,左眼复明。于时,其族或以为古方家多峻药,障翳虽退,恐有不测,大惧,乃谢罢。更召他医服缓补之剂,久复生翳,漠漠不能见,于是复来谒曰:我向赖先生之庇,一目复明,然惑于人之间阻,遂复失明,今甚悔焉,幸再治之,则先生之惠也。请甚恳,先生因复诊之,仍使服前方数月,两目复明。"[汤本氏按:"头疮为外治事,不行内治,往往变眼疾,皮肤科医者,不可不三省之。"]

又:"有良山和尚者,年七十余,其耳聋者数年,尝闻先生之论,百疾生于一毒,深服其理,因来求诊治。心胸微烦,上气殊甚,作苓桂术甘汤及芎

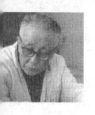

黄散使服之,数月未见其效,乃谢罢。居数日,复谒曰:自谢先生后,颇能通听,意者唯之邪毒将尽也?先生诊之曰:未也,试再服汤液,当不能复听,然后再能听者,可以其毒尽矣。因服前方,数月,果如先生言。"[汤本氏按曰:"东洞翁于前数证,均用芎黄散,然余之言,以黄解丸为优。"]

又:"一女子,患痿痹,诸治无效,先生诊之,体肉眴动,上气殊甚,作苓桂术甘汤使饮之,须臾,坐尿二十四次,忽然起居如常。"

《成绩录》曰:"某氏妻,郁冒上逆,居恒善惊,闻足音跫然即惊悸怵惕,故不欲见人,常住处深闺,家人咸敷毡以步,使其不闻席音,摄养修治,无微不至,但不见寸效,荏苒在床已数年矣。于是请诊于先生,先生予苓桂术甘汤,积年之疾以之渐愈。"

《生生堂治验》曰:"一男子腰疼,小便时每下血合余,面色鲜明,立则昏眩。先生处以苓桂术甘汤,加五灵脂,而顿愈。"[按:"五灵脂为祛瘀血药,此病当有桂枝茯苓丸与本方合用之机会甚明。"]

又:"一男子年三十,奔豚日发一次或二次,甚者牙关紧急人事不省,百治不效。先生诊之,脐下悸,按之疼,使服苓术枣甘加大黄汤,兼用反胃丸二十丸,每日一次,旬日愈。"[汤本氏按:"亦当用黄解丸兼用本方治此证。"]

《证治摘要》曰:"苓桂枣甘汤,脐下悸者,欲作奔豚,腹疼冲胸者,有屡用屡验之效?"[汤本氏按:"余亦曾用本方以治此证。"]

《橘窗书影》曰:"某人妹,年二十余,脐下有动悸,任脉拘急,(即右腹直肌挛急也)时时冲逆于心下,发则角弓反张,人事不省,四肢厥冷,呼吸如绝,数医疗而不验。余诊曰:奔豚也,予茯苓枣甘汤,使服数旬,病减十之七八,但腹中尚拘急,或手足牵扯拘挛,因兼用当归建中汤(即小建中汤去饴糖加当归),数月全治。"

《方舆輗》曰:"心下悸,概属痰与饮,以此方(即茯苓甘草汤)加龙骨牡蛎绝妙。又此证又致不寐者,以酸枣仁汤及归脾汤不能治也,余用此方屡奏奇效。有一妇人,自心下至膈上,动悸颇甚,势如城廓憾摇,遂眩晕不能起,夜悸烦而目不合,如是数年屡易医而不愈,余最后诊视,谓病家曰:群医之案不一,今我姑置其病因不顾,止投一种方,服之即使不愈,则可令能起,

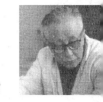

即予茯苓甘草汤,加龙骨牡蛎(梅花蛎),日渐有效,淹久之病半年痊愈,病人欣喜不胜,此非奇药异术,而能起沉疴痼疾者,以为读以上之方药也。"

《杂病辨要》痘疮条曰:"疹点稀朗红润而心下悸者,急当治其悸,否则小便不利,水气满于皮肤,而治病必迟,治悸宜茯苓甘草汤。"

《医方口诀集》曰:"余尝治平野庄一人,伤寒发热,口燥而渴,予水则吐,后用汤药亦吐,诸医束手,请治于余。诊脉,脉数,记得伤寒论中'中风六七日,不解而烦,有表里证,渴欲饮水,水入则吐者,名曰水逆,五苓散主之'之言,遂以五苓散末白饮和服,一匕知,三匕已。"

又:"消渴经年,且胸胁支满,而头晕,予五苓散加甘草,水煎使服之,不三剂,诸症悉退。"

《成绩录》曰:"一男子患消渴,日饮数斗,小便亦多,食倍于平日,先生予五苓散,服月余,奏全效。"

《类聚方广义》曰:"霍乱吐下之后,厥冷烦躁,渴饮不止,而水药共吐者,宜严禁汤水菓物,每欲饮水,则予五苓散,但一帖分二三次服为佳,不过三帖,呕吐烦渴必止,吐渴若止,则必厥复而热复,身体惰疼,仍用五苓散,则必漐漐汗出,诸证脱然而愈。"此五苓散与小半夏汤之分别。

《成绩录》曰:"一僧,年三十许,胸中烦闷,数日吐下黑血,诊之,脉沉微,腹满,小便难,手足浮肿,沉重不仁,大便日二三行,默默不欲饮食,食即停滞于胸间,入腹则气急,腹满殊甚,其他如所谓黄胖病者,先生予真武汤,百患悉治。"

又:"一妇人腹疼,硬满挛急,时时发热,小便不利,手足微肿,微咳,目眩,已百余日,一医投大柴胡汤,诸证日甚,热亦益炽。先生诊之,予以真武汤,一二日热退,利止,经五天日,小便快利,而肿遂去,食亦渐进,腹已不疼,目亦不眩,但硬满挛急如故,兼以当归芍药散,诸症痊愈。"

《古方便览》曰:"一男子四十二岁,患下疳疮后,左半身不遂,手足颤抖欲掷地,日间发痫,十四五日必一发,食时,使人代哺之,仰卧蓐上已三年矣。余诊之,自少腹至心下硬满,心悸而拘挛,乃作此方及三黄丸予之,时时以备急丸攻之。服一月痫不发,又作七宝丸予之,每日一次,凡七次,而痊愈。"

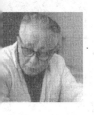

《勿误药室方函口诀》曰："此方（真武汤），以内有水气为目的，而与其他附子剂不同，此因水饮，心下悸，身瞤动，振振欲僻地，或觉麻木不仁，手足牵引，或水肿，小便不利，其肿虚谵而无力，或腹以下有肿，而臂肩胸背赢瘦，其脉微细，或浮虚而大，心下痞满，而饮食无味者，或四肢沉重疼痛，下利者，用之有效。"

《橘窗书影》曰："一女子，患疫，八九日，汗大漏，烦躁不得眠，脉虚数，四肢微冷，众医束手，余投以茯苓四逆汤，服一二日，汗出，烦闷去，厥去微温。"

又："一女子，四十许，经水漏下，一日下血块数个，精神昏聩，四肢厥冷，脉沉微，冷汗如流，众医束手，予以茯苓四逆，厥愈，精神复常。"

八、表证与虚寒的关系

其人素虚多寒，患太阳病时，常使表证为候不备，且每为阴阳表里互见之证，治宜随证先扶其虚，再治其表。但亦有救里解表合治一方者，并表证误治失治，亦每使转为阴虚证，见于本篇此类的方证有以下数则。

1. 桂枝甘草汤证 心下悸，上冲急迫，欲得按者。

方：桂枝一两二钱，炙甘草六钱。

2. 桂枝甘草龙骨牡蛎汤证 为桂枝甘草汤证而胸腹有动或烦惊者。

方：桂枝一钱，炙甘草二钱，牡蛎二钱，龙骨二钱。

3. 小建中汤证 主治里急（腹部拘急），腹急疼，或心中悸而烦者。

方：桂枝三钱，炙甘草二钱，大枣四枚，芍药六钱，生姜三钱，饴糖一两。

4. 芍药甘草汤证 主治拘挛，急迫者。

方：芍药六钱，炙甘草六钱。

5. 芍药甘草附子汤证 应为芍药甘草汤证而兼有附子证者。

方：芍药三钱，炙甘草三钱，附子一钱半。

6. 厚朴生姜半夏甘草人参汤证 主治胸腹满而呕者（气满气胀）。

方：厚朴八钱，生姜八钱，半夏五钱，炙甘草二钱，人参一钱。

7. 炙甘草汤证 主治脉结代，心动悸而为阳虚证者。

方：炙甘草四钱，生姜三钱，人参二钱，生地一两六钱，桂枝三钱，阿胶二钱，麦门冬五钱,麻仁五钱,大枣十枚。

8.甘草干姜汤证 主治烦躁吐逆而厥者,或多涎唾,眩而小便不禁者。

方:炙甘草六钱,干姜三钱。

9.四逆汤证 主治四肢厥逆,下利,恶寒,身体疼,口中和,脉微弱者。

方:炙甘草二三钱,干姜二钱半,附子二钱。

治验实例及有关论说:

《建珠录》曰:"一男子,四肢惫惰,有时心腹切疼,心常郁郁,志意不乐,诸治无效。某医以先生有异能劝迎之,其人曰:因闻先生名,然古方家多用峻药,是以惧而未请,医更劝之,且保其无害,遂迎先生诊之。腹皮挛急,按之不实也,乃作建中汤使予之。其夜胸腹烦满,吐下如倾,其人大惊,急召某医责之,医曰:东洞所用非峻药也,因病适将发动耳。其人尚疑,又面先生,意欲不复服,先生曰:余所用非吐下之剂,而如是其甚者,盖彼之病毒之势已败,而无所伏,因而自溃,宜益攻之。其人服其言,先生乃还。翌日,病者自来谒曰:吐下之后,诸证脱然如平日。"服建中而吐下如倾,是大瞑眩,故即治。

《生生堂治验》曰"一男子,久患头疼,立即晕倒,医以为癥毒,予芎黄汤及轻粉、巴豆之类攻之,数十日。先生诊之,自心下至少腹拘急如绳索,乃以小建中百余帖愈之。"

《建珠录》曰:"云州医生,年三十余,一日忽苦足跟疼,如锥刺,如刀刮,不可触近,众医无能处方者。有一疡医,以为当有脓,以刀劈之,亦无效。于是迎先生诊之,腹皮按之拘急,不驰,作芍药甘草汤使饮之,一付即已。"

《生生堂医谈》曰:"一翁,五十余岁,闲居则安静,稍劳动身体即疼痛不宁,家事废治者,殆三十年,医药亦无一验,来请余治。察过周身有青筋放之,毒血迸出甚多,即予芍药甘草汤,后来请治十二次,而复常,耕稼随意矣。"

《麻疹一哈》曰:"丙申夏,患麻疹,疹后经数十日,自舌本之左边至牙龈,肿疼如刺,又自耳后连左额,疼楚不堪,呻吟之声达于四邻,更医十一人,芎黄、梅肉之类,亦无所不用,或缓或急,迁延自若至戊戌春三月,请予

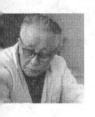

诊治。舌本强直,肿疼不能言,妻为代告苦处之状,因按其腹,自心下至脐上,惟皮腹拘急甚,而无他异,乃作芍药甘草汤使饮之,下痢日二三行,三日痛楚减半,二十日许肿痛痊愈,已能言语矣。再为详悉腹候,胸腹微满时或微痛,以紫丸攻之,服后每下利如倾,约十日许,用一次,凡五六次,约经百日许,诸证治愈,而健食倍常云。"

《类聚方广义》曰:"芍药甘草汤,治腹中挛急而疼者,小儿夜啼不止,腹中挛急甚者,亦有奇效。"

又:"本方(芍药甘草汤加附子)治痼毒沉滞,四肢挛急,难以屈伸。"此方加大黄,名芍药甘草附子大黄汤,治寒疝、腹中拘急恶寒者,腰脚挛疼,睾丸肿,二便不利有奇效。

《张氏医通》曰:"厚朴生姜半夏甘草人参汤治胃虚呕逆,痞满不食。"

《卫生宝鉴》曰:"至元庚辰,六月中,许伯威,五旬余,中气本弱,病伤寒八九曰,医者见其热甚,以凉剂下之,又食梨三四枚,而伤脾胃,四肢冷,时昏聩,请余治之。诊其脉,有时动而中止,而自还,乃结脉也,心亦动悸,呕噎不绝,色青黄,精神减少,不欲开目,倦卧,恶与人语,余以炙甘草汤治之。减生地者,恐损阳气也,锉一两,使服之,不效再于市铺选尝之厚者,再使煎服之,其病减半,再服而愈。"

《静俭堂治验》曰:"一妻,心中悸,胸下痞硬,脐上动悸,失音不能开声,不大便五六日,时复头眩,脉沉细,饮食不进……虽诸证稍快,惟声音不出,悸动不止。十九日改剂用炙甘草汤,七八日动悸止,声音开,得以复常。"

《橘窗书影》曰:"一妻,乞诊,其消渴,数日不愈,一医认为胃热,屡下之,消渴止,舌上赤烂,至于齿龈亦糜烂,不能饮食,脉虚数,浊吐有腥臭,余以为肺痿之证,用炙甘草汤加桔梗,病渐愈。"[汤本氏按:"治口舌腐烂,以地黄为主药之作用也。"]

《勿误药室方函口诀》曰:"此方(甘草干姜汤),药简而用广,如伤寒之烦躁吐逆、肺痿之吐涎沫、伤胃之吐血等,皆可用之。又以此方送下黑锡丹,治虚候之喘息,及肺痿之冷证。其人肺中冷,气虚不能温布津液,因而津液聚化而为涎沫,致唾吐浊沫,然非如热证之唾凝而重浊也。又不咳,而咽必渴,遗尿,小便数者,用此方有奇效。又病人嫌服此方,不咳,只多吐涎沫，而非唾者，用桂枝去芍药，加皂荚汤有奇效。又不烦躁，而但吐逆，难用苦味药者，用此方而弛缓，有奇效。"

《古方便览》曰："世医所谓中寒中温，及伤寒阴证、霍乱等证，若有厥冷、恶寒、下利、腰疼等，皆宜此方。又可用于一年或二年下利清谷不止者。"

《类聚方广义》曰："霍乱吐利甚者，及所谓异鸿证而急者，死不崇期，若仓皇失措，拟议误策，使人毙于非命，重罪何归乎，医者当研究于平素，始可救急而济变也。"

又："霍乱病虽因外感，盖伤食也，又有挟疝癥激动者，其不吐不下，腹胸刺疼者，当予备急丸、紫丸以吐下之。腹疼闷乱止，而呕不止，药汁不入者，宜以小半夏加茯苓汤止其呕。吐下后，头痛发热、身疼痛、渴而呕吐、小便不利、脉浮数者，宜五苓散。前证吐利不止、四肢微冷、好热饮者，人参汤。吐下止、大热大渴、烦躁、心下痞硬者，白虎加人参汤。前证头痛恶寒、汗出、身体痛疼、心下痞硬者，白虎加桂枝汤。干呕不止、冷汗、厥逆、转筋腹痛、脉微欲绝者，宜用四逆汤。苟精究攻伐之术，治安之策，不误于施设，而起其可起者，岂难事乎？"

又："四逆汤为救厥之主方也，然伤寒之热结在里，中风卒倒，痰涎沸涌者；霍乱未吐下，内犹有毒者；老人食郁，及诸卒病闭塞不开者，纵令身厥冷，冷汗脉微。能审其证，以白虎、泻心、承气、紫丸、走马之类解其结，通其汗，则冷不治而自复。若误认为脱证，匆遽用四逆、真武，则犹下井投石也，庸工杀人，常生于此。"

九、表证与瘀血的关系

其人有潜在的血毒，由于患太阳病，常发作瘀血证。如表证犹在，必先解表方得下其瘀血。此亦治病定法，见于太阳篇的，有以下各方证。

1. 桃仁承气汤证 小腹急结，上冲"如狂"，属瘀血证者。

方：桃仁二钱半，大黄四钱，桂枝二钱，炙甘草二钱，芒硝二钱。

2. 抵当汤证 陈久的瘀血证，其为候：

①少腹硬满，小便自利，发狂者。

第二部分 伤寒约言——通百通谈伤寒

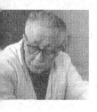

②善忘,少腹虽硬,大便反易而色黑者。

③脉数,善饥,不大便者。

方:水蛭十个,虻虫十个,桃仁七个(碎),大黄三钱。

3. 抵当丸证 证同汤,此为重证,取缓治之法。

方:水蛭二十个,虻虫二十个,桃仁二十五个,大黄九钱。

分四丸,每剂煮一丸,连渣服。

治验实例及有关论说:

《生生堂治验》曰:"一妻,半产后,面色黧黑,上气头晕,先生诊之,脉紧而脐下结硬,曰:此有蓄血也,即予抵当汤,三日而觉腰以下宽舒,更予桃仁承气汤,俄顷,果大寒战,发热汗出,谵语,四肢搐搦,从前阴下血块,其形如鸡卵者,六日,约下二十余枚,均用前方,所患若失。"

又:"一妻,周身发斑,大者如钱,小者如豆,色紫黑,日晡所必发痛痒,又牙龈常出血。先生诊之,脐下拘急,而及于腰,予桃仁承气汤,兼用芍药,自前阴出脓血,不数日乃瘥。"

又:"某道士妻,年约四十,以全身发黄,医者误为黄疸。先生按之,至脐下即疼痛不堪,予桃仁承气汤,十余日而全已。"[汤本氏按曰:"是血性黄疸也,余曾用大柴胡汤与桃仁承气汤合方治此种黄疸者矣。"]

《证治准绳》曰:"血溢,血泄,诸蓄妄证,其始也,余率以桃仁大黄行血去瘀之剂,拆其锐气,而后区别治之,往往获中,然不得其故,后来日明,遇故人苏伊举,共论诸家之术,伊举曰:王乡有善医者,治失血、蓄妄,每先以快药下之,或问失血而复下之,则虚何以当乎?答曰:血即妄行,迷失故道,若去蓄而不利瘀,则以妄为常,保以御之,且去者自去,生者自生,何虚之有乎?余闻之,愕然曰:名言也,昔日之疑,今始释然。"

《诸证辨疑》曰:"一妇,长夏患痢疾,痛而急迫,其所下者,皆黄黑色,诸医以薰黄汤,倍用枳壳、黄连,其患愈剧,因请余治。脉诊两尺紧而涩,知寒伤营也,细问之,妇答曰:行经时,饮冷水一碗,遂得此证。今方觉悟,血被冷水所凝,瘀血归于大肠,热气所以坠下也,遂用桃仁承气汤,内加马鞭草、玄胡索,一服后,次早,下黑血数升许,痛止脏清,次用调脾活血之剂,其患遂痉,今后治利不可不查也。"治疗应随证取舍方剂,认定病名,使用定方,自属非法,本案加味及说明病理虽不足取,但此治验,确实可证。

柯韵伯曰:"桃仁承气汤,用于女子月事不调、先期作疼、经闭不行者,最佳。"

《成绩录》曰:"一男子,恶寒身热,汗出后,卒然发腹疼,脐傍殊甚,自少腹至胁下拘急,二便不通,食即吐,舌上白苔,剧则疼至胸中如刀割,头汗流出,先生予以桃仁承气汤,诸证痊愈。"

又:"一妇人,常患郁冒,心中烦悸,但欲寐,饮食或进或否。一日卒然如眠,人事不知,脉微细,呼吸如绝,血色不变,手足微冷,齿闭不开,经二时许,神气稍缓,呻吟烦闷,言若于有物在胸中,胸腹动气甚,胁下挛急,予桃仁承气汤,一昼夜服十二帖,下利数行,诸证渐退,后予茯苓建中汤而全治。"

又:"一妇人,每好饮酒,一日大醉,忽然妄语,如狂人,后卒倒,直视,四肢不动,呼吸少气,人事不识,手足温,脉滑疾,不大便已十余日,额上微汗,面部赤,自胸中至少腹硬满,不能食,予桃仁承气汤,服五六日,瞳子稍动,手足得以屈伸,至七八日大便通,而呻吟,十余日诸证渐退。"

又:"一妇人,患疫,身热如灼,口舌糜烂,渴好热饮,一日妄语如狂,自胸至少腹,硬疼不可近手,十余与不大便,先生投以桃仁承气汤,黑便通快,诸证悉去。"

《方舆輗》曰:"此方证(即桃仁承气汤证)本论曰下血,曰少腹急结,若比抵当汤证,其血犹未沉痼也,兹举余所治屡验之一治验于下:经血欲来,腹疼不可忍,甚至失心妄者,以桃仁承气攻之,二三帖,疼失如神。此证经年不瘥,久患成宿疾者,皆由轻剂微汤无效故也。每月经期时,用桃仁承气二三帖或四五帖,得以定疼即停服,至下月经期之间,经服逐瘀丸散之类,至期时,复服桃仁承气汤,过期后,复服缓攻之剂,如前,如是回环四五月,则数稔之滞患,亦得痊愈。"

又:"痘毒深剧酷烈,庸工不能疗者,此汤有回生之效,是时当用药数帖峻攻之,不然则无效,余弱年用凉膈散,然不能及,自中年用此方(桃仁承气汤)救之,屡奏神效。"

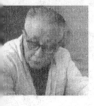

《生生堂医谈》曰："一人走来叩门,谓先生曰:急事请速来,因仓皇不告其故而走。先生至,则堂上下男女狂躁,而有一妇人毙于旁。先生轻问之,曰:有一恶少年,屡来乞之,不餍,我今骂之,恶少怒,将打我,拙荆惊遮之,渠镒其喉立毙,恶少骇走,事急矣,先生来速,幸甚,乞救。先生命傍人汲冷水,盈盘枕之,灌水于颈项半时许,刺之,即苏。再使安卧,又以巾浸水,敷颈,觉温即换,不使瘀血凝结,以桃仁承气加五灵脂而去。明日复往视之,妇人大喜且谢曰:妾幸蒙神救,得以不死,今咽喉已无恙,惟胸胁体弯,觉微疼耳,饮食如常矣。师复以巾灌冷水匝胁肋如初,经三日而愈。"

《漫游杂记》曰："一妇人,三十余岁,月事即断,年年肥大,腰带数围,每月必发头疼一二次,药食皆吐,不能入咽。余诊之,腹脉坚实,心下硬塞,推之难以彻底,予抵当丸,湿膝丸,数百帖,血亦不来,及予瓜蒂末一钱,大吐一日,翌日,按心下硬塞减半,又作抵当汤予之,数日大便溏泻,日五六次,十日后,再予瓜蒂散五分,又予抵挡汤如前,肚腹剧疼,代用以丸,曰三、五分,三十余日,经水来如常,头痛已除。"此案颇奇,大有研究价值。

《古方便览》曰："一妇人,年三十,患癫病三年,眉毛脱落,鼻梁肿大,一身尽肿,赤斑如云,手足麻痹,月事不通。余乃作抵当丸使饮之,口服三钱,三十余日,血下数升,百日痊愈。"按紫斑证,属瘀血确候,我曾以大柴胡合桂枝茯苓丸或桃仁承气汤治愈数人,大抵言兼腹痛剧烈,并未曾遇有抵当丸证者。西医曾对此证讲求输血疗法,但不去瘀则病根不拔,终不得治。

十、表证与虚热的关系

虚热为实热的相对名词,即胃腔空虚,未有阳明实热之意,乃阳证,非阴证。此多由于汗下后表解而遗热不除,因致津怯内转之病,本篇计有以下各方证:

1. 栀子豉汤证　心中恼忱,烦热不得眠,或胸中窒,或心中结痛者。

方:栀子二钱半,香豉六钱。

2. 栀子甘草豉汤证　为栀子豉汤证而有急迫证者。

方:栀子二钱半,炙甘草三钱,香豉六钱。

3. 栀子生姜豉汤证　为栀子豉汤证而呕者。

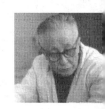

方:栀子二钱半,生姜八钱,香豉六钱。

4. 栀子厚朴汤证 心烦,胸腹满,卧起不安者。

方:栀子二钱半,厚朴六钱,枳实四钱。

5. 栀子干姜汤证 身热微烦,而呕恶,或下利者。

方:栀子二钱半,干姜三钱。

治验实例及有关论说:

《名医类案》曰:"某患伤寒,十余日,身热无汗,怫郁不得卧,不躁不烦不痛,时发一声如叹息状,医者不知何证,迎余诊视曰:懊恼怫郁证也,投以栀子豉汤一剂,减十之二三,再予大柴胡汤,下其燥粪,怫郁除而安卧,调理数日而起。"

《小儿药证直诀》曰:栀子饮子(即栀子豉汤)治小儿蓄热在中,身热狂躁,昏迷不食者。

《腹证奇览》曰:"某之妻,年二十五,血下数日,身体倦怠,心烦微热,服药无效,余予本方二帖,血下减半,妇人喜,乞药,用前方数帖痊愈。"

又:"女,七十余,鼻衄过多,止衄诸方无效,余问其状,因有虚烦之象,因作本方予之,四五日后,来谢曰:服良方而已。"

又:"男,八十余,一日鼻衄过多,郁冒恍惚,乃用本方而愈。"[按:本方确有凉血止血作用,故以上三案有治效。]

《千金方》曰:"栀子豉汤治少年房事多短气。"

《松川世德氏治验》曰:"一妻,产后下血过多,忽唇舌色白,气陷如眠,脉如有如无,殆将死矣,乃以川芎、苦酒,使作栀子加甘草汤予之,半时许尽五六帖,忽如大寐之寤矣。"

又:"男,便血数月,虽服药渐愈,但身体无色,面上及两脚浮肿,心中烦悸,头微疼,时时呕,寸口脉微,乃予本方(栀子豉汤)加生姜愈。"

某氏曰:"某患黄疸,数月,东京浅田氏疗之不效,其证腹硬满,呼吸迫促,遍身黄黑色,若卧难起,昼夜卧起不止,予以栀子厚朴汤加术、兼硝黄丸,互用之,不日,胸腹烦闷即减,益投前方,病势益减,三十余日,病减半,更予前方不止,百余日,愈,感谢不已。"

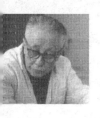

《杨氏家藏方》曰："二气散（即栀子干姜汤）治阴阳痞结，咽膈噎塞如梅核，妨碍饮食，而久不愈即成翻胃者。"

《成绩录》曰："己未秋，疫痢流行，其证多相似，大概胸满烦躁，身热殊甚，头汗如流，腹疼下利，色如尘煤，行数无度，医疗之，皆入鬼簿，先生取桃仁承气汤、栀子干姜汤，相互为治，无一不救者。"

十一、表证与下利证的关系

太阳病不解，每使病邪内迫，而发作下利，亦有误于下，而发为胁热利，或肠虚脱下利等证，除见于其他类证外，尚有数方证列述于下：

1. 葛根黄芩黄连汤证　心下痞，脉促下利不止，或喘而汗出者。

方：葛根一两二钱，黄芩四钱，黄连四钱，炙甘草三钱。

2. 桂枝人参汤证　上冲急迫，心下痞硬，而下利不止者。

方：桂枝四钱，炙甘草四钱，白术三钱，人参三钱，干姜三钱。

3. 黄芩汤证　下利而腹拘急，心下痞者。

方：黄芩三钱，芍药二钱，炙甘草二钱，大枣四枚。

4. 黄芩加半夏汤证　为黄芩汤证而呕者。

方：即上方加半夏五钱，生姜三钱。

5. 赤石脂禹余粮汤证　本方证为肠滑脱所致下利不止者。

方：赤石脂、禹余粮各一两六钱。

治验实例及有关论说：

《橘窗书影》曰："大热下利挟惊者，葛芩连也。昏睡不醒者为重证，下利剧者，亦葛芩连也。缓者，葛根加黄连……"

《勿误药室方函口诀》曰："此方（葛芩连汤）治表邪下陷之下利有效，尾州医师用于小儿疫痢之下利，屡有效云：余亦于小儿之利多经验之，此方之喘为热势内壅之处，非主证也。"

《类聚方广义》曰："头痛发热，汗出恶风，肢体倦怠，心下支撑，水泻如倾者，多于夏秋间有之，宜此方（谓桂枝人参汤）。"［按：人参汤主吐利；此方主下利有表证者。］

又："治痢疾,发热、腹疼、心下痞、里急后重、便脓血者,加大黄。若呕者,黄芩加半夏生姜汤中加大黄。"[汤本氏按曰："痢疾者,为大肠卡瘩儿,与赤痢等之总称。脓血者,黏血便之谓也。此等病证,里急后重者,乃欲驱逐肠内毒物,而自然妙机之力有所不及之徵,故有此症状时,不拘黏血便之有无,不得不加用大黄,以补助此妙机。又有黏液便及粘血便者,因细菌毒素之刺激,而肠黏膜发炎,炎性产物停滞,与炎性机转之进展,为黏膜血管破溃之候,故亦当加用大黄以消炎之策,且欲荡涤此等毒物也。故里急后重已去,至不认为黏血、或黏液便时,若无特别情形时,当即去大黄焉。"此说甚佳,须熟读。]

《幼科发挥》曰："自大肠来者,则变化尽而成屎,但不洁净,而所下皆酸臭也,宜禹余粮汤(即赤石脂禹余粮汤)。"

十二、表证与结胸证的关系

太阳病,下之若早,每致结胸之变证。然亦有自发的结胸证,故犹不得一概而论。无论由于其误治或自发,其为水热结于胸廓之为病,以为证之轻重缓急,以及结实程度的深浅,可分为大小结胸两种类型。兹述其方证如下,以示其为治之各有不同。

1. **大陷胸汤证**　病毒结于胸廓,心下满硬疼,而有里实之候者。

方:大黄四钱,芒硝三钱,甘遂末三分。

先入大黄,后芒硝,后甘遂,得快利,勿再服。

2. **大陷胸丸证**　为结胸,心下硬满疼,而项亦强者。

方:大黄三两,芒硝二两,杏仁二两,葶苈子二两。

捣为丸,如弹子大,每用一丸,甘遂末三分,白蜜半匙,水一杯,煮半杯,温服,一宿乃下,如不下更服,以下为度。

3. **十枣汤证**　心下痞满硬,而胸腹掣疼者。

方:芫花、甘遂、大戟各等分。

各别捣为散,先煮大枣十枚,去渣纳药末,强人服八九分,羸人服五六分,平旦温服,若下少病不除,明日更服,加三分,利后糜粥自养。

4. **白散方证**　毒结胸中,痰涎息迫者。

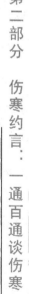

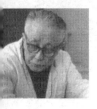

方:桔梗三钱,巴豆一钱,贝母三钱。

为细末。以白饮和服八分,羸者减之,病在膈上者必吐,在膈下者必利,若下多不止,饮冷水一杯即止。

5. 小陷胸汤证 毒结于心下,按之则痛者。

方:黄连二钱,半夏五钱,瓜蒌仁七钱。

治验实例及有关论说:

《古方便览》曰:"胸高起或锅背、成佝偻状者,或腹内陷下而濡、引连于背、脚细软,羸不能步行、手臂不遂者,此方(即大陷胸汤)颇佳。"[汤本氏按:"本方不皆陷胸之名,能治胸廓前后高起,所以能治龟胸,及压迫性脊髓麻痹。"]

《类聚方广义》曰:"肩背强急,不能言语,忽然而死者,俗称早打肩,急以针放血,并用此方(大陷胸汤),以取峻泻,可回一生于九死之中。"[汤本氏按曰:"余亦尝用此方,用于此证,而得奇效。"]

《勿误药室方函口诀》曰:"此方(大陷胸汤),为热实结胸之主药,其他胸疼剧者,有特效。一士人胸背彻疼,昼夜苦处不可忍,百治无效,自欲死,服大陷胸汤三帖而霍然。又脚气冲心,昏闷欲绝者,服此方而苏。凡医者临危证,若无此手段则不可。又因留饮而凝于肩背者,有速效。少儿龟脊等,有用此方者,其轻者宜大陷胸丸。又小儿欲成龟胸者,早用此方则可收效。"

《橘窗书影》曰:"男,年十一,腹满而痛,呕吐甚不能纳药,医作疝治,增剧,胸腹略痛,烦躁不可忍,余作大陷胸汤,使淡煎冷饮,须臾吐利如倾,腹疼烦躁顿减,后予建中汤,时时兼用大陷胸丸而平复。"[汤本氏按曰:"此证以胸腹胀疼、烦躁为主证,而呕吐其客证也。故以主证为目的,而处以本方,则客证不治而自治矣。若误以呕吐为主证,而用小半夏汤等之镇吐剂,不仅呕吐不能治,且其死期可待也,以是可知主客之不可忽。"]

又:"尝患腹疼,一日大发,腹坚满,自心下至少腹刺疼不可近,舌上黄苔,大小便不利,医以为寒疝,施药反增呕逆,昼夜苦闷难忍,余诊之,以为结胸,予大陷胸汤,因呕之不能下利,乃以自谷道灌入蜜水,尔后大便快利

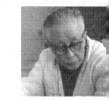

数十行,呕止,腹满疼顿减,后予建中汤而痊愈。"

《医宗金鉴》曰:"大陷胸丸,治水肿肠澼之初起,形气俱实者。"

《类聚方广义》曰:"东洞先生,晚年以大陷胸汤为丸而用之,犹理中、抵当二丸剂,泻下之力颇峻。如毒聚胸背,喘泻咳嗽,项背共疼者,此方为胜。"

《外台秘要》曰:"仲景朱雀汤(十枣汤),治久病澼饮,停痰不消,在胸膈上液液,时苦头疼,眼睛牵,身体、手足、十指甲尽黄者。又治胁下支满,若饮,即引胁下疼者。"

《嘉定县志》曰:"唐杲,字德明,善医,治一妻,起立如常,卧则气绝欲死,杲曰:是悬饮也,饮在喉间,坐则坠故无害,卧则壅塞诸窍,不得出入而欲死也。投以十枣汤而平。"

《成绩录》曰:"一妇人,心胸下硬满,病不可忍,干呕,短气,辗转反侧,手足厥冷,其背强急,如板状,先生予十枣汤,一服疼顿止,下利五六行,诸证悉愈。"

《生生堂治验》曰:"一妇人,年三十余,每咳嗽则小便涓滴,血污下裳者数回,医或为下部虚,或以为蓄血,经过各种治法,百数日。先生切按之,其腹微满,心下急,按之则疼牵两孔,以及于咽,而咳至不禁,予十枣汤,每夜五分,五六日差。"

《橘窗书影》曰:"某尼,时时肩背急疼,胁下如刺,呼吸迫逼,不得动摇,医皆以为痰饮,治之而不愈,余以为悬饮之所属,予十枣汤得大效。其人平日嗜酒食肉,不能摄养,五六年后,正月元旦,此证大发,卒毙。"

《方机》本方(桔梗白散)主治曰:"毒在胸咽不得出者。"[汤本氏按:"如实扶的里性呼吸困难者,此适例也,余用本病之血清无效,将欲窒息之小儿,予本方得速效。"实扶的里,即白喉症。]

《古方便览》曰:"一男子,冬月发喘息,痰迫咽,肩息欲死,用此方一钱(即白散),吐痰涎二三合而愈。"

又:"一妇人病小疮,外敷药后,忽然全身发肿,小便不利,心胸烦闷,喘鸣迫促,人欲死,余用此方一钱(白散),吐水数升,再饮再大吐下,疾苦立安,用前方五六日痊愈。"

又："一男子，咽喉肿痛，不能言语，汤水亦不下，有痰咳而疼不可忍，余使饮白散一撮，吐稠痰数升，疼忽愈，后用排脓汤而痊愈。"

《类聚方广义》曰："此方（白散），不仅治肺痈、胃脘痈、及胸膈中有顽痰、而胸背挛痛者，咳家胶痰缠绕、咽喉不利、气息秽臭者，皆有效。"

又："卒中风、马脾风、痰潮息迫、牙关紧闭、药汁不入者，取白散吹鼻中，吐痰涎，咽喉立通。"

又："肺痈用此方（白散），当其咳逆喘息，胸中隐疼，黄痰颇多，鼻吁，即断然投之，以扫荡郁毒，可以断除根柢，若犹疑不决，持重旷日，毒气浸润，胸背彻疼，脓秽涌溢，极臭扑鼻，蒸热柴瘦，脉至细数，则噬脐莫及矣。医者不可不小心，又不可不放胆者，良有以也。"

《橘窗书影》曰："周五郎，一夜咽喉闭塞，不得息，手足厥冷自汗出，烦闷甚，急使迎余。余诊曰：急喉痹也，不可忽视，制桔梗白散，以白汤灌入，须臾发吐泻，气息方安，因用桔梗汤痊愈。世医不知此证，曾见缓治而急毙者数人，故记之，以为后鉴。"

《医学纲目》曰："工部郎中郑忠厚，因患伤寒，胸腹满，面黄如金色，诸翰林官虽商议，但略不定，推让曰：胸满虽可下，但恐脉浮虚。急召孙兆至，曰：诸公虽疑，不用下药者，郑之福也，下之则必死，某有一二服药，服之当可瘥，遂下小陷胸，多利，其病遂良愈，明日面色改白，京人叹服。"

孙主簿述其母，患胸中痞急，喘不得息，按之则疼，脉数目涩，此胸痹也，因予仲景三物小陷胸汤，一剂和，二剂愈。

《成绩录》曰："丹州一猎夫，乘轿来告曰：一日入山逐兽，放鸟枪，中之，兽僵，投枪欲捕，兽忽苏，因与之斗，克而捕之，尔后虽无痛苦，然两肘曲而不伸，普求医治无效，先生诊之，胸满颇甚，他无所异，乃予小陷胸汤，服之而愈。"[汤本氏按曰："余亦随腹证、吞酸、嘈杂、而两脚挛急、难以步行者，予本方得速效。"]

又："一妇人，产后呕吐不止，饮食无味，形容日削，精神困倦，医者皆以为产劳。师诊之，正在心下，酸疼不可按，曰：水饮也，予小陷胸汤……乃已。"

《麻疹一哈》曰："一步兵，年四十余，发热三四日，发疹未及半，而心下结痛,一日夜,头出冷汗,两足微厥,喉中痰鸣,胸腹短气,大便不通,予小陷胸汤及滚痰丸,下利二三行,翌日,发热大甚,炎炎如燃,大汗洗然,疹子皆发出而安。"

又:"男,年二十,发热无汗,疹欲出而不出,心下结痛,肩背强直,因予小陷胸汤,前证渐安,翌日,以紫丸下之,下利数行,谵语发热,汗出如流,疹子从汗出,疹收后,全复旧。"[按:以上两案,均宜与大柴胡汤合用,而前以滚痰丸,后以紫园下之,虽收效,而非正治,须知。]

《方伎杂志》曰:"男,十四五岁,来乞诊,其父母曰:伏枕已三年,药饵无所不求,而病患加重,至于羸惫瘦削,余诊之,薄暮发寒热,胸骨虽露,肌肤字泽,身面鹜黑,眼胞微肿,腹满而脐之四周引张,以指触之,立即惊痛,且每夜发腹痛微利,其状腹胀,四肢柴瘦,恰如乾蛤蟆,不能起床,饮食不进,舌上黄苔,小溲黄色,脉沉微数,若仰卧则脐边挛疼。余告其父母曰:此所谓疳劳重证也,余不能治之。父母愀然曰:若无生路则不归矣。仅此一子,爱情之余,欲幸万死一生之命,愿託先生,恳垂矜恤,余不能辞。乃予小陷胸汤与四逆散合方,每日兼用䗪虫丸五分,日下杂秽二三行,饮啖少进,父母大悦。自冬迄春,均用前剂,其数日用鹧鸪菜汤,下蛔虫数条,由是腹疼截然而止,腹满挛急亦皆大和,能自动上厕矣。又用前药半岁余,举动略如意,其父携之水浴,益觉畅,于是服药更不怠,至初秋始停药,此儿得治,真意外也。"[汤本氏按曰:"此证恐系结核性腹膜炎之重证,余虽未曾遇此笃疾,但其中期、初期者,以小陷胸汤、四逆散之合方,兼用大黄䗪虫丸,或起废丸。其肺及淋巴腺兼结核者,用小柴胡汤(或加石膏)、小陷胸汤、四逆散(或排脓散)之合方,兼用前之丸方或兼用黄解丸(或第二黄解丸)屡得全效。"此证甚多,此治须切记。]

《橘窗书影》曰:"心气疲劳过度……致伏胸痹痰饮证。客冬外感之后,邪气不解,胸疼更甚,项背如负板屈伸不便,倚息不得卧,饮食减少,脉沉微,众医作虚证治之,不愈。余诊之,曰:虽属志惫,现邪气未解,脉尚带数,先宜治邪,后治本病不迟,因予柴陷汤加竹茹,兼用大陷胸丸服之,而邪气渐解,本病随而缓和,数日连服二方而痊愈。"[按:柴陷汤加竹茹,即小柴胡与陷胸汤的合方,更加味竹茹的意思。]

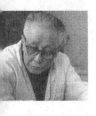

又:"老妪,外感后,热气不解,胸痛、短气、咳甚、脉数、舌上白苔、食不进,侍医疗之,数日,病益重。余诊曰:是饮邪并结胸之证,然因甚虚,未成结胸,予柴陷汤加竹茹服之,四五日,胸痛大减,咳亦随安,后但胸部拘急,因痰饮未除也,以四逆散合茯苓杏仁甘草汤,服汤愈。"

十三、表证与痞证的关系

此亦如结胸,或由于太阳病的误治,或自发的心下痞塞的一类病。见于本篇的有以下各方证。

1. 大黄黄连泻心汤证 主心下痞,按之濡而烦者。

方:大黄三钱,黄连一钱半。

以沸水渍之,少时去滓,温服。此方加黄芩一钱半,名泻心汤或三黄汤,治略同。

2. 附子泻心汤证 主泻心汤证而有附子证者。

方:大黄三钱,黄连一钱半,黄芩一钱半,附子一钱半。

以沸水渍三黄,少时去滓,另煮附子取汁,合温服。

3. 半夏泻心汤证 主呕,心下痞硬,肠鸣,或下利者。

方:半夏六钱,黄芩三钱,黄连一钱,人参三钱,大枣四枚,干姜三钱,炙甘草三钱。

4. 甘草泻心汤证 主为半夏泻心汤证,而有急迫的剧烈证者。

方:即半夏泻心汤增重甘草用量至四钱。

5. 生姜泻心汤证 主为半夏泻心汤证,而干噫食臭、下利者。

方:即半夏泻心汤干姜减量成一钱,而加生姜四钱。

6. 旋覆花代赭石汤证 主为心下痞硬,噫气不除者。

方:旋覆花三钱,代赭石二钱,人参二钱,半夏六钱,生姜五钱,大枣四枚,炙甘草三钱。

7. 黄连汤证 主为心烦,心下痞硬,腹中痛,欲呕吐者。

方:黄连三钱,半夏六钱,人参二钱,桂枝三钱,干姜三钱,大枣四枚,甘草三钱。

8. 瓜蒂散证 主为毒在胸中,胸中痞硬,气上冲咽喉,不得息者。

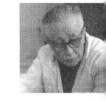

方：瓜蒂、赤小豆各等分。

为细末，混合之，另煮香豉，作稀粥去渣，取药末五六分，合粥服之，不吐者少少加，得快吐乃止。

治验实例及有关论说：

《漫游杂记》曰："有一少女，日卒厥如死状，日约数十次，不能食五谷，易医十二人不能治，因时医不得其解也。请余往诊之，其脉沉迟，其腹如张幕，心下不痞，脐左无癥结，余曰：是气疾也，格在胸中，病减时则病现于腹，乃以鹧鸪菜汤，下虫十余头毕，作大黄黄连泻心汤予之，数日，灸十五节脊际十五壮，无他异。明日，第十六节倍其壮数，又一日，第十七节三倍其壮数，经数日卒厥日仅一二发，益进泻心汤，并灸其脊际，自第十五节至第十八节，数日，痊愈。"［汤本氏按曰："卒厥而死者，卒然四肢厥逆而陷于人事不省也。气病者，神经性疾患也。以是可知本方可治发作性的神经症矣。"］

又："一赘婿，新婚数月，病眩晕，隔日衄血，咳嗽，潮热，其脉弦数，家人悉云是肾劳，余诊曰：其腹气坚实，决非肾劳也。审问其病因，云：平生嗜酒过多，近年来被舅制止，绝饮酒，故致气火郁蒸。乃投大黄黄连泻心汤，三十日痊愈。"［汤本氏按曰："眩晕、衄血、脑充血之所致，咳嗽、潮热、呼吸道发炎症也。然由本方可治此等证观之，则本方不但可疗充血，亦可云有消炎止血之作用矣。"］

又："气疾为痿躄者，其阴多先消缩，及其将愈，则其阴先畅动。"［汤本氏按曰："所谓神经性疾患，发于下肢运动麻痹，或阴痿证，为上半身充血之结果，致下半身贫血也。故当选用本方及泻心汤、黄连解毒汤，以平衡其血流。而原因性之神经症及继发病之下肢麻痹、阴痿等，当治愈矣。"］

《麻疹一哈》曰："年二十许，疹收后，衄血不止，五日心下痞闷，身热不退，因用大黄黄连泻心汤，泻下数行，而衄止，后两目微痛，至黄昏时不能见物，如雀目然，仍守前剂，至十四五日，诸证全退。"

《类聚方广义》曰："老人停食，瞀闷晕倒，不省人事，心下满，四肢厥冷，面无血色，额上冷汗，脉伏如绝，其状类中风者，称为食郁、食厥，宜附子泻

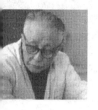

心汤。"

《古方便览》曰:"一男子,呕吐下利,四肢厥逆,心中烦躁,气息将绝。一医云霍乱,用附子理中汤,吐而不受,烦躁益甚,余即用此方(半夏泻心汤)三服愈。"

《类聚方广义》曰:"痢疾,腹疼而呕,心下痞硬,或便脓血者,及每因饮食汤药下腹,即漉漉有声,而转泻者,可选用以下三方。"[汤本氏按曰:"此说是也,可信。以下三方者,指半夏、甘草、生姜泻心汤三方也。"]

山田业广氏曰:"欲用连理汤之病人,心下痞硬甚,则用半夏泻心汤,痞硬随愈,而口中糜烂亦痊愈矣。"

又:"某妻,腹满,经闭数月,心下痞硬,气宇郁甚,诊之,经闭急恐不通,欲先泻其心下痞硬,用半夏泻心汤,七八日经水大利,气力快然而痊愈。"[按:本方非通经剂,此盖由于气结于上,而经不得行于下,痞结即开,经得下畅之意。随证用方而收此效,中医疗法所以大可精究。]

《成绩录》曰:"一妇人,证如前章所言(一男子,平居郁,不乐,喜端坐于密室,不欲见人,逆气甚动则直视,胸腹有动,六年许不愈。先生诊之,用柴胡桂姜汤而愈。)而气不逆不动为异,无故而悲伤,先生用甘草泻心汤而痊愈。"

《生生堂治验》曰:"某,来见先生,屏人窃语曰:小女年方十六,已许配矣,然有奇疾,其证无所闻也,每夜自子时,待家人熟睡后,窃起跳舞,其舞也俏妙娴雅,宛似艺技,至寅尾,罢而就寝,余间窥之,每夜异曲,从曲之变,而奇也不可名状,日中动止,无异于常,亦不自知其故,告之则愕然,竟怪而不信,不知是鬼所凭也,抑或狐所惑也。若他人闻之,恐害其婚。是以阴祝祈祷,是无结果。闻先生善治奇病,幸来诊之。先生应曰:此证盖有之,所谓狐惑病也,诊之果然,用甘草泻心汤,不数日,夜舞自止,遂嫁某子。"

又:"一妇人,有奇疾。初,妇人不知猫在柜中,误盖之,二三日后,开之,猫饥甚,瞋目吓吓而逃,妇人大惊,遂以成疾。号呼卧起,其状如猫。清水某者,师友也,及效先生方,用甘草泻心汤以治之。"[汤本氏按曰:"前者所谓梦游证,后者即凭依证也,然皆以本方而取效,古方之微妙有出于天授之观,西医家以为如何?"]

《喜山治谭》曰："病男，初感风寒，发为痰喘，或以痰喘为急，用十枣汤下之，瞑眩甚而吐下，故四肢微冷，食饵不进，看者甚以为危重。前医频用茯苓四逆汤，微冷不得复。乞余往诊之，心下有痞满之气味，但因吐而逆上故也，乃调和甘草泻心汤五帖，谓之曰：自五更迄黎明饮尽之，微冷渐复，逆上渐降，逆愈。"

《麻疹一哈》曰："某妻，年二十，伤寒愈后十四五日发热，三四日，疹子欲出不出，心下痞硬，烦躁不得眠，下利日二三行，因作甘草泻心汤使服之，明日大发汗，疹子皆出，诸症自安，疹收健食如常。"[按：非发汗剂，服之大汗疹出得治者，痞开里畅，表气通调之功。中医之疗法、病理，均有研究，价值甚明。]

《类聚方广义》曰："此方（甘草泻心汤）于半夏泻心汤内，加甘草一两，其主治即大不相同。日下利数十行，谷不化，干呕，心烦不得安，日默默欲眠，目不得闭，卧起不安，此皆有所急迫使然，所以用甘草为君也。"

《橘窗书影》曰："一妻，年二十五六，产后数月，下利不止，心下痞硬，饮食不进，口糜烂，两眼赤肿，脉虚数，羸瘦甚，乃用甘草泻心汤，服数十日，下利止，诸症痊愈。"此即所谓口糜泻，多属本方证，宜注意。

山田业广氏曰："余好用甘草泻心汤，曾治某，四五日许，夜间卒昏冒，其状如癫痫而吐沫，或以为蛔，诸治无效，一年余。乞余治，投以甘草泻心汤，一次不发。今有一酒店主，嗜酒无度，屡不食，数登厕，先类下利，气郁懒惰，心气失常，时健忘而骂詈，又有发大声者，用归脾汤等无效，乞余治，严禁其酒，投以甘草泻心加茯苓，日渐爽快，得大效。"

又："二十余年前，某，脾虚无食气，羸瘦，昼夜吐涎沫，侍医虽用种种治疗，反日渐疲劳。招余治之，处以甘草泻心汤，二十日许，愈其大半，归京后，发微肿，处以香砂六君子汤。"不如处以小柴胡汤加橘皮茯苓白术焉。

《温知堂杂话著》曰："一男，八岁，自春间，面色青白，神气不振，但别无苦恼，因家贫未医治。至仲夏，触时气，微热下利，且以时下血而惊，乞余治，予胃苓汤，下利及下血止。及大暑，忽身水肿，腹满甚，二便不通，大渴烦热，继发下利，予四苓散加车前子，虽不难治，但下利不止，腹满雷鸣，右胁下见痞块，渐渐膨大，且前之面色青白、神气不振等证依然，余因身体衰

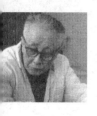

弱不堪，予甘草泻心汤加陈皮、茯苓，下利虽略止，诸证仍旧。适为八月之医会期，试抬患儿出，使众医诊按，与会西医，或云心病，或云肝脏肥大，因肝脏肥大过甚，故先治肝脏为宜，但颇难治耳。余曰：治法是矣，虽然肝脏肥大与贫血及心病，但此证胃阳不和之患多，假令与他病药，恐于肝心两脏不利，故先宜研究治肠胃之法，后治他病，姑予甘草泻心汤。因此痞块，病由胃肠之运化不足而生，若能得胃肠之健运，则肝大或随而治矣。请先从余之治法，若无效，则请从诸君之法。因是连进前方，渐渐起色，痞块缩小，色泽亦复，此时适逢天长节，寻常小学行开学式，亦入校，以后照常通学矣。"［汤本氏按曰："胃苓汤者，平胃散（后世方）合五苓散也。但无必要，以柴胡加橘皮厚朴汤足矣。"］

《医事惑问》曰："男，病泄泻，世医谓难治，招余诊之：心下痞硬，水泻呕逆而将绝，余曰：此方疗治，世人将大恐也，因今医皆用柔药，若用此方中病时，将大发瞑眩，恐其瞑眩者，病不治也。病家领会而乞药，乃用生姜泻心三帖，其日七时许，病人大吐泻而气绝，因是家人骚动，集医诊之，皆云已死而归。急招余，又诊之：色脉呼吸皆绝，病家谓死，实似死矣，但其形状有可疑，且由死仅二时耳，可静观其死乎，抑不死乎？以前方入口而可通，因是而围，至夜九时许，病人如梦醒而开目，问何故？眷属咸集，皆惊云：今日由七时许至今，呼吸色脉皆绝，虽集医者，皆云死人无药而去，故咸集聚也。病人亦以为不可思议，云：自昼间大泻后，无病苦而觉睡耳，现已无病，皆可归矣。眷属招日间所诊之医诊察之，亦云脉已如常，无病而去。后云甚饥，以茶渍食三碗，大悦而寝，翌日更健，如忘多年之病。此人幼年以粥当食物而养育，四十余年，不食他物，若食之则积于中而不能食。然由此病治愈后，皆可照常饮食，至七十岁，以壮健而终。"服本汤发泻下的反应，我尝有所遭遇，但病必愈，即所谓瞑眩者是，不可惊扰，令病人安静为佳。

《方伎杂志》曰："僻囊，或称吐水病，有吐腐败水者，或食物亦交吐者，概有胸中嘈杂、心胸痞塞、胁腹挛急、癥结等证，亦有肩背凝疼者，亦有日日、或隔日、或四五日必发疼吐苦酸水，或吐无味之水者，亦有吐前惟噫气恶心而不疼者，大抵大便秘结之人为多。主方以生姜泻心汤合用附子粳米汤、芍药甘草汤、或大建中汤等，兼用消块丸，或大陷胸丸一钱，每夜或隔一二夜用之，则三四月痊愈矣。又自七八椎至十四五椎，与章门等穴，以灸痞根，但须严禁饮食，不然则无效，如酒、硬饭、荞麦面饼（中略）等，俱宜禁止后，可服药针灸。且呕吐一症，并关照病人，节饮食为要。吐水后，能耐渴者，宜使多服茯苓泽泻汤，及慎饮食十日许，则疼吐俱止矣。其有腹中黏着之宿毒，致拘挛、癥块者，多因好酒与美味及嗜咸味之切面等而成，故禁物颇难，不然不守禁，治疗无益也。"

《勿误药室方函口诀》曰：此方（即旋覆代赭石汤）治生姜泻心汤证之更剧者。《医学纲目》曰：病解后，痞硬、噫气、不下利者，用此方；下利者用生姜泻心汤。今用于呕吐诸证，大便秘结者有效。又下利不止而呕吐、或吐宿水者，亦有效。一宜秘结，一宜下利。[汤本氏按曰："由余之经验，此证有单用本方者，有宜处以本方加茯苓者，有宜于本方加茯苓石膏者，又有宜于此等方剂合用芍药甘草汤、大建中汤、桂枝茯苓丸、当归芍药散等方中之一者，又有用本方之加味或合用方，兼用黄解丸者，常无一定之方，宜临证处之。"其妙不可拘有无表里也。又治哕逆，属于水饮者，周扬俊曰：余用此方治反胃噎食，气逆不降者，有神效，亦可试用。我于本方加黄连、黄芩、瓜蒌仁，治逆气惊人之噫气不除证，屡得效，更加乳香、没药、或合桂枝茯苓丸、或当归芍药散，施于胃溃疡症亦有效。]

《橘窗书影》曰："一妻，年四十余，感暑邪，呕吐腹疼，心下烦闷，用黄连汤加茯苓，病大安。"

《方舆輗》曰："此方治腹疼、有呕气者。盖此腹疼，自心下至脐上部分疼也，临证时，审明察疼处而处剂。"

《伤寒论述义》曰："此方（黄连汤）治霍乱之吐泻、腹疼，应效如神。"

《生生堂治验》曰："某妻，发狂痫，发则欲把刀自杀，或投井，终夜狂躁不眠，间有脱然谨厚，女子无一忤者，先生予瓜蒂散一钱五分，其痰上涌二、三升许，使再服白虎加人参汤，不再发。"

又："某仆，二十岁，晡饭后，半时许，卒然腹疼，入于阴囊，阴囊挺胀，其疼如剜，身为之不能屈伸，阵阵闷乱，叫喊振伏，迎先生诊之，其脉弦，三动一止、或五动一止，四肢微冷，腹热如燔，囊大如瓜，按之石硬也（中略），病人昏聩中旷然告曰：心下有物，如欲上冲咽喉者。先生闻之，乃释然抚掌而

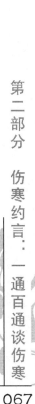

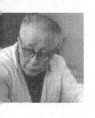

谓之曰:汝言极当。以瓜蒂散一钱,涌出塞痰一升余,次予紫丸三分,泻五六行,及其半夜,熟睡达明,前日之疾顿如忘,居三日,自来谢云:呜呼,师之治是病,有如是之奇术,实已通神,众人想不得知之。"[汤本氏按曰:"治此嵌顿小肠气,以内服药而奏此伟效,犹可谓汉方陈腐乎!"]

《生生堂治验》曰:"……回忆六七年前,余在天津时,近乡遍处缠喉风流行。自五六岁至三十岁者,卒然憎寒壮热,咽喉肿痛,不能饮食,四五日之内,咽喉腐乱而死,医术不能救。其内若用半夏苦酒方者,亦仅延四五日而死。余初施治,亦出他医同法,而杀多人。此时始觉作三圣散(即张子和之制方,由防风、瓜蒂、藜芦三味组成者)予之,得快吐,而顿愈,亦不用调理之药。自得此法后,于余手死者稀矣,后得此证者,皆请治于余,及将居京师,亦治此证最多,兹举一二例于下:某妻,因患缠喉风,绝食欲死,众治无效,余以三圣散吹入咽中,忽吐黏痰升余,病顿愈,即能饮食言语矣。"[汤本氏按曰:"此证吹入桔梗白散为佳。"]

十四、表证与风湿的关系

其人体虚气弱,每致水气郁滞于体表(静脉毛细血管瘀血影响体液通透之结果),如患感冒,则易发生风湿相搏证,而使桂枝证的为证不备。且由于体虚,乃为阴阳错综的见证,前之**桂枝附子汤**证即属此类,本篇尚有类此方证二则如下:

1. **桂枝附子去桂加术汤证**　主桂枝附子汤证大便硬,小便自利,而不上冲者。

方:白术四钱,炮附子三钱,生姜三钱,炙甘草二钱,大枣四枚。

水煎温服,初服其人身如痹,半日许复服之,三服尽,其人如冒状,勿怪,此以附子、术走皮中,逐水气未清除,故使之耳。

2. **甘草附子汤证**　本方由桂枝甘草汤加附子白术而组成,主:虽为骨节疼烦,掣痛不得屈伸,近之则痛剧,汗出短气,小便不利,恶风不欲去衣,或身微肿者,但必另有上冲、心悸证可知。

方:炙甘草二钱,附子二钱,白术二钱,桂枝四钱。

水煎服,得微汗则解。

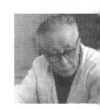

按：上述二方之治验实例甚少见，故无从征引。不过日人桂枝加苓术附子汤，纯由桂枝附子汤及此二方所悟出，故该方的治验实例中，不无为此类似之治疗作用，可参考。

第二章　阳明病

一、阳明病的特征

阳明病的特征，可由里外两方面来辨认，即：

1. **腹证**　为胃家实。

2. **外证**　为身热，汗出，不恶寒，反恶热。

就是说，凡诊得胃家实、或身热、汗自出、不恶寒、反恶热时，便称为阳明病。

二、阳明病的病理概述

机体在大脑皮质主导作用下，把病邪驱集于肠胃之里，欲借排便机能将其驱逐于体外，因病邪与机体相互作用，而自然良能有限，反致大便秘结或滞下，乃发胃家实的阳明病。

三、阳明病的三因二类

太阳病、少阳病的误治或失治，均可转属阳明病，并另有所谓直中的阳明病，故有太阳阳明、少阳阳明和正阳阳明三种不同的患病原因，而称为阳明病的三因。无论原因如何，凡初发病，若能食者名中风，不能食者名中寒，此即阳明病的两大类别。

四、阳明病的治疗原则

由于以上病理的说明，机体欲自大便排除病邪，反在病邪与机体二者间相互作用下，促成热亢津虚的里实证。中医以利热、存津、泻下以治本

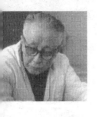

病,适应机体的自然要求,达成全面的病因疗法。有关此类方剂,计有以下数例:

1.调胃承气汤证 （已见于太阳篇,兹不重述,可参阅）。

2.小承气汤证 以厚朴、枳实宽胀去满,大黄功能催大便,故就药物的配合解之,本方证的适应证为:腹胀满,而大便不通者。

方:大黄六钱,厚朴三钱,枳实三钱。

水煎温服。

3.大承气汤证 于小承气汤内又加化结峻下的芒硝,厚朴、枳实又增大其量,不但宽胀去满较有力,而攻坚破锐亦非前方所能及,故其主症当为:腹坚满,大便结硬,或滞下臭恶者。

方:大黄六钱,厚朴一两二钱,枳实七钱五分,芒硝四钱。

4.麻子仁丸证 本方为润燥通便剂,主津液虚无充实病邪而大便秘者。

方:麻子仁六两,芍药二两四钱,枳实二两四钱,厚朴二两四钱,大黄二两八钱。

蜜为丸,如梧桐子大,每服十丸,日三服,渐加,以知为度。

治验及有关论说:

《医学纲目》曰:"顺利散(即小承气汤),治消谷善饥为中消,热在胃而能食,小便黄赤,微利者,至不欲食为效,不可多利。"

《入门良方》曰:"小承气汤治痢疾初发,精气甚盛,腹疼难忍,或作胀闷,里急后重,数至圊,不能通,窘迫甚者。"

《伤寒绪论》曰:"少阴病,手足厥冷,大便秘而小便赤,脉沉滑者,小承气汤主之。"少阴病指手足厥冷的外观言,其实乃阳明的里实证。

《小青囊》曰:"小承气汤治痘,因饮冷伤食,而腹痛甚者。"一般饮冷伤食而腹疼甚,常发本方证,又不只痘为然也。

《医学正传》曰:"治一人,六月涉深渊取鱼,至深秋而雨凉,半夜而少腹疼甚,大汗出,脉沉弦细实,重取如循刀刃刅然。夫腹疼之脉沉弦细实,如循刀刃刅然者,为阴邪固结之象,不当有汗,今大汗出,此必瘀血留结,营气不能内守,而渗泄于外也,且脉弦亦为肝血受伤之候。予大承气汤二服,微利而疼减,连日复于未申时坚硬不可近,予前药,加桃仁泥,下紫血升余而疼止,脉虽稍减而耑耑然仍在,又以前药加川附子,大小便四五行,有紫黑血如破絮者二升而愈。"[汤本氏按:"此证宜本方(大承方汤)合用桃仁承气汤加附子。"]

《吴氏勉学汇集单方》曰:"余治一少年腹疼,目不见人,阴茎缩入,喊声彻天,医云灸脐,而愈痛,欲用附子理中汤,余偶过其门,使诸亲友邀入,余曰:非阴证也……阴证声低小,止呻吟耳,今宏厉有力,故以为非。脉之伏而数,目眩,为肝甚,外肾为筋之会,肝主筋,肝大盛也,肝脉络阴茎,肝开窍于目,故目不明,用承气汤,一服立止,可知其有结粪故也。凡疼须审查其寒热虚实,诸证皆然,腹久疼,多有积,宜消之。"

《建珠录》曰:"盲人某,患天行痢,一医疗之,度数颇减,但下臭秽,日一再行,饮食无味,身体羸瘦,四肢无力,至年益甚,众医无效。先生诊之,作大承气汤,数月全治。"

又:"一男,年十三,患天行痢,里急后重,心腹刺痛,噤口三日,苦楚呻吟,四肢扑席。诸证杂出,复无定证,其族有某医,久治之未见效,以为必死,因谢退。于是请先生,作大承气汤予之,尚未服某医复至,闻先生方,因谓其人曰:嗟呼,殆欲其速死也,夫承气之峻烈,犹发火铳于腹内,岂可服乎?其人以其久治无效,不听,连服数剂,坐厕后,心腹顿安,但胸中尚觉喘满,先生又用控涎丹予之。未服而医复至,谓曰:承气尚不胜,况此方乎?再三叮嘱必勿服,去后,复不听夜则服之,翌晨,吐下如倾,胸腹顿安。医复至,见其如此,叹服而去,后数日痊愈。邹治兵卫,患腹泻,恒非稀粥不能食,以为医治无效,未曾服药,见先生之殊效,始信医药,乃叹曰:先生良医也,岂无不治之病乎?遂求诊治,作半夏泻心汤,使饮数月,腹泻止,而吃饭矣。"

又:"一女,患腹满,众医皆尽其术,而无一效。于是就京师请先生诊之,使饮大承气汤两月许,腹全减,如平人。按之脐旁有块尚未解,故与前方不同,(家长)以为无所病,托故谢罢。六月许,大便渐燥结,饮食顿减,一日,忽腹疼,而呕吐不止,于是始服先生之药,更求诊治,作大半夏汤饮之,数日,疼止,不复吐,乃复以大承气汤下之,但隔十日,或五日一行之耳,块

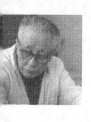

尚如故,久之,自阴中下臭秽,下利日十余行,如是者三日许,利止,块解,顿如平日。"

《古方便览》曰:"一商人,年六十,患热病,诸药杂投,日渐增剧。十七、八日耳聋目瞑,不知人事,唇焦舌黑,谵语燥渴,惟求冷水,水入则呕秽,扬手舞足,病势危甚,家人惟有待毙耳。余按其腹有硬满疼痛状,乃作大承气之剂使饮之,夜下燥屎五六枚,翌日,目明而耳得闻,始知人事,然口渴未止,犹欲冷水,余不禁之,至三日,不欲复饮,用前方服十余剂,诸症日减。复诊时,心下痞硬,腹中雷鸣,用三黄丸,病痊愈。"

又:"一男子,年四十余,热病十八、九日,口不能食,目不得视,身体不动,手足清冷,诸医为阴证,予参附辈,无寸效。余诊两脉如蛛丝欲绝,候其腹,脐下有物磊砢,乃用大承气汤,下燥屎五六枚,诸症顿减。"

又:"一妇人,患伤寒,谵语狂笑,下利清水,日数十行,诸医不能疗。余诊腹满硬,按之疼甚,乃作此方(大承气)连进三剂,利即止,诸症皆退。"

又:"一老人,患偏头疼,其疼如刀剜,不愈,四十余日,诸医不能疗。余诊腹满硬,大便不通十四日,舌上黄苔,面目黧黑,乃用此方五剂,下利五六行,诸证顿退,六七日痊愈。"

《方伎杂志》曰:"……因伤寒请治,立而大言,家人掐止,使卧于床,其证腹满,大渴,舌上干燥,齿根色黑,而不错语,二便不利,脉沉微,因予大承气汤三帖,谓之曰:下后当复诊。归不久其兄弟来云,刻前医来诊,谓宜人参剂,不见大承气汤,恐日后有误特来请教。余曰:此证用人参,恐后世医者,亦无查考,可不必过虑也。兄弟归,排众议,而用大承气,下臭秽黑便极多,三日许,精神颇爽,但夜间惊恐,不能安眠,因用柴胡加龙骨牡蛎汤,三十余日而愈。此证初病时,乃劳碌异常,不觉病苦,后病渐增,医者因是用人参,而不知反成大病。"

又:"一妻,因时疫,发热谵语,舌黑干缩,人事不知,余用大承气汤,八九日许,不食,即点滴米饮亦不进,惟服药耳。余以其不同前证处方之故,而不食,必须以大承气汤以攻毒,病虽危,当除邪毒为要,以此晓示家人及亲戚,半月余精神稍清,始用米饮,后胃纳渐加,予柴胡桂姜,四十余日而愈。其母谓病人云:十七日间,米饮一滴不进,余心大忧,今能痊愈,可谓幸矣。病人云：予于十七八日间，每日奔走各寺，吃荞麦面，更不知有饥饿云，可谓奇证矣。此年妊娠，翌年生一子。"

又："一男，年五十余，患大疫，恶热，谵语，腹满，便闭，口干舌黑，脉沉实，余用大承气汤，下利日七八行，热渐解，十余日，精神复常。一日，又发大热，谵语如前，耳前发肿，所谓发颐是也，肿起寸许，根脚二寸余，用小柴胡加石膏汤，三四日现赤色，因贴破敌膏，二三日后，破溃，而脓颇多，疮口深约四五分，以探针涂破敌膏，押入疮口，昼夜三次，而耳中亦破溃，脓汁沸沥，因脓出而热气去，渐能食，精神亦渐复，三十余日痊愈。伤寒发颐者，证不多见，余所治者，仅数人耳，然皆全治，此其一例也。"

浅田宗伯氏曰："亡友尾台良作，屡称，治脚气肿满冲心，莫若大承气汤一方。余壮年不能信从其说，后由治例而悟。某，年约二十四五，患脚气，两脚麻痹，有微肿。服药四五日，脚肿如失，大喜，饮食不节，起居不时，五六日忽腹满如鼓，二便不利，气急促迫，两脚肿满，按脉洪数。余大惊，以为冲心在瞬息之间，欲用降气利水之剂，但此人因恣饮食而停滞，致现胃实证，恐不能见效，宜先去其宿滞，后施前策未为晚也。急使服大承气汤二帖，小便稍利，腹满少减，连服五六帖，大便渐通，诸证皆安。十余帖，大病霍然而愈，余始服良作之说。"

山田业广氏曰："某，因其妻患疫，看护尽力，大虑心气，妻愈。一夜三更后，卒然起，赤身奔走户外，大声妄言，弟大惊，知已发狂，强之归。翌日乞余诊，投以柴胡龙加龙牡汤，数日，自若。此人年三十余，壮实有力，手掷二三间之坐席甚捷，因而狐祟之说以起……凡经十日许，一亲戚来……再乞诊，熟察之，虽昼夜数十发，但未发时，稍有正气，至发时，则握手张足，按之心下苦闷，项背手足筋络怒张甚强，触之则不堪而发声。观其反张之势，类于痉病之发狂，因投大承气汤五帖，若多用硝黄，想必有五六行之下利，而不知每日仅有二行耳，但其筋络从而渐缓，发病次数亦日渐减少。十余日后，颇有正气，重予前方。一月余病减七八，心想硝黄岂可久用乎？但减少即不适，不得已，又增之，约用承气七八十，其间药灌肠胃，若行硬大便一次，则全快，至后不通快时，不一定用承气矣。此人肠胃特别厚实，余五十年间，多用硝黄者，惟此一人耳，古圣立方之妙，实可惊叹焉。"

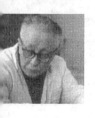
《明理论》曰："承,顺也,伤寒至邪气入胃,则谓之入腑,腑犹聚也。胃为水谷之海,荣卫之源,水谷会聚于胃,变化为荣卫。邪气入胃,胃中之气郁滞,糟粕秘结,壅而为实,是以正气不得舒顺也。《本草》曰:通可去滞,攻可去邪,若塞而不利,闭而不通,则以汤涤荡之,使塞者利,闭者通,故正气得以舒顺,是以名之为承气也。"

《内台方义》曰："仲景用大承气汤处,有二十五证,证虽各异,法即下泄也,用法虽多,不外大满、大热、大实,其脉沉滑而实者,用之无不当矣。"

《伤寒蕴要》曰："大抵用下药,必须切脉沉实、或沉滑、沉疾而有力者,可下也。再以手按脐腹而硬者、或叫痛而不可按者,则下之可无疑义。凡下后不解者,再按脐部,有无硬处,如有不喜手按者,下未尽也,复再下之。若下后腹中虚软,而脉无力者,此为虚也。"

《温疫论》曰："瘟疫,发热,一二日,舌上白苔如积粉,早服达原饮一剂,午前舌变黄者,随观胸膈满疼,大渴,烦躁……前方加大黄下之。燥渴稍减,热去六七,午后,复加烦躁、发热、通舌变黑生刺、鼻如烟煤,此因邪毒最重,瘀复于胃也,急投大承气汤,傍晚大下,至夜半,热退,次早鼻黑苔刺如失。"达原饮为小柴胡之变剂,但不如小柴胡汤加石膏。

又:"此一日间有三变者,是数日之法一日行之,因其毒甚,传变亦速,用药不得不紧也,设此证不服药或投缓剂,而羁迟二三日,则必死,即虽不死服药亦不及。尝见温病一二日即毙者,乃其类也。"此证热毒猛剧,伤津至速,二三日可致体液枯竭,使施救不及,以上所说良确。

又:"若邪已入胃,则非承气不愈,误用白虎,即不能逐邪,徒因刚悍而伐胃气,反仰邪毒,因脉不行,而致细小。又认为阳证而得阴脉,而妄言不治,医见脉微欲绝,益不敢说下,日惟杂进寒凉,以为稳当,愈投愈危,至死不悔。此当急投大承气汤,而缓缓下之,六脉将自复矣。"

又:"邪发于半表半里者,有一定之法。至于传变,或出于表或入于里,或表里相传,医见有表,复有里,乃引经论,先解其表,乃攻其里,此大谬也。"[汤本氏曰:"此非议先表后里之法,是责泥守其法,而不知变通之庸医也。"]

又:"尝见连进大剂之麻黄,无一毫之汗,转见烦躁者,何也? 盖汗之理,自内由中以达于表也,今里气结滞,阳气不能敷布于外,而四肢亦不免厥逆,又安能以气液蒸蒸达表也。"

又:"譬如缚足之鸟,虽欲飞升,其不得乎?盖鸟之特飞也,其身必伏,先从足而后扬翅,方能升举,此与战汗同义。又如水壶,闭其后窍则前窍不得涓滴,亦与发汗之义同。凡见表里相传证,务宜以承气先通其里,里气一通,不待发散,多有自能汗解者。"

[以上二节可为余说,水僻于里、热盛于里、瘀于里、实于里,而致出气不畅,表气不得条达之证。]

又:"瘟疫下后,二三日或一二日,舌上复生芒刺者,邪未尽也。再下之,芒刺虽未去,已无锋芒而软,然热渴未除,则更下之。热渴减,芒刺脱,日后更热,又生芒刺者,宜更下之。"

又:"余里,周因之,患疫月余,芒刺凡三换,计服大黄二十两,热始不作,其余脉证,得以渐退。所以凡下,不可以数计,若有见证则投是药,医家见理不透,经历未到,疑生中道,往往遇此证反致耽搁也。"

又:"大凡客邪,贵在早逐,乘人气血未乱,肌肉未消,津液未耗,病尚未危殆时,投剂不致掣肘,愈后亦而平复,欲为安全之策者,不过知邪之所在,宜早拔去病根为要耳。"

又:"但辨人虚实,度邪轻重,察病缓急,揣邪气离原膜之多寡,然后药不空投,无太过不及之弊。是以仲景大柴胡汤以下,立三承气,与多与少,自有轻重之殊,不可拘下不厌迟之说。"

又:"应下之证,见下无结粪,以为下之过早,或以为不应下之证,误投下药,殊不知承气本为逐邪而非为结粪设也,若必待其结粪后,则血液因热结而搏,变证迭起,是犹养虎遗患,医之咎也。况溏便失下,蒸作极臭,如败酱或如藕泥,至临死不结者有之,但将臭秽一去,则邪实从此而泻,脉证由此而退,岂可孜孜结粪而后行也。"

又:"按三承气汤之功用,因热邪传于里也,但上焦痞满者,宜小承气汤。中有坚结者加芒硝以软坚润燥。病久失下者,虽无燥粪,然多黏腻结臭恶物,得芒硝,则大黄有涤荡之能。设无痞满,惟存有宿结瘀热者,调胃承气汤宜之。三承气汤之功用,俱在大黄,余皆为治标之品。不耐汤药,或

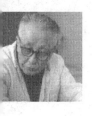

呕或吐者,当为细末蜜丸,可以汤下。"

以上为说俱佳,可熟读。

尾台氏曰:"……然赋质脆薄之人,或久病虚羸及老人血液枯燥者,以此方(麻仁丸)使缓缓转泄,亦佳。"

五、阳明病宜清法

阳明病为无形之热邪内结,而无俱形之结实为候,宜以寒凉清肃之方剂治之。见于本篇者,有以下数则:

1. **白虎汤证**;

2. **白虎加人参汤证**;

3. **栀子豉汤证**。

以上方证,均详于太阳篇,故不重赘。

六、阳明病的蓄血证

应以驱瘀为治,而见于本篇的只有**抵当汤**一则。因详于太阳篇,故亦不重赘。

七、阳明病的水毒为病

阳明病虽以热亢津消为病根,利小便本所当禁,不过亦有水毒为病之变,利尿剂亦有时不得不用。见于本篇的有以下二则:

1. **五苓散证** 已详于太阳篇,不再解。

2. **猪苓汤证** 主为小便不利,或频数,或淋漓脓血,或尿道疼而渴者。

方:猪苓、茯苓、泽泻、阿胶、滑石(碎)各三钱。

治验实例及有关论说:

《古方便览》曰:"一男子患血淋二三年,一日血大出,疼不可忍,目眩不知人事,余即与此方(猪苓汤),渐渐收效而不再发。"

《尊水琐言》曰:"满身红肿,以手按其肿颇有力,放手即复胀也。又一种,肿势如前,腰以下虽满肿,臂肩胸背无恙,呼吸如平常者,是亦可用猪苓汤,不必问其渴有无也。"

《东郭医谈》曰:"一男子下血,大小便不通,腹满欲死,用四物汤加山栀、黄柏之方,腹满仍甚……余以猪苓汤加大黄,小便渐次通快。"

《类聚广义》曰:"治淋,点滴不通、阴头肿疼、少腹膨胀而疼者,若茎中疼,出脓血者,兼用滑石矾甘散。"[此即指猪苓汤言,但不必兼用滑石矾甘散也。]

八、阳明病发黄证治

阳明病无汗,小便不利,瘀热于里,每致黄疸病,见于本篇,有以下各方证:

1.茵陈蒿汤证 就师论及药物考之,则本方证当为黄疸、心烦、腹微满、小便不利者。

方:茵陈六钱,栀子三钱,大黄二钱。

水煎温服,小便当利,尿如皂荚汁状,色正赤,一宿腹减,黄从小便去也。

2.栀子柏皮汤证 主黄疸,心烦,发热者。

方:栀子四钱,黄柏三钱,炙甘草一钱半。

水煎温服

3.麻黄连翘赤小豆汤证 就师论及药物考之,则本方证为黄疸表不解,发热喘咳而小便不利者。

方:麻黄二钱,连翘二钱,赤小豆,杏仁二钱,生姜二钱,大枣四枚,炙甘草二钱,生梓柏皮五钱。[无生梓柏皮,后世谓以茵陈或桑白皮代之,今并存以待考。]

治验实例及有关论说:

《温疫论》曰:"按茵陈为治疸退黄之专药。今以病证较之,黄因小便不利,故用山栀而除小肠屈曲之火,瘀热即除,小便自利,当以发黄为标,小便不利为本。及论小便不利之病源,不在膀胱,乃系胃家移热,又当以小便不利为标,以胃实为本,是以大黄为专效,山栀次之,茵陈又次之也。设夫大

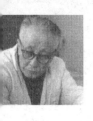

黄，服山栀、茵陈，是忘本而治标耳，无效也；或用茵陈五苓散，非唯不能退黄，小便亦难焉。"[汤本氏按曰："吴氏虽排斥茵陈五苓散，是其用法讨出，非此方之误也。"]

又："古方有三承气证，故当加茵陈、山栀、三承气而随证施治，方为尽善。"[汤本氏按曰："茵陈、栀子，不独可加于三承气汤中，即大小柴胡中亦可加用。"]

《续建珠录》曰："一男子，胸中烦闷，反复颠倒，蕴蕴不能食，腹微满，小便不利，一身微发黄色，予以茵陈蒿汤，两便快利，诸证顿愈。"[汤本氏按曰："因在发病初期，故微发黄也。"]

《古方便览》曰："一男子，年三十余岁，冬月旅行，逗留海边，恣食鱼肉，又感寒气，归家未几，面目身体浮肿，发黄如橘子色，小便亦如柏汁，心胸苦烦，腹满不能饮食，余乃此方（茵陈蒿汤），时以紫丸下之，十二三日痊愈。"

《生生堂治验》曰："男，年三十，心中懊憹，水药入口则吐，经日益甚。先生诊之，眼黄，心下满，按之疼，乳下煽动，紊乱不定，曰：此瘀热在里也，翌日当发黄。乃以食盐、三七，使白汤吞之，大吐冷水，更予茵陈蒿汤，身果发黄，而圊黑便，使仍服前方，十五日而复常。"

《生生堂医谈》曰："一妻，每次经候十七八日不止，时已三年，医药无效。请余诊，脉细数，身色青白，起则作喘，小便淋漓，喉里如奔马，几濒于死，余作茵陈蒿汤予之，其夫业药，稍知药能，问曰：荆妻之病，固由血证，非发黄证也，然不予补血调血之剂，却用茵陈蒿汤，岂无虚虚之弊乎？顾闻其故。余曰：犀角、地黄、芎、归、胶、艾之属，前医已用，方证虽对，实未的当也，岂有服对证之方药三年而不愈乎？今余所用之方，非一朝一夕所解见效，纵令解语，恐不能悟，总之郁热若除，血证自治也。其人竟服，五十余日，诸证退而复常。"[汤本氏按曰："泥守常规，不知变通之徒，当悟此验案。"]

《勿误药室方函口诀》曰："此方（茵陈蒿汤）为治发黄之剂，庸医每于黄疸初发，遂用茵陈五苓散，非也，宜先用此方取下后，用茵陈五苓散……茵陈治发黄为专长，因有解湿热利尿之效也，故《兰室秘藏》之拈疼汤，《医学纲目》之犀角汤，亦用此药，唯不拘于发黄耳。与栀子大黄为伍者，有利水之故也。方后云：尿如皂荚汁状者，是也。后世加味逍遥散、龙胆泻肝汤等之栀子，皆主清热利水也。但此方用于发黄者，宜以阳明部位之腹满及小便不利为主而用之。若心下有郁结者，反以大柴胡加茵陈为佳。"[汤本氏按曰："若心下有郁结者，用大柴胡加茵陈栀子汤、或大柴胡汤合枳实栀子豉大黄汤亦可。"]

《方舆輗》曰："兹云发热者，是蒸蒸发热，非翕翕发热也。此方（栀子柏皮汤）之治，专为解热也。"

《类聚方广义》谓栀子柏皮汤曰："洗眼球黄赤热痛者，有效。又胞睑糜烂痒疼，及痘疮落痂以后，眼犹不开者，加枯矾少许，洗之，皆妙。"

又，同书谓麻黄连翘赤小豆汤曰："疥癣内陷，一身瘙痒、发热咳喘、肿满者，加反鼻有奇效，生梓白皮采用不易，今每以乾梓或桑白皮代之。"[汤本氏曰："余尝以本方（即麻黄连翘赤小豆汤）适证加减，治湿疹内攻性肾炎。"]

九、太阳阳明合病并病　少阳阳明合病并病

太阳或少阳转阳明病，若太阳或少阳证未罢，仍需先解表，或半表半里，然后再治其里，故本篇有**麻黄、桂枝**及**小柴胡**等方证之论述。因太阳篇详述过，故此从略。

十、里证的变化

病由外传里，每随个人的体质不同，或因热化而为实证，或因寒化而为虚证，故治实当虑其虚，治热需当虑其寒，见于本篇之虚寒方证有以下二则：

1. **四逆汤证**　已详见于太阳篇，兹从略。
2. **吴茱萸汤证**　就师论及组成药物观之，则本方证当为呕恶、胸满、心下痞硬、或头疼、或腹疼者。

方：吴茱萸五钱，人参三钱，生姜六钱，大枣四枚。

治验实例及有关论说：

《续建珠录》曰："某客，尝患头疼，疼则呕发，剧时语言不出，但以手自

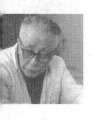

画其头，家人不知其头疼，皆以为狂。先生诊之:腹大挛，恰如行线之傀偏状，盖因头疼甚，有如狂状也，用吴茱萸汤两帖，药尽病愈。"

又:"某，卒发干呕，医用小半夏汤，七日不差，手足厥冷，大汗如流，正气昏冒，时或上攻，气息急迫，不能语言，先生用吴茱萸汤数日而愈。"

《成绩录》曰:"一男子，卒然如狂，捧头足踊跃，如头疼状，不能言语，干呕，目闭，手足微冷，面无血色，先生用吴茱萸汤五六帖，痊愈。"

又:"一男子，干呕头痛，周身微冷，面色青白，先生用吴茱萸汤数帖，兼有用当归芍药散而愈。"

《聚英馆治疗杂话》曰:"《伤寒论》有吐利，手足厥冷，烦躁欲死者，吴茱萸汤之证，已见于前矣。虽与四逆汤证相同，然四逆汤证吐利而无元气飞腾，手足厥冷，虽烦躁而无阳欲脱，故手足之厥冷，有自底下冷起之气味，且腹软无特别阻塞也。吴茱萸之目的，虽手足冷，然不恶冷，且自手指表尖冷起者。四逆之证自指里冷起，亦烦躁也。又吴茱萸汤证，必心下痞塞有物，宜以此为目的，因此痞塞乃阻其上下气血往来之经脉，故手足厥冷也。此证，《伤寒论》虽无脉，然两证之脉当绝或沉微、沉细之类。故若以脉辨证，虽似相同，实若冰炭也。夏月霍乱吐利后间有手足厥冷、烦躁等证，世医以为吐利是虚寒证，连进四逆、附子、理中等，反增烦躁、心下膨满痞塞者，非虚寒证也，宜用吴茱萸汤，以吴茱萸之苦味，压心下之痞塞，则阴阳通泰，烦躁已，厥冷回。此余新得之法也，只宜以心下痞塞为标准，手足自指表冷起为目的。此证若黏汗出，而脱阳者，非附子则不治，夏月虽宜出汗，然通身出汗者，则宜吴茱萸汤。犹烦躁，厥已回，心下之痞虽开七八，尚有少之痞不除者，宜《活人书》之枳实理中汤。总之吐下后，心下痞者，枳实理中汤妙，即理中汤加枳实也。"

《类聚方广义》:"哕逆有宜此方者(即吴茱萸)，按《外台》曰:疗食讫，醋咽多噫也。"

又:"霍乱，不吐不下，心腹剧疼欲死者，先用备急丸，凡投此方无不吐者。若吐已，则无不下者矣，已得快吐下，则苦处脱然，其效至速也，不可不知。"

《勿误药室方函口诀》曰:"此方(吴茱萸汤)主下降浊饮，故治涎沫，治头疼,治食谷欲呕,治烦躁吐逆,《肘后》治吐酸嘈杂,后世治哕逆,凡危笃之证,审因浊饮上溢,而处此方,其效难数。吴崐加乌头而用于疝,此证有阴囊上攻,有刺疼呕恶等症,凡一切上迫者,皆为目的,又久腹疼吐水谷者,此方加沉香有效。又霍乱吐后转筋加木瓜有大效。"

《橘窗书影》曰:"某,往年曾患徽毒,差后头疼,肩背强急,眼睛时时朦胧,医为遗毒,连用仙遗粮(土茯苓)及汞剂,血液枯燥,胃中空虚,一日大发呕吐而绝食,心下痞塞,烦躁欲死,众医惊辞。余诊曰:体本无深毒,因其人惧此病,致医过敏,而生此变,所谓割鸡用牛刀也。先平其胃,而下哕逆,或可行其活路,因作吴茱萸汤加半夏、黄连,二日呕吐止,食少进,余仍前方不动,某医笑为顽固,连服数旬,头疼、项背疼亦随而愈。"

第三章　少阳病

一、少阳病的特点

口苦,咽干,目眩。

二、少阳病的发生

太阳病的传入或自发的两种病由。

三、少阳病的两大类型

1. **少阳中风**　两耳无所闻,目赤,胸中满而烦者。
2. **少阳伤寒**　脉弦细,头疼发热者。

两者均有口苦、咽干、目眩等证,须知。

四、少阳病的病理概述

当机体把病邪包围于胸腹腔间,欲借助该部诸多脏器的机能,把病邪由呼吸道、泌尿系及皮肤等处排出体外,因自然良能有限,反使病邪蓄积于该部,致该部诸脏中之一组成数个发生炎性机转,乃发上述之少阳证。

五、少阳病的治疗原则

少阳病变不在表,故不可汗;少阳病变不在里,故不可吐下;少阳病本多热,故不可施温针。故只有清火和和解之道,并顺应病机,配合利尿、发散各药物,把病邪从小便、皮肤逐出于体外,而达成机体要求之原因疗法。

不过少阳病位于半表半里,病欲出则偏于表,病欲入则偏于里,因此太阳、阳明两篇多见少阳证。因位于该部之脏器很多,病变范围亦大,因而少阳之方剂,为数亦多,为用更广。仲景为论述方便,散见于上两章,兹汇集类述于下,以便研究。

六、以胸胁苦满为应用目的的方剂

1. 小柴胡汤。   2. 大柴胡汤。

3. 柴胡加芒硝汤。   4. 柴胡加龙骨牡蛎汤。

5. 柴胡桂姜汤。   6. 柴胡桂枝汤。

七、以心下痞为应用目的的方剂

1. 半夏泻心汤。   2. 生姜泻心汤。

3. 甘草泻心汤。   4. 旋覆代赭石汤。

5. 黄连汤。   6. 大黄黄连泻心汤。

7. 附子泻心汤。

八、以虚烦为应用目的的方剂

1. 栀子豉汤。   2. 栀子甘草豉汤。

3. 栀子生姜豉汤。   4. 栀子柏皮汤。

5. 栀子厚朴汤。   6. 栀子干姜汤。

九、以下利与呕为应用目的的方剂

1. 黄芩汤。   2. 黄芩加半夏生姜汤。

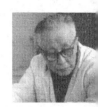

十、以结胸为应用目的的方剂

1.大陷胸汤(丸)。　2.小陷胸汤。

3.白散。

十一、以强壮滋阴为应用目的的方剂

1.炙甘草汤。　　　2.芍药甘草汤。

3.芍药甘草附子汤。

第四章　太阴病

一、太阴病的特征

腹满而吐,食不下,自利益甚,时腹自疼者。

二、三阴病的类别

三阴病统以虚寒为病根,未愈时都属中寒一类。寒去热复为欲愈,自愈证以中风示其候,故不得以风寒而为阴证分类也。

三、太阴病的病理概述

由于机体机能的沉衰,在正气与病邪相互作用中,致胃肠功能失职,乃发作以上特有的阴虚证。

四、太阴病的治疗原则

本证以胃肠虚而多寒为特征,故以温中散寒为治疗原则。三阴证多兼证,故亦多兼治方剂,各方证多见于以下二篇,暂不述及。惟散见于三阳各篇者,计有以下各方证:

1.甘草干姜汤;

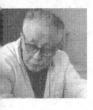

2.四逆汤；

3.吴茱萸汤；

4.厚朴生姜半夏甘草人参汤；

5.赤石脂禹余粮汤；

6.**理中汤及丸方证**　心下痞硬,呕吐下利,或胸痹者。

（按:本方证太阴篇论及,但未列方,故此补之)。

方:人参、干姜、甘草、白术各三钱。

水煎温服。又为细末为丸,日三服。但丸方不如煎剂有捷效。

五、见于本篇的方剂

均为太阳转属太阴的方证,释如下:

1.**桂枝加芍药汤证**　本方为桂枝汤原方增重芍药,故其适应证为桂枝汤证而腹拘挛甚者。

方:桂枝三钱,芍药六钱,炙甘草二钱,生姜三钱,大枣四枚。

2.**桂枝加大黄汤证**　本方于前方更加大黄,其适应证为桂枝加芍药汤证而大便秘或滞下者

方:即前方加大黄二钱。

治验实例及有关论说:

《成绩录》曰:"一男子,项背强急,或腰疼,饮食停滞,时时胸疼,心下痞硬,噫气喜唾,先生用人参汤,兼用当归芍药散而愈。"[汤本氏曰:"项背强急或腰疼者,当归芍药散证,余皆本方证也。"]

《续建珠录》曰:"一妇人患咽疼,一二年,发则不能食,食即不下咽,手足微厥,心下痞硬,按之如石,脉沉结,乃用人参汤,服之数旬,诸证减退,胸疼痊愈。"

《古方便览》曰:"一男子,一身悉肿,小便不通,心下痞硬,郁郁不欲食,以此方兼用三黄丸,二十剂而愈。"

《橘窗书影》曰:"一女,患痔疾,脱肛不止,灸数十壮,发热衄血,心下痞硬,呕吐下利。一医以寒凉剂攻之,而增剧。余予理中汤而渐愈。一医欲

以药缓攻,余答曰:痞有虚实,邪气为痞,宜用疏剂,若胃中空虚,客气冲逆为痞者,攻之有害,古方泻后膈痞者,用理中汤。又以理中汤治吐血,间有效也。"

《妇人良方》曰:"人参理中汤治产后阳气虚弱,小腹作疼,或脾胃虚弱而少思饮,或呕吐腹疼,或饮食难化,胸膈不利者。"

《赤水玄珠》曰:"理中汤治小儿呕泻后,脾胃虚弱,四肢渐冷,或面有浮肿,四肢虚肿,眼合不开。"

《小青囊》曰:"理中汤治恶心干呕,欲吐不吐,心下映漾,如人畏船者。又治小儿慢惊,脾胃虚寒,泄泻及受寒而腰疼。"

《外科正宗》曰:"理中汤治中气不足,虚火上攻,咽间干燥作疼,妨碍吐咽,及脾胃不健,食少作呕,肚腹阴疼等证。"

《证治摘要》曰:"人参加附子,治腹胀满而大便滑者。"[汤本氏按曰:"本方主治之腹胀满,按之软弱而多少有冷感,使仰卧之,则侧腹部膨起,其胀满即减退矣。"]

《类聚方广义》曰:"产后续得下利,干呕不食,心下痞硬而腹疼,小便不利者;及诸久病不愈,见心下痞硬,干呕不食,时时腹疼,大便滞泻,微肿等证;又老人每至寒暑时,下利腹中冷痛,沥沥有声,小便不禁,心下痞硬,干呕者,皆为难治证,宜此方。若恶寒或四肢冷者,加附子。"

《勿误药室方函口诀》曰:"此方为治胸痹之虚证方,然以理中丸为汤,宜用于中寒、霍乱、太阴吐利证。厥冷者,宜加附子、术,伍附子有附子汤、真武汤意,效能驱内湿,与四逆汤意稍异,四逆汤是以下利清谷为第一目的也。"

《麻疹一哈》曰:"余尝治一妇人,发热仅二三日,疹子已出,复骤隐,诊之腹拘挛甚,脐也有结块,有言经信不利,因作桂枝加芍药汤,使饮之,又杂以浮石丸,使服,其夜发热甚,疹子从汗出,经信利,而诸证自安。"

又:"一男,年二十五岁,发热如燃无汗,经四五日疹子不出,腹满拘疼,二便不利,时或腰甚疼。因作桂枝加芍药大黄汤使饮之,微利二三行,拘疼渐安,兼用紫丸下之,下水五六行,其夜熟眠,发汗如洗,疹子随汗出,疹子收,全复旧。"

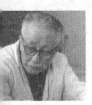

《方舆輗》曰:"桂枝加芍药汤,此乃其人素有癥瘕、痼疾、兼以痢疾,而引起固有之毒,因之腹疼者,主用之剂也。假令因宿食而腹疼吐泻以后,尚腹疼不止者,此由有固有之毒。盖桂枝加芍药汤者,用于剧毒不甚强,祗痛甚,或痢毒即解而疼不止之类,皆因其有固有之毒也。有固有之毒的人,其腹拘挛或有块者,又毒剧疼不止者,桂枝加芍药大黄汤主之。桂枝加芍药大黄汤,既详辨于前。曾有一人病痢,用桂枝加芍药大黄汤,其人于左横骨上约二寸处疼痛不堪,始终以手按之,用此方痢止,疼亦治,是痢毒也。"又:"此方痢疾初起,有表证腹疼,而里急后重不甚者用之,此表证比葛根汤证为轻。又痢初起则用桂枝汤等,而腹疼稍强者,用此方。亦有用于痢中而调理者,其痛剧时,先用之解痛而利之也。"[汤本氏按曰:"此二方证者,与桂枝茯苓丸证、桂枝茯苓丸加大黄证易误也。前二者主右腹直筋挛疼,后二者主左腹直筋挛疼,是则有分别矣。"此说有关施治,甚重要,须熟记。]

第五章　少阴病

一、少阴病的特征

脉微细,但欲寐。

二、少阴病的病理概述

当代谢机能的沉衰达到相当高度时,体内热能和血液受此影响而大为减弱,脉微细即为其应;营养失调,大脑皮层有不能自持的现象,故但欲寐。

三、少阴病的治疗禁忌

少阴病气虚、血少,为病根,汗、下、火攻均当忌。

四、少阴病可有二死只有一生

少阴病,阳息者死,阴脱者亦死,故死可有二因。阳盛阴虚者,原可壮

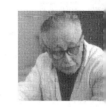

水以制火,于阳证可用此法,用于阴阳俱虚的少阴证,则反促其死。阴虽虚,亦只有生阳复阴之一道,故生者只有一法。

五、少阴病的治疗原则

少阴病与太阴病同是虚寒所致病,以温性兴奋药为治疗原则。但太阴病之虚,仅限于胃肠;而少阴病之虚已关系于气血。病有轻重,法剂自亦不同。详见下篇。

六、少阴病的方剂

1. **附子汤证** 恶寒,体痛,心下痞硬,小便不利,而脉微细沉者。

方:炮附子二钱,茯苓三钱,人参二钱,白术四钱,芍药三钱。

2. **真武汤证** 方证见前,此从略。

3. **通脉四逆汤证** 为四逆汤证虚脱甚,而呕吐剧者。

方:炙甘草三钱,生附子二钱,干姜四钱五分。

4. **白通汤证** 为少阴表证兼下利证,较四逆汤证,不急迫而脉微者。

方:葱白四茎,干姜一钱半,附子一钱半。

5. **白通加猪胆汁汤证** 白通汤证厥逆无脉,干呕,烦者。

方:即上方加猪胆汁一钱五分,人尿七钱五分。

原药水煎,去渣加猪胆汁、人尿和合相得,温服。

6. **桃花汤证** 脉微弱,腹疼下利,便脓血者。

方:赤石脂八钱,干姜一钱,粳米一两。

水煎,另调赤石脂末四钱,顿服,若一服愈,余勿服。

治验实例及有关论说:

《成绩录》曰:"一男子,两脚疼痛,不得屈伸,手足寒,腹挛急,食颇减,羸瘦尤甚,时时痔血,二三年,他无所苦。先生予附子汤,疼痛减,挛急缓,食亦进,能行步,唯有痔血,乃投黄连解毒散,而止。"

《古方便览》曰:"一僧,年三十六,请予诊治,曰:贫道二十岁前后,患淋疾,三年愈后,诸证杂出。此后腰下冷,如在冰雪中,虽盛夏,须覆重絮,每

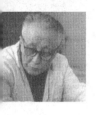

发时心腹疼痛,而手足不得动,腰脊痛,痉而不得反侧,甚则不能息,又忽忽少气,终夜不安席,大抵每夜必发。且自幼即有痔瘘,每遇寒暄乃发,自幼患至今,经十四年矣。余诊:心下悸,癖硬,腹皮拘挛,乃使饮附子汤及平水丸,时时以紫丸攻之,服半岁余,诸症全瘳。"

又:"一妇人,年五十余,患胸痹,饮食无味,身体尪羸,半岁许不愈。余诊之:心下癖硬,心悸,小便少,即作人参汤及三黄丸,使饮之,二十余日,未见其效。病者欲速,乃更他医,医视之,率而灸脐旁,忽心腹切疼,下利数十行,臭秽不可近,殆至欲死,于是复召余,乃以大承气汤下之,五六日,诸症顿退,饮食倍前。七八日小便不利,遍身洪肿,心下癖硬,腹皮拘挛,余又用附子汤及平水丸,三十日,诸症痊愈。"

又:"一十岁儿,脊梁曲而偏偻,两脚挛急,不能起,已二年矣。余以此方(即附子汤)及紫丸使饮之,两个月痊愈。"

《类聚方广义》谓附子汤曰:"治水病、遍身肿满、小便不利、心下癖硬、下利腹疼、身体疼或麻痹或恶风寒者。"

又:《金匮要略》妊娠病篇曰:"妇人妊娠,六七月脉弦,发热,其胎愈胀,腹疼恶寒者,小腹如扇,所以然者,子藏开故也。当以附子汤温其脏。按:扇,扉也,正字通曰:户之开阖,犹如鸟羽之翕张,故从户从羽。今验之,妊娠六七月,少腹时时缩张而为疼者,多发热恶寒,小便不利。若撰用附子汤、当归芍药散,则小便快利,胀疼速瘥。又按:张者,恐为翕字之误,此条以张氏之口气,用之则有效,学者试之。"

《霍乱治略》曰:"……下利甚,呕,腹中水鸣,或腹疼,小便不利,四肢冷或挛痛者,真武加半夏汤。下利不止,厥冷烦躁,四肢转筋,腹拘急,面青肉脱,眼凹声嘶者,四逆汤,随证宜用四逆加人参汤。下利转筋甚者,厥冷过臂膝,精神衰弱,脱汗啜珠,脉微细或沉伏不见者,通脉四逆汤。前证心胸气闭,干呕甚,或发呃逆者,宜通脉四逆加猪胆汁汤,此证多死。若下利干呕皆止,厥冷烦躁,转筋自汗,呃逆不止,小便不利者,宜茯苓四逆汤,此证亦多死。然用此方而小便通利,至于大便带黄色,诸证渐退,有回生者。"

《聚英馆治疗杂话》白通加猪胆汁汤诀曰:"一切大吐泻后,面色眼彩,属于虚寒而厥冷,其冷发自指里,心下有膨满烦躁证,夏月霍乱,亦间有之。

脉微欲绝或全绝,世医于此证,虽用附子理中等回阳药,然忘治心下之膨满,故药无效。此时宜用此方,有十倍参附理中之效。夫大吐泻后,何故心下痞硬乎?究其病源,因大吐泻后,脾胃暴虚,虚气与余邪相抟结,而聚心下,故用此方,以附子、干姜回阳,以猪胆汁压痞塞,以葱白治下元,用人尿镇坠下行之品,引肾中欲飞腾之阳气而归源,以一方而能四备。仲景之制方其精密若此,如何世之庸盲者,岂不知也。且此方不仅有效于霍乱吐泻证,凡中风卒倒,小儿慢惊,及其他一切暴卒病,脱阳等证,亦能见奇效。总之以心下为目的,而用之为要,今仅举其效能之一隅耳,圆机活法,存乎其人。"

《类聚方广义》桃花汤条曰:"按干姜分量甚少,可疑,《外台》载沈氏桃花汤,作赤石脂八两,粳米一升,干姜四两,余多用此方。吴仪洛曰:服时再加末方寸匕者,以留滞固肠胃也,痢疾累日后,热气已退,脉迟弱,或微细,腹疼下利不止,便脓血者,宜此方。若身热脉实,呕渴,里急后重等证犹存者,当先随证以疏利之剂,驱逐热毒,荡涤胃肠也。若热腹疼,下利便脓血证而用此方,及禹余粮等者,犹关门养盗,其患莫可测也,学者思之。"此说颇有理。

七、阴阳表里错综证的治法

阴阳表里同时互见之变证,若阴证的里证已显,而阳证的表证甚轻,如身疼痛、下利清谷之例,此急当救里,宜**四逆汤**,此已于太阳篇解之。但阳证的表证甚显,而阴证的里证未著时,亦可微发汗,使病自表解,前已讲过的**桂枝加附子汤证**、及**桂枝去芍药加附子汤证**等,均属其例。见于本篇者,尚有以下各方证,然前属于桂枝剂之范畴,此则属于麻黄剂之范畴,又不得不知。

1.**麻黄附子甘草汤证** 表不解,脉微细,而急迫者。

方:麻黄(去节)二两,炙甘草二两,附子(炮)一钱。

2.**麻黄附子细辛汤证** 为外寒内饮,即麻黄附子甘草汤证不急迫,脉沉小,或咳痰者。

方:麻黄(去节)二钱,附子炮一钱,细辛二钱。

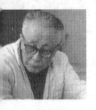

治验实例及有关论说：

《医经今解》曰："若少阴证脉沉，但欲寐，始得之，发热肢厥，无汗者，为表病里和，当用此方，(麻附辛)以缓汗之。"

《医贯》曰："有头疼连脑者，此少阴伤寒，宜本方(麻附辛)，不可不知。"

《张氏医通》曰："暴哑声不出，咽痛异常，卒然而起，或欲咳而不能咳，或有痰，或清痰上溢，脉多弦紧，或数急无伦……以麻附细辛汤温之。"

《方舆輗》曰："余壮年时，治一男，年甫五岁，病痘初发，予葛根加大黄汤，自第三日放点，至第四日，而痘皆没，但欲寐，绝饮食，脉沉，热除，宛然少阴之病状也。因劝转就他医，病家不听，强请治之。再潜心细诊，沉脉之中，犹觉神存，乃作麻附细辛汤，使服之，翌日痘再发，脉复，气力稍增，由是起胀贯浆，顺候也，结痂而愈。唯此儿无热毒，为寻常之痘耳，因多由葛根加大黄汤使发汗过多，大便微溏，故有此变，此是余初年未熟之咎也，然幸儿未夭折，得免其父母之讥遣，亦大幸也。"

《勿误药室方函口诀》曰："此方(麻附细辛汤)解少阴之表热，一老人咳嗽吐痰，午后背脊洒淅恶寒后，微似发汗不止，一医以为阳虚之恶寒，用医王汤(补中益气)无效，服此方五帖而愈……"[汤本氏按曰："余亦曾治老人之气管炎，用本方即得效矣。"]

八、少阴热化证

热复寒自解，原属阴证佳兆，但少阴证津虚血少，若热化太过，反致虚热变证，见于本篇者，有以下各方证：

1. **黄连阿胶汤证**　本方证应为心下痞，心悸，身热，虚烦不得眠。

方：黄连四钱，黄芩二钱，芍药二钱，鸡子黄二枚，阿胶三钱。

先煮三物，去滓，内阿胶烊化尽，少冷，内鸡子黄，搅令相得，温服。

2. **猪肤汤证**　咽疼而下利，胸满心烦者。

方：猪肤四两。

水煮，去滓，加白蜜二两，白粉一两，熬香，合令相得，温分六服。

3. **甘草汤证**　咽疼或有急迫证者。

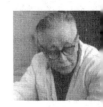

方：甘草三钱。

水煎温服。

4.桔梗汤证 为甘草汤证，而咽肿疼或有脓、或有脓血者。

方：桔梗一钱半，甘草三钱。

5.苦酒汤证 咽中肿疼或生疮而食水不下、或不能言语者。

方：半夏(洗,破如枣核)十四枚，鸡子一枚(去黄,内上苦酒,着鸡子壳中)。

上二味，内半夏著苦酒中，以鸡子壳置刀环中，安火上，令三沸，去滓，少少含咽之，不差，更作三剂。

6.半夏散及汤方证 少阴病，咽疼者。

方：半夏(洗)、桂枝(去皮)、甘草各等分。

作散和服，方寸匕。若汤服，先煮水沸，内散方寸匕，更煮三沸，去火令少冷，少少咽之。

治验实例及有关论说：

《医宗必读》曰："黄连阿胶汤，一名黄连鸡子黄汤，治温毒、下利脓血、少阴烦躁不得眠。"

《类聚方广义》黄连阿胶汤条曰："治久痢、腹中疼热、心中烦而不得眠、或便脓血者。治痘疮内陷而热气炽盛、咽燥、口渴、心悸、烦躁、衄血者。治诸失血证、胸悸身热、腹痛微利、舌干唇燥、烦悸不能寐，身体困惫，面无血色、或面热潮红者。"

尾台氏曰："淋漓证，小便热如汤，茎中灼疼而血多者，黄连阿胶汤有奇效。"

《勿误药室方函口诀》曰："此方(黄连阿胶汤)治柯韵伯之所谓少阴泻心汤，而病陷于阴分(实非陷于阴分,乃陷虚证)，上热仍不去，心烦或虚躁者，故吐血、咳血、心烦而不眠、五心热，而渐渐肉脱者；及凡诸病已久，热气侵淫于血分，而成诸证者；毒痢腹疼、脓血不止、口舌毒气者等，治之有验。又有用于少阴下利脓血者，但与桃花汤上热有别。又活用于疳泻不止者，与痘疮烦渴不寐者，有特效。"

《外台秘要》曰："巨效一方(即甘草汤)，治毒白痢，日数十行，不问老

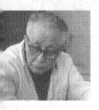

少……"

《圣济总录》曰："甘草治亡卒肿起，满口塞喉，气息不通，顷刻杀人。"

《类聚方广义》曰："凡用紫丸、备急丸、梅肉丸、白散等，未得吐下快利，恶心腹痛、苦楚闷乱者，用甘草汤，则吐泻俱快，腹痛顿安。"

孙思邈曰："凡服汤而呕逆不入腹者，先以甘草三两、水三升煮取二升，服之得吐，若不吐则益佳，消息定后，服余汤，即顺利不更吐矣。此急迫愦闷之证，不与半夏、生姜之所主病同情，宜从急处置之。"甘草汤确有此治验，须记。

《和剂局方》曰："如圣汤（即桔梗汤），治风热毒气上攻咽喉，咽疼喉痹，肿塞妨闷，及肺痈咳嗽，咯吐脓血，胸满振寒，咽干不渴，时吐浊沫，气息腥臭，久久吐脓，状如米粥。又治伤寒之咽疼。"

《予备百药方》曰："治喉痹饮食不通欲死之方（即桔梗汤）兼治马喉痹（马，颈长，故凡痹在项内，深而不见，肿块于挟，壮热吐气数者是也）。"

《生生堂治验》曰："一男子，年二十，患下疳愈，其毒遂上攻，右耳溃聋，咽喉腐烂，自喉发病，嗣后，咽喉肿疼，米粒不能下，久之，唯待死耳。先生省之，且使门第诊之，谓曰：二三子以何等方治之？皆曰：七室丹、或龙门丸。先生笑曰：否，尔等泥我规则，正以杀人耳，古谚曰：欲投鼠而忌器。斯人有斯疾，犹鼠之近器，岂可不迫乎？然粮道已绝，胃气久惫，二三子之言虽当，但损其器，亦未如之何矣。因先予半夏苦酒汤，使衔而饮之。明日来人云：咽疼如忘，肿亦随消。旬余，其腹颇足当其毒，因用桃仁解毒汤而行重法，后以龙门丸下之，二月耳亦能闻矣。"

《类聚方广义》曰："按半夏散之服法，亦云少少咽之，盖咽中肿疼或生疮者，肿必及于会厌，故多咽，则过咽必少，若令冷而徐徐含咽时，不特药汁易下，亦可浸及疮处，是以外治而寓内治之法，用意甚密也，张子之术，可谓委曲周悉矣。"

《伤寒杂病辨证》曰："甘草汤、桔梗汤，曰：咽疼；半夏散及汤，曰：咽中疼；半夏苦酒汤，曰：咽中伤而生疮，则皆咽疼为主者也。盖咽疼本有轻重之分，轻者未化肿，重者必大肿，以是咽疼不肿之轻者，为甘草汤证；其大肿之重者，为桔梗汤证；但不肿或涩缠咽中而不重甚、疼甚者，为半夏散及汤

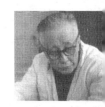

与苦酒汤证。"

九、类似少阴的外证

类似少阴之外证,其实属于阳性病,在治疗上至关重要,不可不辨。见于本篇者,有以下各方证:

1.**大承气汤证**(已详阳明篇,从略);

2.**猪苓汤证**(见前,从略);

3.**四逆散证**　本方为大柴胡汤证,不呕、腹挛疼而急迫者。

方:甘草、枳实、柴胡、芍药各等分。

为散,白饮和服方寸匕,日三服,增其量亦可煎汤服。

治验实例及有关论说:

《蕉窗杂话》曰:"一贵人之宠眷,春新四十,得病十八年,其间唯服用一医之药未绝。其证头疼眩冒,惟席上行步耳,因是而细长而瘦皱,色白无血,骨瘦如柴,经已十年不行矣。腹候右脐旁有疝块,胁肋之下亦甚拘挛,余即用四逆散加良姜、牡蛎、刘寄奴,使服之,并日施灸风市、三里、三阴交各穴,其间虽时有小故,但始终不转方。至乙卯初冬,尚未期年,胁腹渐大,肌肉渐长,如无病时,头晕郁冒等证亦已如洗,月信亦稍稍至矣。"[汤本氏按曰:"此证可用四逆散合当归芍药散。"]

又:"……老人,患鼻渊已三年,诸医为肺虚,百治不效……求治于余时,其人两鼻流涕极多,予四逆散加吴茱萸、牡蛎,使服之,一日服三帖,源源不断之浊涕鼻水,已停止不流矣。此证自古以来,均做肺部之病,多用辛夷、白芷之类。又有云成自风邪后之余邪者,均误也,是皆由肝火上逆于肺,上下之气隔塞而成也。"[汤本氏按曰:"此蓄脓证也,可用本方加薏苡仁合用当归芍药散。"]

《类聚方广义》曰:"四逆散治痢疾,累日下利不止,胸胁苦满,心下痞塞,腹中结实,而里急后重者。"[汤本氏按曰:"余亦尝用本方治归证。"]

《橘窗书影》曰:"……年四十,气宇闭塞,颜色青惨,身体羸瘦,医以为劳瘵。余诊之:任脉拘急,胸中悸动,自左胁下延鸠尾,妨闷。余以为癖疾

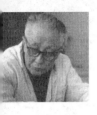

所为,予四逆散加鳖甲、茯苓,数日妨闷去,拘急解,气宇大开,但四肢无力,对物倦怠,因予千金茯苓丸,数旬全治。"[汤本氏按曰:"此证,先宜四逆散桂枝茯苓丸之合方,后用柴胡去半夏加瓜蒌汤,再加地黄、麦冬为是。千金茯苓汤,后世方也,合茯苓、人参、柴胡、麦门冬、地黄、桂枝、芍药而成,故与柴胡去半夏加瓜蒌汤,再加地黄、麦门冬者,大同小异也。"]

又:"……年年患脚气,惟今年不发,但心下痞塞,任脉拘急,郁闭而不堪职业,余以四逆散加吴茱萸、茯苓数日,腹里大和,然饮食不美,元气颇馁,用柴芍六君子汤,元气不旺时,避免职业,恬然静养,遂不药而愈。"[汤本氏按曰:"此证初起宜用四逆散与当归芍药散之合方,终用小柴胡加橘皮汤与当归芍药散之合方。"]

又:"……患心下痞塞,任脉拘急,有动气不得安眠,时时吐血,医予滋补之剂无效。余诊之,非虚证也,宜和畅腹中,清凉肝火为治,予四逆散加黄连、茯苓、兼用黄连解毒散,数旬宿疾渐愈。"[汤本氏按曰:"此证可用四逆散桂枝茯苓丸合方兼用黄解丸也。"]

又:"唐津候次女,自春以来,脊骨六七椎之上,突起如覆杯,胸膈亦高张,气分因而郁塞,诸事不能工作,腹里拘急,背觉僵硬,伸屈不灵,余以四逆散加钩藤、羚羊角兼用大陷胸丸,经过旬日,胸腹宽快,但气色不甚旺,益进前方,脊骨凹没,自体如故,数月后,聘于上山候。"[汤本氏按曰:"依余之经验结核性脊椎炎,骨关节炎等证,因瘀血介在者甚多,故此病宜四逆散桂枝茯苓丸之合方,兼用大陷胸丸治之。"]

第六章 厥阴病

一、厥阴病的特征

消渴,气上撞心,心中痛热,饥而不欲食,食则吐蛔,下之利不止。

二、厥阴病的病理概述

厥阴病同其他阴证一样,也是以虚寒为病根,只是阴寒之极,乃自里迫

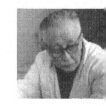

虚阳上亢,为上热下寒之剧证。若与少阴证比较,则少阴为虚之极,而厥阴为寒之极,寒极似阳,故反有热候。

三、厥利呕哕之为证　非阴病所独有

厥虽多属虚寒之证,但发于实热者颇多。其例依次述其方证见四。

四、关于厥的方证

1. **四逆汤证**(已详见于前,从略);

2. **乌梅丸证**　厥而呕,烦吐蛔者,或久下利不止者。

方:乌梅三百枚,细辛一两八钱,干姜三两,黄连四两八钱,当归一两二钱,附子一两八钱,蜀椒一两二钱,桂枝一两八钱,人参一两八钱,黄柏一两八钱。

上为丸(蜜制),梧桐子大,初服十丸,稍加至二十丸,日三服。

3. **当归四逆汤证**　手足厥寒,脉细欲绝者,或下利脉虚,而肠鸣者。

方:当归三钱,桂枝三钱,芍药三钱,细辛三钱,炙甘草二钱,通草二钱,大枣八枚。

4. **当归四逆加吴茱萸生姜汤证**　当归四逆汤证而呕逆甚者。

方:即当归四逆汤加吴茱萸一两、生姜八钱。

5. **麻黄升麻汤证**　手足厥逆,咽喉不利,唾脓血,泄利不止,而寸脉沉迟,下部脉不止。

方:麻黄三钱七分五厘,升麻三钱七分五厘,当归三钱七分五厘,知母二钱二分五厘,黄芩二钱七分五厘,萎蕤二钱二分五厘,芍药七分五厘,天冬七分五厘,桂枝七分五厘,茯苓七分五厘,甘草七分五厘,石膏七分五厘,白术七分五厘,干姜七分五厘。

先煮麻黄一二沸,去上沫,内诸药,煮取汁,去渣,分三服,于二三时内续服尽。

6. **白虎汤证**;

7. **瓜蒂散证**;

8. **茯苓甘草汤证**。

均详见于前,从略。

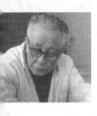

五、关于下利的方证

1. **通脉四逆汤证**（见前,从略）;

2. **白头翁汤证**　热利,下重者。

方:白头翁四钱五分,黄柏四钱五分,黄连四钱五分,秦皮四钱五分。

3. **小承气汤证**;

4. **栀子豉汤证**。

均见前,从略。

六、关于呕吐的方证

1. **吴茱萸汤证**（见前,从略）;

2. **小柴胡汤证**（见前,从略）;

3. **干姜黄芩黄连人参汤证**　呕吐而心下痞硬者。

方:干姜、黄芩、黄连、人参各四钱五分。

治验实例及有关论说:

《方舆𫐜》乌梅丸方条曰:"吐蛔者,先哲已有论之,或为寒,或为热,其治法由此丸分出,虽似各有确见,然余以此药,由寒热各性错综而成,即是立方之妙旨,故余常守故规,不为一味之去加,而屡得巧验。兹举一二例以证之:某,年二十余,久患虫疾,腹疼,更医数人,不效。上呕下泄,羸瘦颇甚,余以此丸为料,用之十帖而愈。以此丸为料用,不载于书,又不见世医为之,倾读陈复正《幼幼集成》,以乌梅丸为末,水煎十分之一亦可,此说可谓先得我心矣。"

《勿误药室方函口诀》曰:"此方（乌梅丸）之蛔厥,全冷者也,疼烦有休发者,轻证起时有厥者。柯琴谓不仅蛔厥,概为厥阴之主方。又厥阴多寒热错杂证……运用此方多能奏效……亦用于胸有刺疼者。又反胃之坏证,以半夏人参干姜丸料,送下此方,有奇效。又能治久下利。"

中毒性痢疾治验:

《续建珠录》曰:"……之仆,年三十余,有寒疾,初二三日,虽服药,发汗,然不解,即热反倍于前日,眼中赤、短气、躁烦、手足厥冷、大便秘涩,众医皆谓之气虚,曰:若非参、附、白术则不能补其虚,因予理中汤,得汤疾弥进,因求先生治。诊之曰:此所谓厥阴证,血气内迫所致,乃予桃仁承气汤,翌日,下利如倾盆,续服数帖,后厥冷甚,殆将如死状,更予当归四逆汤,厥逆即愈,再用前方疾痊愈。"[汤本氏按曰:"下利如倾盆,厥冷甚,殆如死状者,是以桃仁承气汤强下之,则已有之本方证突然发现也,与前记之师论对照,可明此旨。"]

《方舆輗》曰:"当归四逆汤,用于下纯血痢之血便耳,伤寒下血,虽非恶候,然非痢疾之下血,可以此汤愈之。"

和久田曰:"腹皮拘挛,似桂枝加芍药汤及小建中汤之腹状,且左腹旁天枢上下有挛疼者,似当归建中汤、当归芍药散证;于右少腹腰间有结聚、积冷、脉细无力者,当归四逆证也。按:此方为桂枝汤中去生姜,代以细辛,更加当归、通草、而增大枣也。下焦之寒气,上在心下,正气抑塞,不充肌表,不及四肢,血脉涩滞,无驶流之势,细辛能散中焦之冷气,排除抑塞胃口之水气,通草能利其水,而利小便,通关节,使导其阳,余为和血脉,滋达正气者,桂枝汤之方意可知矣。但以当归为主,和以芍甘二味,能解腹中之结血牵引者也。"

《百天一贯》曰:"休息痢,有因疝来者,此时有用当归四逆汤等者,黑便与血交下,当归四逆汤有效。"

《勿误药室方函口诀》曰:"此方虽为治厥阴表寒之厥冷药,然原系桂枝汤之变方,故用于桂枝汤证之血分闭塞者有效。是以然先哲谓不仅厥阴病,亦可用于寒热胜复而手足冷。又加吴茱萸、生姜汤为后世疝积之套剂,阴癞(即小肠气)轻者,以此方治之。"

清川玄道曰:"冻风,俗谓冻疮,《外科正宗》云:冻风者,肌肉寒极,气血不行,肌死之患也。冻疮证,诸家有种种之治方,虽未必皆无效,然未闻有神方也。余壮年西游时,访远州,见付驿古田玄道翁,翁笃信仲景,伤寒勿论矣,即其他杂证,皆以《金匮》、《伤寒论》为规律。见翁治冻风,用当归四逆汤速效,余问其所以,翁云:《伤寒论》厥阴篇不云乎:手足厥寒,脉细欲绝者,当归四逆汤主之,余因大有所得。别后殆将三十余年,于冻风每用此方

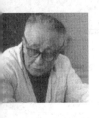

必见效。庚辰二年,某妻,年三十许,左足,蹰趾及中趾,紫黑溃烂,肿上及脚膝,寒热烦疼,昼夜苦楚,不能寝食,一医误以为脱疽之类证,虽种种施治而无效,因是主人仓皇,邀余治。余诊曰:去年曾患冻风乎? 曰:多年有之。余曰:决非脱疽之类,是冻风也,完全误治矣。乃用当归四逆汤,外贴破敌中黄膏等,一月余痊愈,此为冻风之最重者也。若平常紫斑痒疼者,仅用前方四五帖,效如桴鼓也,可谓神矣。"

《续建珠录》曰:"……某,一日患头疼,状如感冒,及次日谵语,烦躁,不得眠,翌日,周身厥冷,于是求治于先生。诊之:脉微细欲绝,眼中赤,四肢强直,口不能言语,而呕,乃用当归四逆加吴茱萸生姜汤,食倾,呕止,诸症稍瘥,但心下如石硬,按之则疼,不欲以手触之,更用桃仁承气汤二帖,大便通快,硬疼顿除,于是复用前方,数日而痊愈。"

又:"一丈夫恶寒身热而呕,肢疼口干燥,一日,振寒发热汗出而渴,如疟状,朝夕皆烧,脉缓,恶寒,后呕吐,身热肢疼,口干燥如故,五六日,振寒再发,其状如疟,予当归四逆汤加吴茱萸生姜汤,诸证少退,八九日发悬痈,疼不可忍,予大黄牡丹皮汤,脓溃数日而愈。"

又:"一男子,初患头痛,恶寒,手足惰疼,恍惚如梦,微渴,微呕,胸胁挛急,而引胁下疼,咳嗽吐痰血,处以当归四逆加吴茱萸生姜汤,兼用解毒散服之,诸证得以痊愈。"

《成绩录》曰:"一男子,寒热六七日,谵语,不大便,至八九日,昏冒不能语,舌上黑,腹硬,按之疼不可忍,干呕而食不下,四肢疼痛,不得伸屈,先生诊之,予以当归四逆汤加吴茱萸生姜汤,兼用桃仁承气汤,大便快利,大下黑便,黑苔去,神气复,诸证乃已。"

又:"一丈夫患疫,四肢惰疼,身热恶风,干呕不能食,头汗出,腹挛急,按之即疼,先生予当归四逆加吴茱萸生姜汤,经五六日不大便,小便日夜仅一行三四合许,谵语烦闷,喘咳潮热,心下硬满,舌上黑苔,于是予大柴胡加芒硝汤,遂得全治。"按:此证本即予大柴胡汤、予当归四逆加吴茱萸生姜汤,乃误治,故致谵语、烦闷、喘咳、潮热之变证。

《橘窗书影》曰:"……女,年十九,患伤寒……疗之,精神恍惚,舌上无苔,而舌燥,绝食五六日,四肢厥冷,脉沉细,按其腹,自心下至脐旁之左边

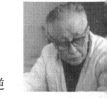

拘急,重按则如有疼,血气枯燥,宛如死人,余以为厥阴之寒证,用当归四逆加吴茱萸生姜附子汤,服一日夜,心下大缓,始啜粥饮,三日精神明了,余笑曰:此本即时时读我书之小川雄斋之按也,非别有发明。然古方之不可思议如此。"

《方舆輗》白头翁方条曰:"热利下重者,即后世所谓痢证也,此方又用于痢炽而渴甚者,因白头翁为解热痢之著药也,盖痢热与伤热大异,非白虎辈所能治,而黄连、黄柏、白头翁之类能治之。他家用黄连解毒汤或三黄加芒硝等,但余用此汤而屡奏效,此由白头翁有治热痢之殊效也。此汤之为证,虽属强热,然非可用下剂之处也。"[汤本氏按曰:"本方有效于痢热者,虽如有持氏说,但非特效药,不可忘之。"]

骆丘岑先生曰:"尝在甲裴时,痢疾流行,无不传染,其证每大便时肛门灼热如火,用此方多有效,余奉此说,而多得效。"

《成绩录》曰:"……之儿,年甫七岁,恍惚不知人事,烦闷不语,急请先生往诊之:直视胸满,心下痞硬,身热殊甚,先生曰:此俗所谓蛊热,由血气聚于心胸也,乃作干姜黄连黄芩人参汤及黄连解毒散,一日夜迭进六帖,儿服之二日病愈。"

又:"一少儿,十余岁,夏月不大便十余日,终日烦闷不语,一医以为喝病,用白虎汤;一医以为外邪,用发表剂,皆无效。请先生诊之:胸满颇甚,胸中虚软,但胸腹热如烙,他处无热,舌上微黄无苔,问曰:胸满几日屿?家人曰:不过三日。先生曰:此病非外袭也,血气自内上迫也,凡自内发者,初多吐下。家人曰:实然。乃予干姜黄连黄芩人参汤,兼用解毒散,服之,二日,大便一行,烦闷止,更予紫丸少许,复予前方如前,遂痊愈。"

《类聚方广义》曰:"干姜黄连黄芩人参汤治胃反,心胸郁热,心下痞硬或嘈杂者,兼用消块丸。"

又:"骨蒸劳热,心胸烦闷,咳嗽干呕,或下利者,宜此方(即干姜黄连黄芩人参汤)。"[汤本氏按曰:"求真亦以此方治此证矣。"]

《勿误药室方函口诀》曰:"此方(干姜黄连黄芩人参汤)治膈有热,而吐逆不受食,与生姜半夏诸止呕吐之药无寸效者,有特效。又治噤口痢。"

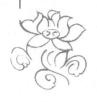

师承学堂：经方大师带

第三部分

教录

（胡希恕主治、冯世纶等撰写）

感冒论治

感冒本属外感病　论治亦当用六经

感冒又称伤风,相当于西医的上呼吸道感染(鼻、咽、喉、扁桃腺炎症)。感冒之名何时形成尚无确论,一般教科书说始于北宋,系指杨士瀛《仁斋直指方·诸风》引《和剂局方》之参苏饮:"治感冒风邪,发热头痛,咳嗽声重,涕唾稍黏",这里的感冒二字尚属动词。元代《丹溪心法·中寒附录》:"凡证与伤寒相类者极多……初有感冒等轻症,不可便认作伤寒妄治。"这里正式提到感冒的名词。值得注意的是,朱丹溪这里所说的伤寒,系指《伤寒论》第3条:"太阳病,或已发热,或未发热,必恶寒、体痛、呕逆、脉阴阳俱紧者,名为伤寒。"其意是说感冒有轻有重,有可能是中风,有可能是伤寒,有可能是温病,不能都作伤寒看待。明代龚廷贤《万病回春》提出把感冒分为风寒、风热两证型为主,后世多有宗此者。明代张景岳《景岳全书·伤风》:

100

"伤风之病,本由外感,但邪甚而深者,遍传经络,即为伤寒;邪轻而浅者,只犯皮毛,即为伤风。"他这里说的伤风,强调了病情轻,比伤寒轻。这段话给后人以误解,以至提出"感冒不同于伤寒"的论调。

历代各家对感冒不同认识的产生,一是用病因、感邪的性质来推理、分证型;一是用八纲来分证型。当然受临床经验的影响,临床经验丰富者,多认为感冒是外感病之属,有的症状就属伤寒,一些人提出"感冒不同于伤寒"含糊不清的概念,是不科学的。实际早在宋代就用六经辨证论治伤风。如陈无择将伤风列为专题论述,他在《三因极一病证方论·叙伤风论》中,以六经辨证治疗伤风,如太阳伤风用桂枝汤,阳明伤风用杏子汤,少阳伤风用柴胡加桂枝汤,太阴伤风用桂枝加芍药汤,少阴伤风用桂附汤,厥阴伤风用八珍汤。也说明感冒、伤风临床症状可出现六经症状,不仅只现表证、太阳病。现代西医认为感冒是上呼吸道感染,所述临床表现也多有伤寒之属及六经各证。因此用六经辨证理论才能正确指导治疗感冒。

感冒在表变匆匆　审证勿疏有合病

例1　陈某,男,24岁,病案号 97771。

初诊日期1965年10月9日:昨天打篮球后用凉水洗澡,今早感恶寒身热(T38.6℃),无汗,头痛,身酸痛,口不渴,舌苔薄白,脉浮紧。

此属太阳表实证,治以发汗解表,予麻黄汤:

麻黄三钱,桂枝二钱,炙甘草二钱,杏仁三钱。

结果:上药急煎即服,并加盖棉被得微汗出,热渐退,未再服药,调养两天自愈。

例2　刘某,女,28岁,病案号 12517。

初诊日期1965年8月30日:昨日受凉后,出现鼻流清涕,喷嚏,头痛,头晕,微恶风寒,咽痒,舌苔薄白浮黄,脉细数。

证属太阳阳明合病,予桑菊饮加石膏:

芦根五钱,桑叶三钱,菊花三钱,连翘三钱,薄荷二钱,杏仁二钱,炙甘草二钱,生石膏一两半。

结果:上药服二剂,症已。

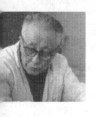

按：胡老常用经方,遇感冒、咳嗽初起,阳明里热轻者(温病学派辨证多为风温表证),常用桑菊饮加减,疗效颇佳。实不失六经辨证和辨方证之旨,又善学时方之意。

例3　张某,男,44 岁,病案号 96718。

初诊日期 1965 年 3 月 25 日:自昨日来,恶寒,无汗,项背强,头痛,腿痛,口唇干,舌苔薄白,脉浮紧。

证属太阳阳明合病,予葛根汤加石膏:

葛根三钱,桂枝三钱,麻黄三钱,白芍三钱,生姜三钱,大枣四枚,炙甘草二钱,生石膏一两。

结果:上药服一剂,感冒证解。

按:以上三例,例1 为单纯表实证,故用麻黄汤发汗得解。后两例,虽发病仅一天却都合病阳明里证,故治疗不能仅用汗法,必同时兼清阳明里热,因治疗得法,故很快皆愈。这里值得注意的是,同样是太阳阳明合病,例2 用了桑菊饮加石膏,例3 用了葛根汤加石膏,还有临床常见一发病即呈大青龙汤、麻杏石甘汤方证,这是因为临床表现的方证不同,必须应用不同的适应方药治疗之故。这也就是胡老所强调的:临床辨证论治,不但要辨六经,更重要的是辨方证。

这里也可看出,感冒与其他外感病一样,证在表时变化多端而快。感冒所呈现的表证是很短暂的,很快出现合病、并病,有的一发病就可能是合病,如例2、例3。

感冒并非皆表证　治疗当忌都发汗

例4　唐某,男,35 岁,病案号 37867。

初诊日期 1965 年 4 月 24 日:感冒三天,咽痛,口干,恶心,不欲食,头痛,头晕,咳则右上胸疼,舌苔白,脉弦细稍数。

证属少阳阳明合病,为小柴胡加石膏桔梗汤方证,予:

柴胡四钱,半夏三钱,黄芩三钱,党参三钱,生姜三钱,大枣四枚,炙甘草二钱,苦桔梗三钱,生石膏一两半。

结果:上药服三剂,口干、咽痛已,咳嗽亦不明显,但感恶心、腰痛,下肢凉。

上方去苦桔梗,加桂枝、赤芍各三钱,生龙骨、牡蛎各五钱,服三剂诸证已。

按:此患者以咽炎为主的上感,是临床常见的感冒,因多数初起不就诊,故来诊时表证已不明显,而呈半表半里少阳证或少阳与阳明合病,故胡老常以小柴胡汤加减治疗。小儿感冒更多呈现此方证。

此时如用汗法解表,徒伤人体津液、正气,使感冒迁延不愈、加重。感冒后自服药,或治疗不当而长期不愈者屡见不鲜。这就告诫后人,感冒虽小病,治疗也要辨证论治。一见感冒就解表,是非常错误的。

例5 张某,女,27岁,病案号00125。

初诊日期1965年9月24日:一月来感冒,头晕、咽痛、咽痒、鼻塞、流涕等反复出现。前医曾诊为"秋燥",风热束肺,用薄荷喉片、六神丸、桑菊饮、银翘散等,症状不减却越来越重,因而找胡老会诊。近症:头晕,头痛,背痛,恶寒,咽痒而咳,咯痰困难,晚上尤甚,口苦咽干,舌苔薄白,脉弦细数。

胡老辨证为三阳合病,为柴胡桂枝汤合半夏厚朴汤加石膏方证,予:

柴胡四钱,党参三钱,半夏四钱,黄芩三钱,桂枝三钱,白芍三钱,厚朴三钱,苏子二钱,苏叶二钱,生姜三钱,大枣四枚,茯苓三钱,炙甘草二钱,生石膏一两半。

结果:上药服三剂,头晕、头痛、口苦解,背痛、咳嗽减未已,仍微恶寒,脉已不数。

予桂苓五味姜辛夏杏甘草汤,服六剂症已。

按:此患者初起为鼻炎、咽炎,西医诊断为上呼吸道感染,中医称感冒、伤风。前医称为"秋燥",用清凉解表久不效,是因辨证不正确,方药不对证。转至胡老会诊时,呈三阳合病挟饮,故以柴胡桂枝汤加石膏和解三阳,并加半夏厚朴汤化饮降逆,使三阳证很快得解。后以桂苓五味姜辛夏杏甘草汤化痰降逆,使病愈。

可见感冒、伤风并非只现表证,如不仔细辨证,凡见感冒悉用辛凉或辛温发汗解表,徒伤津液,伤人体正气,使病情迁延、加重。而以六经辨证,辨清方证,才能做到药到病除。

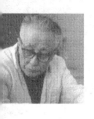

表证阴证阳证分　论治温补发汗殊

例6　贺某,男,8岁,病案号79322。

初诊日期1965年10月23日:感冒发热一周,每日上午11点半出现发热(T38℃左右),汗出,至夜12点后烧自退,饮食精神均好,大便隔一二日一行,他无不适,舌苔白润,脉虚数。

证属太阳表阳证,为营卫失和之桂枝汤方证,予桂枝汤:

桂枝三钱,白芍三钱,生姜三钱,大枣四枚,炙甘草二钱。

结果:上药服二剂,上午已无发热,下午1点后尚有低热(T37.2℃～37.5℃),舌苔薄黄,脉尚稍数,予桂枝汤合小柴胡汤加生石膏三剂,诸证解。

按:本例为小儿,因自我感觉及表述能力差,故症状表现不多,但抓住主症,辨为太阳表阳证与桂枝汤调和营卫则症解。

例7　许某,男,47岁,病案号3752。

初诊日期1978年5月4日:感冒2天,右头痛,自觉精神差,两手逆冷,无汗恶寒,口中和,不思饮,舌质淡,舌苔薄白,脉沉细,咽红,滤泡增生多。

此属虚寒表证,治以温阳解表,予麻黄附子甘草加川芎汤:

麻黄三钱,制附子三钱,炙甘草二钱,川芎三钱。

结果:上药服一煎,微汗出,头痛解,未再服药,调养两日,精神如常。

按:何廉臣的《重订全国名医类案》中就载有少阴感冒,认识到因体质的不同,感冒出现的症状则不同,认为感冒与其他外感病一样表现为太阳病和少阴病。体质强壮者呈太阳病,用发汗解表治疗,因太阳病又分表实(如例1)(无汗)、表虚(自汗恶风),发汗法又有所不同。例6即太阳表虚证,用桂枝汤调和营卫发汗解表。而例7是体质阳虚明显的咽炎感冒,呈现虚寒阴性表证,即少阴病,解表须用汗法,但须加温阳强壮的附子等才能驱除外邪。这就是《伤寒论》表证分阴阳,即分为太阳、少阴,治用汗法却有质的不同。

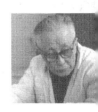

肺炎论治

病因病邪不必究　症状点滴必细求

诊余，一西学中者问胡老，怎样辨别风寒或风热引起的肺炎，胡老从西医病理和中医病因回答了这一问题。

从西医病理看，西医依据 X 线及血液、痰液检查及培养，可知是细菌或病毒或立克次体或支原体感染，这是由肉眼及通过实验室检查而定。而中医形成在千百年的远古时代，科学还不发达，没有精良的器械可依，只能由变化多端的症状反映上探求疾病发展规律。在长久的年代里和众多患病人体上，历经千万次的反复观察、反复实践、反复总结，才产生了辨证论治方法。不论是《伤寒论》的六经辨证，还是后世的脏腑辨证，都是通过症状特点来辨证。对于何种病因病邪致病，不可能具体得知。

叶天士提出："温邪上受，首先犯肺"，在论述热病上，强调温热之邪所出现的特点，有他独到之处。但后世一些人一见热病便认为是风温之邪所致，甚至有的人一见肺炎就与风温画等号，这种认识上的错误，必然造成辨证错误及治疗不当（如病例3）。

这里顺便说一下温病与太阳病的关系，在《伤寒论》中，温病是阳明病的外证，是阳明病在表的阳性证候，实际是表证的一个类型，这就是说，表证有三个类型，它们具体的概念是：

中风　凡表证，若发热、自汗出、恶风、脉缓者；

伤寒　凡表证，无论发热与否，若无汗、身痛、腰痛、骨节疼痛、脉紧者；

温病　凡表证，若发热而渴，不恶寒者（与阳明病外证同）。

也就是说肺炎有表证时，可表现为中风，或表现为伤寒，也可表现为温病，不只限于温病。这在指导辨证和治疗上是很重要的。

近代有了抗生素，一些人一诊断肺炎就用抗生素治疗，再加对症的中药，以为这样中西医结合治疗就更万无一失。而临床有许多肺炎患者，经

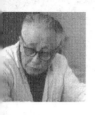

这种治疗后往往不尽如人意。有的高烧不退、有的咳嗽连绵、有的纳差恶心,炎症没有控制却变症蜂起。抗生素并不能包治所有肺炎,且滥用抗生素会产生抗药性、副作用,使肺炎变症此起彼伏。不少病人不得不求助于中医,而中医治疗首要是辨证正确。凡遇肺炎患者都要耐心细心问诊、切脉、看舌苔等,切忌刚问一二症,就以为能分辨风寒、风温(风热),即处方用药。要知道中医不论是六经辨证、还是脏腑辨证,都是依据许多症状而归纳总结的辨证规律。有时一个症状可能是辨证的关键,一个症状的疏漏,就有可能造成辨证的失误。肺炎是急性病更要求辨证要准,用药要对,这样才能显示中医治疗肺炎的疗效和特点。

一方一法不可信　辨证选方必遵守

一老妇患肺炎,住院治疗一周余,不效。经胡老会诊两次而愈。其亲属为军医登门感谢,并问胡老用了什么秘方,胡老笑曰:"哪里有什么秘方,用的是老祖宗用了几千年的草根树皮。这不是全写在上面呢!"随手指了指《伤寒论》那本书。那位军医看到《伤寒论》,顿时望而起敬,翻阅该书并问道:"我可以学吗?"胡老答曰:"当然可以!"自此,该军医自学中医,并常登门求教,不久便能用中药治疗肺炎,而且也能用中药治疗各种急慢性病。

应该军医的请求,胡老专述了肺炎的证治规律。胡老首先讲了中医与西医治病的不同。西医是针对病因治疗,肺炎是细菌感染,用对其细菌敏感的抗生素治疗则疗效肯定。但有的肺炎不能明确是何种细菌、病毒、支原体、衣原体,用抗生素治疗就带有盲目性,故临床上治疗无效者为数也不少。中医是依据症状特点来治病,症状是病邪与正气相争在人体的反映,分析症状所得出的证,是中医治疗处方的依据。依证处方用药是中医的主要实践过程,经过几代、几十代、几年、几百年乃至几千年的反复实践,终于总结出了有效的辨证论治规律和有效方药。古代的《伊尹汤液经》、《伤寒论》等是主要成书之一,其主要内容是讲辨证与处方用药。中医古代没有肺炎这一病名,但类似病症是有的,如发热、咳嗽等。中医治疗肺炎不是用一方一药,而是根据不同时期出现的不同症状来用药。

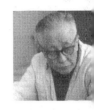

（一）常见方证

肺炎是急性病,正气与邪气相争剧烈,症状变化多端,适应治疗的方药也就多变,临床常见的方证如下:

1. 麻黄汤方证　初起症状很像感冒。主症:发热,胸闷气粗,恶寒,无汗,头项强痛,身痛,口中和,舌苔薄白,脉浮紧。

此时病属太阳表实证,治以发汗解表。方药:

麻黄三钱,桂枝二钱,杏仁三钱,炙甘草一钱。

麻黄为一有力的发汗药,佐以桂枝更宜致汗。杏仁配麻黄辛温发汗定喘。甘草缓急益中和胃,故治肺炎属太阳病表实无汗身痛而喘闷者。本方证出现很短暂,但能抓住这个方证时机及时用药,可有利于退烧,缩短肺炎病程。应该说明的是,这里所说麻黄为一有力的发汗药,是与其他药相对而言,实际发汗力并不大,即使与桂枝、杏仁同用也多不出大汗。这一点在麻黄汤煎服法说明可看出,即"温服,服药后盖棉被取微似汗"。一些人因对麻黄功能的误解,而不敢正确用其药,更不敢用麻黄汤治疗肺炎,甚是遗憾。

2. 大青龙汤方证　主症:发热恶寒,身痛身重,无汗出而烦躁,舌苔白,脉浮紧。方药:

麻黄六钱,桂枝二钱,杏仁二钱,生姜三钱,大枣四枚,炙甘草二钱,生石膏一两半至四两。

此方证比较多见,可见于发病的第一天及一周内,甚至一周后。此方证的特点是,外寒夹饮的太阳表证与阳热盛的阳明里证同时并见,故治疗时发汗、清热并举。当里热重时重用生石膏。

3. 小柴胡加生石膏汤方证　主症:寒热往来,口苦咽干,胸胁苦满,或纳差恶心,咳嗽胸疼,舌苔白腻或黄,脉弦细数。方药:

柴胡八钱,党参三钱,黄芩三钱,炙甘草三钱,生姜三钱,大枣四枚,半夏四钱,生石膏一两半至四两。

此方证多见于肺炎二至七天,常呈现三阳合病之证,故治疗重在和解少阳兼清阳明。针对寒热往来,用大剂柴胡为主药,佐以黄芩除热止烦,是和解少阳的要药。

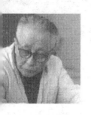

但《伤寒论》六经辨证告诉我们,病之所以传入少阳,主要是胃气不足,气血内伤。补中滋液,增强胃气,实是祛邪的要着。故本方中用人参(党参)、大枣、甘草、生姜、半夏温中健胃。徐灵胎谓:"小柴胡汤之妙在人参。"确是见道之语。

若咳嗽胸疼明显者,加桔梗、杏仁;若口渴、心烦明显者,加竹叶、麦门冬。或改用竹叶石膏汤加减。

4. **大柴胡加生石膏汤方证** 主症:寒热往来,口苦烦躁,咽干口渴,胸胁苦满,心下痞硬拒按,大便干燥,舌苔黄,舌质红,脉弦数。方药:

柴胡八钱,黄芩三钱,生姜三钱,大黄二钱,白芍三钱,大枣四枚,半夏四钱,枳实四钱,生石膏一两半至四两。

此方证多见于肺炎三至四天,更多见于强行发汗而热不退者。与前方相比,同是三阳合病,此是阳明里实热明显者。病初传少阳,势须人参、生姜、甘草等补中益气,既防邪入里,又助正祛邪于外。但并于阳明,则须大黄兼攻里,人参之补,甘草之缓反非所宜,故去之。又因里热明显再加生石膏。

若再见口渴甚者,可加麦门冬、干地黄;若大便秘结甚者,加芒硝四钱冲服。

5. **大承气汤方证** 主症:潮热汗出,身痛,身重,不恶寒,腹胀满,短气,喘息,大便秘结,腹痛拒按,烦躁口渴,昼夜思睡,甚则神昏谵语,舌苔白厚干燥或黄褐,舌质红,脉沉弦滑数。方药:

大黄四钱,厚朴六钱,枳实三钱,芒硝六钱(分两煎)。

按:本方证多见于肺炎二至三日后,此为阳明里实热证,老年人更为多见。肺炎呈现本方证,实热已达一定程度,非此方不能救治。故当遇本方证时千万不能迟疑,要当机立断处方用药,要知不当用而用和当用而不用,均可以误人性命,关键所在须辨清方证。

以上所列是肺炎常见的方证,因人体质的不同和感邪的不同,肺炎在各个时期的症状也就不同,所见方证也就很多,不但可见到**麻杏石甘汤、白虎汤、桂枝加厚朴杏子汤、射干麻黄汤**等三阳方证,而且还可见到**麻黄附子细辛汤、理中汤、四逆汤、通脉四逆汤**等三阴方证。临床实践中必须心中有数,对肺炎患者出现的各种方证,能及时适证用药,才能真正做到用中药治好肺炎。

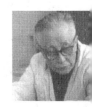

（二）验案

例1　杨某,男,16 岁,病历号491385。

初诊日期1965 年7 月5 日:发热寒战一天。昨日打篮球汗出身热,用冷水冲洗,半夜即感恶寒、身痛、头痛、咳嗽,经饮热水加盖棉被,症未见好转,出现寒战,身热更明显,舌苔薄白,脉浮紧数。体温39.9℃。

胡老辨证为太阳表实的麻黄汤方证,方药:

麻黄三钱,桂枝二钱,杏仁三钱,炙甘草二钱。

二诊7 月7 日:上药服后微汗出,恶寒、身痛减,体温38.5℃。因咳嗽、胸痛明显,行X 线检查:右肺上叶大片阴影,诊断为肺炎,治疗欲用青霉素,因药物过敏而来诊。刻下症见:寒热往来,口苦咽干,右胸胁痛,咳嗽,吐黄黏痰,舌苔白微腻,脉弦细稍数。体温38.6℃。

此乃表邪已传入少阳阳明,予小柴胡加生石膏汤加减:柴胡五钱,黄芩三钱,生姜三钱,半夏四钱,党参三钱,大枣四枚,炙甘草二钱,桔梗二钱,瓜蒌五钱,生石膏二两。

三诊7 月10 日:上药服二剂,寒热往来、胸胁痛皆已,咳减,吐少量白痰,体温36.6℃。上方改柴胡为四钱,减生石膏为一两半,加杏仁三钱。连服三剂,基本痊愈。

例2　张某,女,51 岁。

初诊日期1964 年9 月25 日:近几天因搬家劳累感疲乏无力,昨晚又感发热、恶寒,经急诊拍片诊为右上肺大叶性肺炎,因青霉素过敏而求中医治疗。今日仍身热,身痛,无汗,恶寒,口干,心烦,胸闷,时咳而胸痛,舌苔白根腻,脉浮紧。

胡老辨证为太阳阳明合病,予大青龙汤:

麻黄六钱,桂枝二钱,杏仁三钱,生姜三钱,大枣四枚,炙甘草二钱,生石膏三两。

结果:上药服一煎,汗出热退,尚余咳嗽,吐黄白痰。予半夏厚朴汤加减,调理一周病愈。

按:肺炎出现大青龙汤证者是非常多见的,用大青龙汤治疗疗效显著。惜患者先找西医,不好才再找中医,证候已变为他证。医者应当知有是证,用是方。

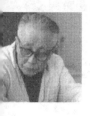

例 3　吴某,男,22 岁,住院病案号 00054。

初诊日期 1959 年 12 月 15 日:发热恶寒二天,伴头痛、咽痛、咳嗽、胸痛胸闷,经 X 线检查:为右肺下叶非典型肺炎。既往有肝炎、肺结核、肠结核史。常有胁痛、乏力、便溏、盗汗。前医先以辛凉解表(桑叶、银花、连翘、薄荷、羌活、豆豉等)一剂,服后汗出热不退,仍继用辛凉解表,急煎服,高烧、自汗、头痛、咳嗽、胸闷、恶风、胁痛诸症加重。血常规检查:白细胞数 8.1 × 10^9/L,中性 0.70。十四日静脉输液用抗生素,当夜高烧仍不退,体温 39.4℃,并见鼻煽、头汗出。又予麻杏石甘汤加栀子豉等,服三分之一量至夜 11 时出现心悸、肢凉。故请胡老会诊。胡老据:晨起体温 38.2℃,下午在 39℃以上,呈往来寒热,并见口苦、咽干、目眩、头晕、盗汗、汗出如洗、不恶寒、舌红苔黄、脉弦细数。

胡老认为证属表已解,连续发汗解表,大伤津液,邪传少阳阳明。治以和解少阳兼清阳明,为小柴胡加生石膏汤方证:

柴胡五钱,黄芩三钱,半夏三钱,生姜三钱,党参三钱,大枣四枚,炙甘草二钱,生石膏二两。

结果:上药服一剂,后半夜即入睡未作寒热及盗汗。16 日仍头晕、咳嗽痰多带血。上方加生牡蛎五钱,服一剂。17 日诸症消,体温正常。12 月 22 日 X 线检查:肺部阴影吸收。

例 4　岳某,男,67 岁,病案号:122745。

初诊日期 1965 年 7 月 3 日:恶寒发热五天,伴头痛、咳嗽、吐黄痰,体温 39.5℃。曾服桑菊饮加减(桑叶、菊花、连翘、薄荷、杏仁、桔梗、荆芥、芦根、黄芩、前胡、枇杷叶等)二剂,热不退。经 X 线检查,诊断为左肺上叶肺炎。又用银翘散加减二剂,汗出而热仍不退。又用麻杏石甘汤加减一剂,汗大出而热更高,体温 41.1℃。请胡老会诊时症见:汗出,烦躁不宁,时有谵语,咳嗽吐黄痰,腹胀,大便五日未行,舌红苔黄腻,脉弦滑数。

胡老认为证属阳明里实证,为大承气汤方证,药用:

大黄四钱(后下),厚朴六钱,枳实四钱,芒硝五钱(分冲)。

结果:上药服一剂,大便通四次,热退身凉,仍咳嗽吐黄痰。继用小柴胡加杏仁、桔梗、生石膏、陈皮,服三剂而愈。

伤寒论 通俗讲话

按：从以上验案可看出，胡老治疗肺炎所用都是《伤寒论》六经辨证和经方，且疗效确切，说明中医在古代已有治疗肺炎的经验。所以，如果真正掌握了《伤寒论》的六经辨证和方证，就能有效地治疗肺炎。

这里应当提到的是，肺炎常见的大青龙汤方证，其证的特点是外寒挟饮的太阳表热与阳明里热盛同时并见，所用大青龙汤发汗解表行饮兼清里热。方中的麻黄、桂枝、杏仁、生姜、大枣辛温发汗解表行水，生石膏辛寒清里热，诸药配伍共起辛凉清热作用。

有人认为《伤寒论》缺乏辛凉清热药物，这是没学透《伤寒论》的六经辨证理论和未能理解其方药功能的表现。

在会诊病例3时，胡老特别指出：辛凉解表只是定了一个大法，并没有进一步辨清具体的方证，因此治疗用药偏于盲目，过度解表使津液大伤，造成汗出热不退或更甚。而把肺炎的发热分为风寒、风热所致是片面的。不论是风寒还是风热，都可能在人体产生或热、或寒、或虚、或实、或表、或里的症状，分析这些症状所应归属的方证，才能明确当用方药。故胡老特别强调，中医治病辨证论治，不但要辨六经八纲、脏腑阴阳，更要辨方证，辨方证既是辨证的具体实施，也是辨证的基本功。也就是说，治病不能只有治疗大法如辛温发汗、辛凉清热、清阳明热、宣肺化痰……更重要的是要明确对证的方药。其实，辨方证比辨治疗大法更重要。对此，历代医家早有认识，如方有执研究《伤寒论》曾强调"守一法，不如守一方"，即是强调辨方证。从胡老治疗肺炎的经验可看出，中医看似简单，但要做到真正掌握，必须在继承上下工夫，在临床上反复体验，方能成为一个合格的、高明的中医临床医生。

治疗哮喘的经验

治哮不定用麻黄　却独崇大柴胡汤

刚跟随胡老学习，常感到其治病用药新奇。一天，遇到一位久治不愈

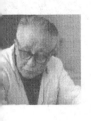

的哮喘患者(例1),处方中既无补肾纳气的白果、五味子、肉桂、山萸肉、熟地等,亦无宣肺定喘的杏仁、麻黄,而用了大柴胡汤加味。因而问之:"治喘为何不用麻黄?"胡老答曰:"因无麻黄证。"又问:"何为麻黄证?"胡老笑而答曰:"这不是一句话能讲清楚的,待有时间再详细讲吧。"当时急于获得答案的学生,不免感到遗憾,但庆幸的是,自此每逢星期天,胡老就给我讲授他对经方的研究和临床经验。治疗哮喘不用麻黄,而常用大柴胡汤的道理也就渐渐明白了。

从六经辨证来看,哮喘常表现为太阳病或少阳阳明合病,尤以太阳少阳并病、少阳阳明并病和三阳并病为最多见,而且以实证为多见。中医所说的哮喘,一般多是指临床上的一个症状,以邪气实多见。《伤寒论》有喘而胸满者,用麻黄,腹满而喘者不用麻黄,须通腑实。有人观察了哮喘患者,除了给对证的方药外,同时采用了控制饮食、通腑涤肠等方法以消里实,使临床治愈率从20%~30%提高到70%~80%。元代的朱丹溪提出:"哮主于痰。"明代的张景岳提出:"喘有宿根,遇寒即发或遇劳即发,亦名哮喘。"都在说哮喘以实证多见。又据患者平时无咳喘、吐痰、头痛、身疼等症,知不在太阳;哮喘发作时有胸满、胁痛、汗出、咽干、便干等,多属少阳阳明合病;又据哮喘多发于夜晚,发作时及不发作时皆无咯痰,可排除痰饮为患,这样引起此类哮喘的主要原因当属瘀血阻滞。因此,此类哮喘多呈现少阳阳明合病兼挟瘀血,为大柴胡汤合桂枝茯苓丸方证。这便是胡老在治疗哮喘时,往往不用麻黄,而常用大柴胡汤加减的主要原因。当然不是说,对所有的哮喘都不用麻黄,当病证在太阳有麻黄的适应证时也要用麻黄,这里仍是强调必须辨方证。

哮喘病发虽在肺 痰饮瘀血为主因

元代的朱丹溪提出:"哮主于痰",明确指出了痰阻气机、肺气不降是哮喘的主要病因病机,后世在这点上认识颇为一致。明代张景岳提出的"喘有宿根"这一观点也为后世所接受。

但有的哮喘患者在非发作期或长期发作后出现了一些虚损现象,可以说是久病伤肾,而就此把它当作形成哮喘的根本,这是不全面的。《证治准绳》说:"其元耗损,喘生于肾气上奔。"多是指肺气肿之属的气短、喘息,少见于喉中有痰鸣的哮喘。肾气上奔的哮喘,从理论上讲是有道理的,但临床上这种哮喘是少见的。如果过于强调这一理论,就会造成对哮喘的成因及治疗的偏差。临床上哮喘以实证多见,也要注意虚证哮喘的存在。

一般认为,实证哮喘的"宿根"多是指痰饮实邪,胡老通过长期临床观察、实践,认为瘀血是引起哮喘的重要因素之一。历代医家尚未明确提出瘀血能致哮喘,但《内经》有过类似的描述。如《素问》"肝脉搏坚而长……当病坠若搏,因血在胁下,令人喘逆。"有似因瘀血在胸胁引发喘证。

现代病理研究也说明:在慢性气管炎(包括哮喘性支气管炎)末梢细支气管及肺泡间隔的超微结构的改变,可看到小血管内有血栓形成,与中医的肺有瘀血、血在胁下是相吻合的。

近代临床报道用地龙、瓦松、蛞蝓等治疗哮喘收到明显的疗效。这些单味药具有解痉、抗过敏作用,从中医药性来分析,这些药物都有活血祛瘀的作用,临床上用活血祛瘀的方法治疗哮喘多有良效。说明哮喘病人有瘀血里实的存在。

基于以上说明,胡老认为,哮喘的主因是痰饮、瘀血(宿根),诱因是外感、伤食、物理、化学、七情等其他刺激。当外邪侵袭人体及内在的因素刺激人体后,与体内的痰饮、瘀血相互搏结,阻塞肺气,使肺气上逆而产生哮喘。即外邪引动内邪,外因引动内因而发病。当然也有单是瘀血,或单是痰饮阻肺而发病的情况。认识到这一病因病理,对于指导辨证治疗有重要意义。因此,以痰饮、瘀血为纲,则哮喘辨治明晰,今简述于下:

(一)以痰饮为主因的哮喘证治

外邪内饮,为常见的一种证。若其人素有水饮、痰浊潜伏于体内,一旦遭受外邪侵袭,外邪激动里饮,壅逆于肺,则发为哮喘。即呈《伤寒论》所述"伤寒表不解,心下有水气"之证。治宜发汗解表,温化水饮。其中具体证治又分以下几种:

1. 射干麻黄汤方证 主症:恶寒,身痛,痰多,喉中痰鸣。射干麻黄汤主之。口干、舌燥、心烦者,宜加生石膏。

2. 小青龙汤方证 主症:恶寒,身痛,无汗,咳逆倚息不得卧,咳唾白泡

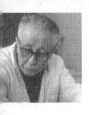

沫痰。小青龙汤主之。若见咽干、烦躁者,宜加生石膏。

3. 葛根合小陷胸汤方证　主症:项背拘急,胸满闷或痛,发热恶寒而喘。葛根汤合小陷胸汤主之。若心烦明显者,亦宜加生石膏。

4. 苓甘五味姜辛夏杏汤方证　主症:咳逆,喘满,唾白泡沫痰,口中和。苓甘五味姜辛夏杏汤主之。

5. 麻黄附子细辛汤方证　主症:恶寒,无汗,或背恶寒,四逆,精神疲惫,脉沉细。麻黄附子细辛汤主之。

(二)以瘀血为主因的哮喘证治

原有瘀血潜伏于体内,一旦外感或伤食或七情变化,诱使瘀血变化,上犯肝肺而发哮喘。若不驱瘀,则哮喘经久不愈,故凡哮喘不论寒暑经年不已者,多属瘀血为患。具体常见方证如下:

1. 大柴胡汤合桂枝茯苓丸方证　主症:胸胁苦满,呼吸困难,心下急,口苦咽干,大便干燥。

2. 大柴胡汤合桃核承气汤方证　主症:上证又见腹胀满,大便难通者。

以上二方证,若见口干舌燥或烦渴者,均宜加生石膏;若上证复有外感,发热恶寒而无汗者,则宜用葛根汤,依证选用大柴胡汤、桂枝茯苓丸,或大柴胡汤合桃核承气汤三方合主之;见咽干烦躁者,亦宜加生石膏;若上证见汗出而喘明显者,则宜用麻杏石甘汤,依证选用大柴胡汤合桂枝茯苓丸,或大柴胡汤合桃核承气汤三方合方主之。

(三)痰饮、瘀血二因具备的哮喘证治

既有外邪内饮,复有瘀血在里的哮喘也屡有所见。如常见有**小青龙汤方证**,复见**大柴胡汤合桂枝茯苓丸合方证**者(证见前),即以小青龙汤、大柴胡汤、桂枝茯苓丸三方合方主之。

大便难通者,可易桂枝茯苓丸为**桃核承气汤**;若现射干麻黄汤方证者,即以**射干麻黄汤**为主,依证选用大柴胡汤、桂枝茯苓丸,或大柴胡汤、桂枝茯苓丸、桃核承气汤三方合方主之。

以上各方证,若见口舌干燥或烦躁者,均宜加生石膏。

哮喘治疗效卓著　辨方证上下工夫

胡老非常强调,方证之学为医者的基本功。六经之分,只概括了为病

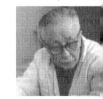

的表里(赅半表半里在内)阴阳,当然还须进行寒热虚实的分析,则六经八纲俱无隐情,辨证至此,已可制定施治的准则。但是胡老特别强调,在临床应用上,这还是远远不够的。所谓准则,亦只是可汗、可下、可补等等法则而已,究竟宜用什么方药,还须进行方证之辨。方证者,即方剂的适应证,如《伤寒论》所载桂枝汤证、柴胡汤证、白虎汤证等等皆是也。辨方证为六经八纲辨证的继续,亦即辨证的尖端。中医治病有无疗效,其主要关键就在于辨方证是否正确。所以,医者必须对各种重要方剂熟悉,无论是药物组成,还是药理作用,尤其具体的适应证,均须心中有数。今谨按病例分析于下:

病例1　康某,男,36 岁,中学教师,病案号 143153。

初诊日期1964 年 4 月 29 日:三年前因食青辣椒而引发哮喘,始终未离西药治疗,迄今未愈。冬夏无休,每次发作,常因偶尔咳嗽或喷嚏引发。自觉消化不好,大便干燥即为将发之预兆。发作时喘满胸闷,倚息不得卧。曾在长春、沈阳、哈尔滨等各大医院治疗均不见效而来北京治疗。来京亦多处求医,曾用割治疗法、两侧颈动脉体手术等疗法,皆无效果。又多处找名中医诊治,曾以宣肺定喘、补肾纳气等方药治疗七个多月,证有增无减,颇感精神痛苦,以至绝望。计划返故里等死。后听别人介绍,到胡老这里最后一试。现在症状:喘闷,胸腹胀满,昼轻夜重,晚上哮喘发作,倚息不得卧,大汗淋漓,口干,便秘,心中悸烦,眠差易醒,舌苔薄白,脉沉缓。

予大柴胡合桂枝茯苓丸加生石膏汤:

柴胡四钱,黄芩三钱,半夏三钱,生姜三钱,枳实三钱,炙甘草二钱,白芍三钱,大枣四枚,大黄二钱,桂枝三钱,桃仁三钱,茯苓三钱,丹皮三钱,生石膏一两半。

二诊5 月 3 日:上药服第二剂后,症状减轻,服第三剂时,大便通畅,哮喘已,胸胁满、腹胀、心中悸烦均不明显,已不用西药氨茶碱等,上方继服三剂。

三诊1966 年 9 月 25 日:出差来京,告知病情,两年来曾数次感冒咳嗽,但未出现哮喘。

按:本患者为支气管哮喘,三年来用中西药及手术治疗无效,关键是辨证不准确,实用补治,方不对证,致使病长久不愈。初诊时证的特点:胸胁

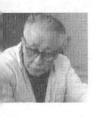

满闷,心中悸烦,汗出口干,大便秘结等,为少阳阳明合病证。发病既不为外感所诱发,又无痰饮证候,尤其昼轻夜重,多属瘀血为害。

综合以上分析,为大柴胡合桂枝茯苓丸加生石膏汤方证,故予两解二阳合病,兼以祛瘀活血,因方药对证,故服之而收捷效。

徐灵胎说:"用药如用兵,实邪之伤,攻不可缓,用峻厉之药攻之,而以常药和之。"本患者为瘀血实邪所致的哮喘,治疗应急速攻逐瘀血里实之邪,故用大黄、枳实、桃仁等峻厉之药攻之,而以大枣、甘草、茯苓、生姜等常药和之。故大柴胡合桂枝茯苓丸加生石膏汤治疗瘀血里实证属少阳阳明合病之哮喘,其攻邪速捷,但不伤正。临床屡用此方药皆不用麻黄,而治疗哮喘屡见显效。

病例2 王某,女,62岁,病案号18161。

初诊日期1979年5月4日:肺炎后患咳喘已十余年,每秋冬发作,春夏缓解,但本次自去年冬发至今未缓解,上月底感冒后,哮喘加重。现在症状:哮喘甚,夜不得平卧,喉中痰鸣,伴咳嗽吐白痰量多,恶寒背冷,口中和,大便溏泄,日二三行,舌苔白微腻,脉弦细,两肺满哮鸣音,左肺散在湿罗音。

据证予射干麻黄汤加减:

射干三钱,麻黄三钱,桑白皮三钱,生姜三钱,桂枝二钱,炙甘草二钱,细辛三钱,五味子三钱,款冬花三钱,紫菀三钱,半夏三钱,杏仁三钱。

结果:上药服三剂,喘平,咳嗽吐白痰仍多,左肺偶闻干鸣音,未闻湿罗音。上方继服。7月17日随诊,仅有胸闷、吐少量白痰。

按:本例为喘息性支气管炎,哮喘症久,但来诊时外邪明显,主症为喉中痰鸣,咳嗽吐白痰量多,恶寒背冷。证属外邪内饮无疑,法宜发汗解表,除痰平喘,因多痰喉中嘶鸣,为射干麻黄汤方证,加减予之,故用之则验。

病例3 田某,女,20岁,本院学生,住院病案号00129。

初诊日期1959年1月15日:哮喘、咳嗽五天。自1956年冬受风寒后,常发作哮喘、咳嗽。本次发作重而住院治疗,诊断为支气管哮喘。已服中药三剂未见效而请会诊。现在症状:哮喘咳嗽,端坐抬肩,不能平卧,喉中痰鸣,住病房楼三层,在一层即能闻其声,哮喘多由一阵咳嗽后加重,自感

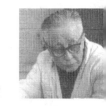

胸闷憋气，呼气易而吸气难，声音嘶哑，咳嗽吐白泡沫痰，鼻塞流清涕，喷嚏，胃口不好，厌食油腻，大便干少，膝肘关节痛，舌苔薄黄，脉细数，两肺满哮鸣音。

证属太阳阳明合病，予大柴胡汤、葛根汤、大青龙汤三方合方治之：

柴胡四钱，枳实三钱，白芍三钱，黄芩三钱，酒大黄三钱，生姜三钱，大枣四枚，半夏三钱，麻黄三钱，葛根三钱，杏仁三钱，桂枝三钱，炙甘草一钱，生石膏一两半。

二诊1月16日：上药服一剂，哮喘平，声嘶哑也减，仍感胸闷气憋，咳吐白痰。易医开方：旋覆花三钱，苏子三钱，半夏二钱，橘红一钱，杏仁三钱，紫菀二钱，桑白皮三钱，炙甘草一钱。

三诊1月17日：哮喘又作，喉中痰鸣，咳嗽吐白泡沫痰，声音嘶哑，自觉胸胁痛疼，喉中发紧，舌苔薄黄，脉小数。

证仍属太阳阳明合病未解，予大柴胡合大青龙汤加减：柴胡四钱，枳实三钱，白芍三钱，半夏三钱，生姜三钱，大枣四枚，麻黄三钱，桂枝三钱，杏仁三钱，炙甘草一钱，生石膏一两半，山栀三钱，厚朴三钱。

四诊1月21日：上药服三剂，喘平。昨天感受风寒，今早又感喉部发紧，轻度作喘，咳嗽吐白痰，两下肢起荨麻疹作痒，小便短赤，大便干，纳差，舌苔薄黄腻，脉细数。

刻下外邪盛，里热轻，故重在解表化饮，佐清里热，予小青龙汤加生石膏：麻黄三钱，白芍三钱，桂枝二钱，半夏三钱，细辛二钱，炮姜二钱，五味子三钱，炙甘草一钱，生石膏一两半。

五诊1月22日：上药服一剂，咳喘皆平。改专方治荨麻疹，调理胃口，两日出院。

按：此患者始终有里实证，治疗只宣其肺，必引里邪上犯于肺加重喘逆。即使注意到泻里实，但用何种方药合适，还要进一步分辨。同时因不同的时期出现不同的变证、兼证，对此也必须选用相对应的方药，才能使药到病除。

分析本例，初见哮喘、胸满、不能平卧、大便干少等，此为里实热证。鼻塞声嘶、关节痛疼等为外寒在表，属太阳阳明合病，为大柴胡汤、大青龙汤、葛根汤三方合方的适应证，故用一剂，哮即平。

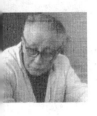

二诊时,他医开方,虽用宣肺化痰平喘之剂,因未治其里实,故哮喘发作又重。

三诊时,虽仍有外寒,但因关节痛疼等症已不明显,而以咳喘吐痰等痰饮证及里实证明显,为大柴胡合大青龙汤的适应证,故加减服用三剂又使喘平。

四诊时,因新受风寒,尚挟里热,为小青龙汤加生石膏的适应证,故进一剂哮即平。

从其治疗兼证来看,三次处方都有兼治表证的方药,但有关节痛者,合用葛根汤;无关节痛而痰饮盛者合用大青龙汤加厚朴;有小便不利者,用小青龙汤。总之,治疗哮喘,表现的证不同,所用方药也就不同,方证对应,是见效的关键。

病例4 许某,女,30岁,住院病案号03965。

初诊日期1964年6月29日:咳喘气短已十余年,每至冬季病剧。近两年来因爱人病故,心情不好,发病加重,曾两次吐血。今年春节后病情逐渐加重,至今未曾缓解,于今年5月26日住院治疗,诊断为哮喘性支气管炎合并肺气肿。经治疗一个多月,前后用苏子降气汤合定喘汤、麻杏石甘汤、桑杏汤等加减治疗皆不效。自6月19日至6月29日加服蛤蚧尾一对、西洋参60多克,病情越来越重,故要求胡老会诊。现在症状:喘息抬肩,心悸气短,汗出淋漓,因咳喘而不能平卧,吐白泡沫痰,时夹有黄痰,面部潮红,形体疲惫,难以行动,语言无力,饮食减少,二便尚调,时腰背痛疼,心情抑郁,时常泣下,舌苔白腻,脉细微数。

此属二阳合病,为大柴胡合桃核承气汤方证,予:

柴胡四钱,半夏三钱,黄芩三钱,白芍三钱,枳实三钱,大黄二钱,生姜三钱,大枣三枚,桃仁三钱,桂枝二钱,丹皮三钱,炙甘草二钱,冬瓜子三钱,生石膏一两半。

二会诊7月1日:上药服一剂,喘小平,汗大减,已能平卧。昨夜微冒风寒,晨起头痛,仍宗上方加减:上方去冬瓜子,加瓜蒌八钱。

三会诊7月2日:精神转佳,能慢步行走,自理生活,面部潮红之象略减,昨晚月经来潮,本次提前十五日,量多色淡,无瘀血块,大便微溏。仍宗前法加减:柴胡四钱,白芍三钱,枳实三钱,半夏三钱,黄芩三钱,生姜三钱,大

118

枣三枚,大黄二钱,炙甘草二钱,生地五钱,麦冬三钱,瓜蒌一两,生石膏二两。

四会诊 7 月 4 日:病情渐平稳,纳食稍香,喉中微有痰鸣,胸中时痛热,舌苔薄黄腻根厚,脉细滑。仍宗前法加减:柴胡四钱,白芍四钱,半夏三钱,黄芩三钱,生姜三钱,大枣三枚,枳实三钱,麦冬四钱,瓜蒌一两,大黄二钱,炙甘草二钱,竹茹二钱,茯苓三钱,桂枝三钱,生牡蛎八钱,生石膏二两。

五会诊 7 月 11 日:病情稳定,夜得安眠,纳食亦增,唯每早微喘、气短,继以上方加减,回家调养。

按: 此哮喘病人,正气虚衰,同时有里实和外感表证,前医未先解表和治里实,而反用人参、蛤蚧先补其虚,使哮喘越来越重,以至大汗淋漓,卧床不起。表里皆实反补其里,犹如开门揖寇。正如徐灵胎所说:"虽甘草、人参,误用致害,皆毒药之类也。"初会诊时,表证已渐消,而以里有痰热挟瘀血为主,为大柴胡合桃核承气汤的适应证,故进一剂而喘小平,大汗亦减。三会诊时,里实去其大半,因大汗伤津、伤血,致使月经前期色淡,故加入生地、麦冬养血清热。此时扶正也不能忘祛邪。由此可知,哮喘有邪实者,务必先予驱邪为要。

病例5 王某,53 岁,中学教师,病案号 11188。

初诊日期 1978 年 11 月 24 日:哮喘三年。1976 年夏天因闻敌敌畏后患哮喘,伴咳嗽吐白痰,经治疗两个多月缓解。今年八月,地上撒了大量敌敌畏又引发哮喘。曾两次住院治疗,用抗生素、激素等,症状暂时缓解,但出院后不久又发如初。常服西药扑尔敏、氨茶碱等,效果不理想。又服中药汤剂及胎盘、黄芩、紫花杜鹃片等,效果也不明显。现在症状:哮喘不能平卧,喉中痰鸣,咳嗽吐白痰,量多,咳嗽则遗尿,口苦咽干,思饮,心下满闷,每天服紫花杜鹃九片、氨茶碱三片,晚上可以平卧,大便如常,舌苔白根厚腻,脉沉细弦,右寸浮。心律齐,心率 96 次/分,血压 150/100mmHg,末梢血象检查:白细胞数 10.4×10^9/L,嗜酸性粒细胞计数 1.122×10^9/L,两肺满哮鸣音,西医诊断:支气管哮喘合并慢性支气管炎。

中医辨证:痰热挟瘀,予大柴胡汤合桂枝茯苓丸加减:

柴胡四钱,黄芩三钱,半夏三钱,枳实三钱,石苇五钱,白芍三钱,大黄一钱半,生姜三钱,桂枝二钱,桃仁三钱,大枣四枚,茯苓四钱,丹皮三钱。

复诊 11 月 28 日：服第一剂咳嗽减轻，服第二剂痰消尽，遗尿已，喘已不明显，上二层楼亦不感喘，但每天仍服氨茶碱三片。心下满消，仍口苦咽干，思饮，身冷，纳差，大便日二至四行，舌苔白，脉弦细，右寸浮。坐位听诊：两肺未闻哮鸣音，卧位可闻哮鸣音。血压 150/100mmHg，末梢血象检查：白细胞数 7.8×10^9/L，嗜酸性粒细胞计数 0.4×10^9/L。上方加焦三仙各三钱。

　　三诊 12 月 8 日：喘平，大便日三至四行，上四层楼不感喘，但昨天又感胸闷，早起口苦，舌苔白腻根厚，脉弦细。卧位听诊两肺散在哮鸣音。血压 150/100mmHg。上方去大黄，加熟地二钱。

　　四诊 1979 年 4 月 12 日：追访患者，自觉良好，与学生一起跑步也不喘，两肺听诊（－），卧位也未闻干湿性啰音及哮鸣音。血压 140/100mmHg，血象检查：白细胞数 0.77×10^9/L，嗜酸性粒细胞计数 0.154×10^9/L。

　　按：一般认为，支气管哮喘患者，约半数有轻度或中度嗜酸性粒细胞升高，其升高可反映人体的过敏状态，本患者是过敏性支气管哮喘，前医中西医结合抗过敏（用扑尔敏、黄芩、胎盘等）治疗未见效，而胡老用大柴胡汤合桂枝茯苓丸加减收捷效，不但喘平，且见嗜酸性粒细胞恢复正常。可见该方药有抗过敏作用。因此，在中西医结合治疗哮喘时，一定要重视辨方证，以利于疗效的提高和中西医理论的阐明及发展。

　　病例 6　唐某，女，40 岁，病案号 81486。

　　初诊日期 1980 年 3 月 11 日：自去年三月出现哮喘，经服中西药治疗不缓解，前医曾按三阳合病予服大柴胡汤合葛根汤加生石膏 38 剂不效。近期症状：白天无咳喘，但有鼻塞流涕，头痛，精神不佳，思睡，背恶寒，晚上胸闷喘息，喉中痰鸣，吐少量白痰，口干不思饮，大便干，舌苔薄黄，脉弦细沉。变态反应检查：对尘土、螨、花生、芝麻、大豆等八种物质过敏；血流变学检查：全血比黏度 6.25 mPa.s，血浆比黏度 1.98，全血还原黏度 11.17，红细胞电泳 16.70/S，红细胞比容 47%。免疫球蛋白检查：IgG 1.24g/L，IgA 1.10g/L，IgM 1.38g/L。血乙酰胆碱 44.9μg%。西医诊断：支气管哮喘。

　　中医辨证：少阴表寒挟饮。治以温阳化饮，予麻黄附子细辛汤：

麻黄二钱,制附子二钱,细辛二钱。

结果:上药服三剂,鼻塞明显好转,头痛减轻,渐增加附子用量至四钱,经服两月,喘平。复查血流变学:全血比黏度 4.86mPa·s,血浆比黏度 1.94,全血还原黏度 9.74,红细胞电泳 15.03/S,红细胞比容 40%。免疫球蛋白:IgG 2.34g/L,IgA 0.99g/L,IgM 2.11g/L。血乙酰胆碱 63.60μg%。访三年未见复发。

按:本例是虚寒性哮喘,前医误认为三阳合病,故服了 38 剂汤药而不见效。患者长期有鼻塞流涕、头痛等症,可知病在表。但有背恶寒、精神不佳、白天思睡,当知表不属太阳而应属少阴。又据脉沉弦细、喉中痰鸣、咳嗽吐少量白痰、口干不思饮等,当判定为少阴挟饮,为麻黄附子细辛汤的适应证,故谨守病机,治疗两月而喘告愈。

俗有"内科不治喘,治喘丢了脸"之说,是说哮喘病难治。但是中医各代仁人志士知难而上,不断总结治疗经验,使一个个哮喘难证不断被攻克。胡老正是"勤求古训,博采众方",终生不辍。从以上六个病例可看出,治疗哮喘所用方药都是经方,用古方治今病疗效卓著。

哮喘症状复杂多变,虽治疗不易,但仍是有方药可医的,只是治疗时不能用一方一药,其治疗有效与否,取决于辨证准确与否,更取决于辨方证的准确与否。胡老提出"辨方证是辨证的尖端",正是其一生心血的总结。

肝炎肝硬化论治

胡希恕老中医,在二十世纪六十年代,曾治疗了大量肝炎和肝硬化患者,积累了不少宝贵经验,并多次做学术报告,其经验和学术思想也多次刊登于报刊、杂志。

他治疗肝炎、肝硬化的特点:第一,不是用一方统治一病,而是据症状特点辨方证,用相应的方药治疗。第二,多用经方治疗。胡老所用经方很多,其论治经验丰富多彩,为了便于记忆,把其主要论治经验概括为三大

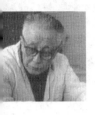

法,这就是:急性黄疸型肝炎以利湿、清热、疏肝为大法;无黄疸型慢性肝炎以疏肝、祛瘀、和胃为大法;肝硬化、肝腹水以益气、淡渗、祛瘀为大法。

利湿清热疏肝主退黄

（一）有关黄疸型肝炎的论治

黄疸多见于急性肝炎,病因主为湿热。《伤寒论》第236条:"阳明病,发热、汗出者,此为热越,不能发黄也。但头汗出、身无汗、剂颈而还、小便不利、渴饮水浆者,此为瘀热在里,身必发黄,茵陈蒿汤主之。"即是说,黄疸的形成,主为瘀热在里,即湿热相瘀于里不得外越之意。胡老精研《伤寒论》有关论述,又结合临床总结指出:若热胜于湿者,见大便难等症为阳明证,古人谓为阳黄;若湿胜于热者,见大便溏等症为太阴证,古人谓为阴黄。阳黄宜下,茵陈蒿汤、栀子大黄汤、大黄硝石汤等为治阳黄常用之良方。阴黄则但利其小便,宜茵陈五苓散等。不过以上诸方,虽能驱黄,但有的黄去,而肝炎常迁延不愈。因肝喜疏泄而恶郁滞,肝病则气郁不疏,肝气久郁,则血脉凝滞而致血瘀,故令不愈。法宜驱黄中兼以疏肝,则黄去肝炎亦治。

（二）常见方证

急性黄疸型肝炎临床症状变化多端,有许多适应治疗的方证,胡老常用以下两个方证:

1. **大柴胡合茵陈蒿汤方证**　主症:发黄,胸胁苦满,呕逆微烦不欲食,大便干燥,小便黄赤,腹胀满,舌苔白腻或黄,脉弦滑数。方药:

柴胡八钱,半夏四钱,黄芩三钱,白芍三钱,枳实三钱,大黄二钱,栀子三钱,茵陈蒿六钱,生姜三钱,大枣四枚。

加减法:若上证又见心中懊侬、发热者,上方再加豆豉六钱;若大实满、小便不通者,加黄柏三钱、硝石四钱。

2. **柴胡茵陈五苓散方证**　主症:心烦喜呕,不欲食,小便不利,大便溏薄,舌苔白,脉弦细。方药用:

柴胡六钱,半夏四钱,黄芩三钱,党参三钱,生姜三钱,茵陈蒿六钱,猪苓三钱,茯苓三钱,苍术三钱,泽泻五钱,桂枝二钱,大枣四枚,炙甘草二钱。

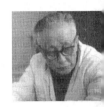

（三）验案

例 1　刘某,男,63 岁,病案号 17879。

初诊日期 1965 年 3 月 1 日:一周前高烧,不久两眼巩膜发黄,小便黄如柏汁。现兼见两胁胀满,纳差,口苦,恶心,舌苔白,舌质红,脉弦稍数。GPT 219U/L(正常值 100U/L),黄疸指数 20U。

据证分析,此为大柴胡合茵陈蒿汤方证,用其加减:

柴胡四钱,半夏三钱,黄芩三钱,白芍三钱,枳实三钱,栀子三钱,大黄二钱,茵陈蒿一两,生姜三钱,大枣四枚。

结果:上方服七剂,黄疸退,服二十一剂,症渐消,一个月后复查肝功正常。

例 2　王某,男,25 岁,病案号 3343。

初诊日期 1978 年 4 月 27 日:两月前患痢疾,痢止后出现腹胀、腹水、下肢浮肿,经检查诊断为"肝炎、肝硬化"。曾在某医院住院治疗两月不见好转。现症见:腹胀、低烧、纳差、乏力、头晕、便溏、尿黄、舌质红、舌苔薄白,脉弦数。巩膜轻度黄染,腹部膨隆,腹水征(+),下肢可凹性浮肿(+ +)。实验室检查:GPT > 600U/L,TTT 17U,TFT(+),HBsAg 1∶32。蛋白电泳:白蛋白 46.4%,a_1 3.48%,a_2 8.7%,β 14.9%,γ 26.7%。腹腔穿刺液:细胞总数 310,WBC 280。超声波检查:肝肋下 1.5cm。

证属肝气郁结、湿热内蕴,予大柴胡合己椒苈黄汤方证,药用:

柴胡四钱,半夏三钱,黄芩三钱,枳壳三钱,白芍三钱,生姜三钱,大枣四枚,木防己三钱,椒目三钱,大黄二钱,葶苈子三钱,茵陈蒿八钱。

结果:上药服七剂后,出现鼻衄、心中烦热改用三黄泻心汤四剂。鼻衄止、心中烦热消失,而以少腹坠痛、肝区痛、纳差、下肢浮肿为主,故予四逆散合当归芍药散加减。

服药月余,纳增,面丰满而红润,症以肝区痛、气短、小便少、下肢浮肿为主,改服柴胡桂枝干姜汤合当归芍药散加丹参、茵陈。半月后,查腹水已消,下肢浮肿也不明显,以大柴胡合己椒苈黄汤加减,治疗五个月余,查肝功正常,HBsAg 1∶16,蛋白电泳:白蛋白 65%,a_1 4.09%,a_2 6.1%,β 9.5%,γ 15%。

123

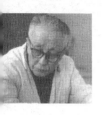

按:此患者治疗半年后,肝功正常,腹水大致消退,但每年春季以后,肝功逐渐升高,直至十月以后方逐渐恢复正常,连续观察两年如此,但腹水、浮肿未再出现,三年后失去联系。值得说明的是,急性黄疸型肝炎多属阳黄,尤以例1所见以大柴胡合茵陈蒿汤方证为常见。临床虽亦有阴黄,但以胃虚小便不利、大便溏薄为主的柴胡茵陈五苓散方证多见。而真正太阴虚寒下利者,则很少见。又据胡老多年经验认为:黄疸型肝炎并发腹水者为难治。例2是疗效较好的一例,惜观察时间较短。

疏肝祛瘀和胃使邪却

(一)有关无黄疸型慢性肝炎的论治

《灵枢·五邪》篇有"邪在肝,则两胁中痛,寒中,恶血在内,行善掣节,时脚肿。取之行间,以引胁下,补三里以温胃中,取血脉以散恶血,取耳间青脉以去其掣"的记载,颇似对无黄疸型肝炎的证治论述。胡老译释这段论述认为,前段是述其证,后段是论其治。肝炎患者多有肝脾肿大则胁中痛,肝区在右,本应右胁痛,剧则涉及于脾,故两胁中痛。寒中,即胃中寒,因肝病传脾,胃不和而寒停于中。恶血,即瘀血。恶血在内者,肝藏血而喜疏泄,肝病气郁,血液凝滞,因致恶血在内。行善掣节者,谓下肢酸软,行动则觉关节牵掣不利,由气滞血瘀所致。时脚肿者,由于胃虚有寒,不能制水。取之行间,以引胁下者,谓刺行间穴,用泻法以疏肝。补三里以温胃中者,谓刺足三里穴,用补法以温胃中寒。取血脉以散恶血者,谓以针刺放血以散瘀血。取耳间青脉以去其掣者,谓放耳间静脉血以治行则掣节。此原是论述有关针灸的治疗大法,但其理也很近于内科的证治。

基于以上的论述,结合临床观察,慢性无黄疸型肝炎病的形成,多为气郁而瘀,治疗既宜疏肝又须祛瘀。胃为生之本,肝病每使胃不和,治宜和之,和者当重视其胃气,不可使胃气有伤。胃气衰者,病必不除,胃气败则死。因此,疏肝、祛瘀、和胃三者,为治慢性肝炎的原则大法。不过胡老特别强调:具体证治,还须细辨方证,他一再指出:方证者,方药的适应证,此本出自仲景书,为用经方的准则。论中有桂枝汤证、柴胡汤证,柴胡汤证中又有小柴胡汤方证、大柴胡汤方证、柴胡桂枝干姜汤方证等,这些柴胡汤方

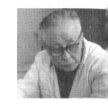

证均有疏肝作用,然各有一定的适应证,如使用正确则得效益彰,如果用得其反,不但无益,反而有害。治疗肝炎,必须依据症状辨方证,然后选用适应的方药,才能治好肝炎。

(二)常见方证

无黄疸型肝炎的方证常见以下几个:

1. **柴胡桂枝干姜汤合当归芍药散方证** 主症:胸满胁痛,渴而不呕,身倦乏力,下肢酸软,或肩背痛,或腰痛,或头晕,大便偏干,舌苔白,脉弦细。方药:

柴胡八钱,黄芩三钱,花粉四钱,生牡蛎三钱,桂枝三钱,干姜二钱,白芍六钱,当归三钱,川芎二钱,丹参一两,茯苓四钱,苍术三钱,泽泻六钱,炙甘草三钱,茵陈蒿八钱。

加减法:若上证见肝区痛剧者,加王不留行三钱、葱须三钱,旨在活血疏肝止痛;口舌干燥而烦渴不已者,加生石膏一两半;肝功已正常,而证犹不了了者,上方去丹参、茵陈蒿,适证加减他药,继服至症状消除为止。

2. **小柴胡当归芍药散茯苓饮方证** 主症:胸胁苦满,心下逆满,痞硬,恶心,噫气,甚则吞酸,胃脘疼,不能食,大便时溏,舌苔白腻,脉弦细。方药:

柴胡八钱,党参三钱,黄芩三钱,半夏四钱,枳实三钱,陈皮一两,生姜三钱,白芍六钱,当归三钱,川芎三钱,茯苓四钱,苍术三钱,泽泻六钱,丹参一两,茵陈蒿八钱,大枣四枚,炙甘草二钱。

加减法:肝区痛甚者,加王不留行三钱、苦桔梗二钱,旨在活血理气止痛;口渴明显者,加白茅根五钱。

3. **小柴胡丹参茵陈甘草汤方证** 主症:食欲不佳,或无明显不适,但肝功不正常,小儿肝炎多见本方证。方药:

柴胡八钱,党参三钱,黄芩三钱,半夏四钱,丹参一两,茵陈蒿八钱,生姜三钱,大枣四枚,炙甘草三钱。

加减法:腹胀明显或有嗳气者,加陈皮一两,理气和胃降逆;大便干而不爽者,加白术五钱,健中和胃。

4. **四逆散合当归芍药散方证** 主症:胸胁及心下满,时有眩悸,肝区隐

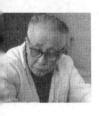

隐痛,不呕不渴,腹胀或痛,小便不利而大便溏频,舌苔薄白,脉弦。方药:

柴胡四钱,白芍六钱,当归三钱,枳实四钱,川芎三钱,苍术三钱,泽泻六钱,炙甘草三钱,茯苓四钱。

加减法:肝区痛者,加王不留行三钱、三棱二钱、莪术二钱,理气活血止痛;肝功不正常者,加丹参一两、茵陈蒿八钱;肝脾肿大者,加鳖甲三钱、龟板三钱;面部色素沉着,或下肢皮肤色素沉着、黑斑、瘀斑明显者,合用大黄䗪虫丸。

5. 大柴胡汤合桂枝茯苓丸方证 主症:胸胁苦满,心下急,微烦欲呕,肝区痛剧,GPT 偏高,舌苔黄,大便干燥。方药:

柴胡八钱,半夏四钱,黄芩三钱,枳实三钱,白芍三钱,桂枝三钱,桃仁三钱,丹皮三钱,茯苓三钱,大枣四枚,生姜三钱,茵陈蒿八钱,大黄二钱。

加减法:肝炎本多虚证,尤以血虚水盛多见,但在漫长病变过程中,或因气滞血瘀而实,或因外邪相加而实,故时有呈现大柴胡汤合桂枝茯苓丸方证者,当适证应用;若遇有里实燥结甚者,可加芒硝三钱冲服;而大便偏溏者,可去大黄;肝功不正常者,可加丹参一两、茵陈蒿八钱。

(三)验案

例3 伊某,女,26 岁,病案号 04216。

初诊日期 1979 年 5 月 18 日:自 1976 年 4 月起肝功一直不正常,经中西药治疗不见好转,后在本院门诊以清热利湿、活血解毒法治疗半年多亦未见效果。查肝功:TTT 8U,TFT(++),GPT 766 U/L(正常值 100U/L),HBsAg1∶32。主要症状:下肢酸软,右胁痛疼,恶心,嗳气,纳差,夜间肠鸣,月经前期,舌苔薄微黄,脉弦细。

证属肝郁血虚、水饮停滞,治以疏肝理气、养血利水,予柴胡桂枝干姜汤合当归芍药散加减:

柴胡六钱,黄芩三钱,生牡蛎三钱,天花粉四钱,桂枝三钱,干姜二钱,当归三钱,白芍三钱,川芎三钱,王不留行三钱,丹参一两,茵陈蒿八钱,茯苓五钱,苍术三钱,炙甘草三钱。

结果:上药服三剂,出现尿频、尿痛、尿急,改服猪苓汤加生苡仁三剂,症除。又因恶心腹胀,大便溏等,改服小柴胡汤合茯苓饮六剂。恶心腹胀

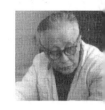

消失,大便转常,再投以初诊时原方加减,服用二月。12 月 17 日查肝功正常,HBsAg1∶16。

例 4　索某,男,25 岁。病案号 43609。

初诊日期 1978 年 5 月 8 日:自 1977 年 4 月诊断为肝炎,GPT 一直波动在 300～600 U/L,曾经住院服西药治疗一年无效。本月查肝功:GPT 600 U/L 以上,血清总胆红素 161 μmol/L,TTT 10U,TFT(＋),HBsAg 1∶32。主要症状:乏力,肝区痛,常咽痛,小便黄,舌苔薄白,脉弦数。胡老诊脉后指出:此证虽病久且见乏力,乍看为虚,但细看脉证,实为肝郁偏实热之证,治以疏肝祛瘀、清热利湿之法,予大柴胡汤合桂枝茯苓丸茵陈蒿汤:

柴胡六钱,黄芩三钱,白芍三钱,大枣四枚,半夏四钱,桂枝三钱,大黄二钱,生姜三钱,枳壳三钱,桃仁三钱,丹皮三钱,茯苓四钱,炙甘草二钱,茵陈蒿八钱。

结果:上药加减服用三个月,咽痛已,肝区痛偶现。查肝功:GPT 143U/L,TTT(－),TFT(－),血清总胆红素 90μmol/L,HBsAg 1∶32。但大便转溏,乏力腹胀明显。

说明邪实去,而本虚明显,证为血虚水盛为主,故予柴胡桂枝干姜汤合当归芍药散加减,药用:柴胡六钱,桂枝三钱,黄芩三钱,天花粉四钱,生牡蛎四钱,干姜二钱,炙甘草二钱,白芍三钱,川芎三钱,当归三钱,苍术三钱,泽泻三钱,丹参一两,茵陈蒿八钱,茯苓四钱。又服一个月,症状消失,肝功正常,HBsAg(－)。

益气淡渗祛瘀保肝康

有关肝硬化、肝腹水的论治

《金匮要略·水气病》篇曰:"脉得诸沉,当责有水……肝水者,其腹大,不能自转侧,胁下腹痛。"揭示了肝硬化、肝腹水的脉证。胡老认为,该病主要是气虚血虚,血虚水盛,为本虚标实之证,治疗不能急于攻水而求近效,要特别注意慎用大戟、芫花、甘遂、黑白丑等攻伐逐水之品。这些都是毒性明显的药物,肝硬化、肝腹水多是慢性肝炎迁延不愈,肝功衰竭已极,已不能耐受这些药物的毒性刺激。肝脏本是重要的解毒器官,肝功衰竭,无能力解毒,有毒物质将进一步毒害肝、肾等器官,致使人体全身衰竭。此时的

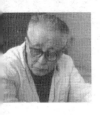

治疗,唯有益气养血、祛瘀利水治其标本,即以益气养血养肝保肝,以祛瘀活血软坚消肝脾肿大,以淡渗利水消腹水、浮肿。这样慢慢消息,以期望肝细胞再生、肝功趋向正常。

（一）常见方证

1. 茯苓饮合五苓散当归芍药散方证 主症:乏力,纳差,消瘦,腹满腹水,面色萎黄或有色素沉着,舌苔白少津,脉沉滑。方药:

茯苓六钱,党参三钱,陈皮一两,生姜三钱,枳壳三钱,桂枝三钱,猪苓三钱,苍术五钱,泽泻五钱,当归三钱,白芍三钱,川芎三钱。

加减法:腹胀、浮肿明显者,加大腹皮三钱、槟榔三钱;纳差者,加砂仁三钱;肝功不正常者,加丹参一两、茵陈蒿八钱;肝脾肿大者,加鳖甲五钱、龟板五钱,或加服鳖甲煎丸三钱,一日二次,或用大黄䗪虫丸二钱,一日二次。

2. 小柴胡茵陈五苓散方证 主症:口苦咽干,腹胀腹水,乏力纳差,小便黄少,舌苔白腻或黄,脉弦细。方药:

柴胡五钱,党参三钱,桂枝三钱,茯苓四钱,苍术三钱,猪苓三钱,泽泻五钱,黄芩三钱,半夏三钱,生姜三钱,炙甘草二钱,茵陈蒿八钱,大枣四枚。

加减法:胁痛明显者,加白芍三钱、当归三钱、王不留行三钱;肝功不正常者,加丹参一两。

（二）验案

例5 费某,男,46 岁,住院病案号 92282。

初诊日期 1965 年 8 月 20 日:1961 年 6 月发现急性黄疸型肝炎,不断治疗,病情反复。近半年来,出现腹胀、腹水,某医院查有食道静脉曲张、脾大,诊断为肝硬化腹水,服西药症状反而加重,而求中医治疗。现症:腹胀甚,胸胁满,纳差,嗳气,头晕目花,口干稍苦,有时鼻衄,舌苔白,脉沉弦滑。

证属血虚水盛、水郁久化热,治以养血利水,予柴胡桂枝干姜汤合当归芍药散加减:

柴胡四钱,桂枝三钱,黄芩三钱,天花粉四钱,干姜二钱,炙甘草二钱,生牡蛎三钱,当归三钱,川芎三钱,白芍三钱,苍术三钱,泽泻五钱,茯苓四钱,生地炭三钱,阿胶三钱。

结果：上药服十四剂，9月4日复诊，口苦咽干已，鼻衄未作，腹胀稍减，改服茯苓饮合当归芍药散五苓散：茯苓四钱，党参三钱，枳壳三钱，陈皮一两，苍术三钱，当归三钱，白芍三钱，川芎二钱，桂枝三钱，砂仁三钱，木香三钱，大腹皮三钱，木瓜三钱。

上药加减治疗五月余，腹胀、腹满已不明显，下肢浮肿消，腹水明显减少。嘱其回原籍继续服药，并加服鳖甲煎丸，以图进一步好转。

按：肝硬化、肝腹水多是慢性肝炎长期不愈变化而来，但是不少患者，在发现急性肝炎时就已经出现了肝硬化、肝腹水，如验案例2。因此，肝炎和肝硬化、肝腹水的病理和临床症状是虚实夹杂，交错出现，治疗上也就不能截然分开。急性黄疸型肝炎，以利湿、清热、疏肝为主；无黄疸型慢性肝炎，以疏肝、祛瘀、和胃为主；肝硬化、肝腹水，以益气、淡渗、祛瘀为主，这三大法是说治疗的一般规律大法，并不是一成不变的公式。每一法也可用于各型肝炎、肝硬化、肝腹水中，如验案例2有肝硬化、肝腹水而用了利湿、清热、疏肝法。这就是说，治疗时主要看具体症状所表现的方证，即有是证，用是方。

从以上的治疗经验中可看出，当肝功不正常时，胡老喜用大量的丹参、茵陈蒿；当有肝脾肿大时，常用鳖甲、龟板。这是来自于多年的经验总结，也是源自于经方的理论。如有关丹参的功能、主治，《神农本草经》认为："味苦，微寒，无毒，主心腹邪气，肠鸣幽幽如走水，寒热积聚，破癥，除瘕，止烦满，益气。"有关茵陈蒿的功能、主治，《神农本草经》谓："味苦平，主风寒湿热邪气，热结黄疸。"这两味的主治功能，适应于肝炎的活动期，经长期观察确有良效，故常用之。应用鳖甲、龟板治疗肝脾肿大，也是依据了《神农本草经》的论述，如该书记载："鳖甲，味咸，平，主心腹癥瘕，坚积，寒热，去痞。""龟板，味咸，平，主漏下赤白，破癥瘕、痎疟。"其主治功能很适宜肝脾肿大症。胡老经多年观察确有实效，因此常择证用之。至于针对某个化验指标，如降GPT、降TFT等，用某药某方，胡老认为，无经验可循。有的药与中医辨证相抵，应慎用为妥，应以辨证用药为主。肝炎和肝硬化肝腹水，虽病在肝，但其病是全身病变，治疗也必着眼于人的整体，辨证论治、辨方证是其根本。

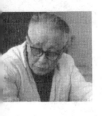

痹证论治

风湿相搏痛无休　六经辨清有止期

痹证,《内经》多单称之为痹,如《素问·痹论》曰:"风寒湿三气杂至,合而为痹也。"但《内经》又提出了不少复合痹名,如行痹、痛痹、着痹、五体痹、五脏痹等名称,涵盖了经络气血闭塞不通所引起的痛疼或麻痹等症。后世乃至今所通称的痹证,主要是指关节及肌肤痛疼。历代医籍称谓的风湿、历节、热痹、痛风、白虎历节、鹤膝风、湿痹、风湿热痹等名称多属于此。本证常见于西医的风湿性关节炎、类风湿性关节炎、骨质增生、骨质疏松、强直性脊柱炎、皮肌炎等症。本章所述也概属此。

有关痹证的成因,《内经》提出了"风寒湿三气杂至,合而为痹"之说,故后世治痹多宗祛风寒湿之法。《伤寒论》提出了"风湿相搏"、"汗出当风"、"久伤取冷"、"汗出入水中"、"风血相搏"、"饮酒汗出当风"等多种成因。其治疗大法注意到祛风寒湿及养血活血,但更重要的是强调辨六经和方证。《伤寒论》有关痹证的论述和证治很多,如第1条:"太阳之为病,脉浮头项强痛而恶寒。"第35条:"太阳病,头痛,发热,身痛,腰痛,骨节疼痛,恶风,无汗而喘者,麻黄汤主之。"《金匮要略·痉湿暍病》第20条:"湿家,身烦疼,可与麻黄加术汤。"第21条:"病者一身尽疼,发热,日晡所剧者,名风湿。此病伤于汗出当风,或久伤取冷所致也,可与麻黄杏仁薏苡甘草汤。"第387条:"吐利止而身痛不休者,当消息和解其外,宜桂枝汤小和之。"等,多指痹证在表的阳证,也即是太阳病。而在表的阴证,也即是少阴病更为多见,如第174条:"伤寒八九日,风湿相搏,身体痛烦,不能自转侧,不呕,不渴,脉浮虚而涩者,桂枝附子汤主之。"第316条:"少阴病,二三日不已,至四五日,腹痛,小便不利,四肢沉重疼痛,自下利者……真武汤主之。"《金匮要略·中风历节病》第8条:"诸肢节疼痛、身体尪羸,脚肿如脱,头眩短气,温温欲吐,桂枝芍药知母汤主之"等,也就是说,从病位来看,痹证多见于表,从六经辨证来看,多属太阳或少阴。但也有不少见于太阳阳明合病者,如《金匮要略·疟病》第4条:"温疟者,其脉如平,身无寒,但热,骨节烦疼,时呕,白虎加桂枝汤主之。"也有见于太阳少阳合病者,如《伤寒论》第146条:"伤寒六七日,发热、微恶寒,肢节烦疼,微呕,心下支结,外证未去者,柴胡桂枝汤主之。"因此,治疗痹证,首先要分析患者的症状是属太阳病,还是少阴病、阳明病、太阳少阳合病、太阳阳明合病,再进一步认清是何方证。这样处方用药,治疗痹证多能有效。

(一)常见方证

1. **葛根加术汤方证** 主症:项背强痛,发热恶寒,无汗恶风,腰酸身重,苔白,脉弦滑。方药:

葛根四钱,麻黄三钱,桂枝二钱,生姜三钱,白芍二钱,炙甘草二钱,大枣四枚,苍术五钱。

《金匮要略·痉湿暍病》第18条:"风湿相搏,一身尽疼痛,法当汗出而解,值天阴雨不止,医云:此可发汗,汗之病不愈者,何也? 盖发其汗,汗大出者,但风气去,湿气在,是故不愈也。若治风湿者,发其汗,但微微似欲出汗者,风湿俱去也。"微发汗是治疗痹证的重要原则,葛根汤清凉解肌、发汗,同时加入苍术利湿,这样湿从小便走,热也随湿解,使风湿俱去。发汗剂中加入利尿、利湿药,为小发汗、微发汗法,宜注意。本方用于急、慢性关节炎,尤其发热无汗而恶寒甚剧、身重的急性关节炎,不问有无项背强几几,多属本方证。他如腰肌劳损、骨质增生、强直性脊柱炎等慢性关节病皆有应用的机会。《神农本草经》谓葛根治诸痹、痉与痛,值得深讨。

2. **麻杏薏甘汤方证** 主症:周身关节痛,发热午后明显,身重,或四肢关节肿,口中和或口黏,舌苔白腻,脉沉弦滑。方药:

麻黄三钱,杏仁二钱,薏苡仁六钱,炙甘草二钱。

本方以麻黄辛温发汗,用薏苡仁甘寒利湿,亦是小发汗之法。《神农本草经》谓:薏苡仁味甘微寒,主筋急拘挛,久风湿痹。痹证湿热明显时,更不可以发大汗退热,而是在发汗的同时利湿,本方即承此意,虽组成简单,但如方药对证则疗效卓著。本方证多见于急慢性风湿性关节炎而偏于湿热明显者。

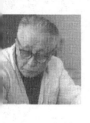

3. **桂枝芍药知母汤方证** 主症：周身关节痛疼，四肢或膝关节肿、僵硬，或肢、指、趾关节变形，头眩气短，苔白，脉弦。方药：

桂枝四钱，麻黄二钱，白芍三钱，生姜五钱，白术五钱，知母四钱，防风四钱，炮附子二钱，甘草二钱。

本方多用于慢性风湿、类风湿性关节炎呈现少阴太阴合病，尤其是见关节肿大变形而伴见气冲呕逆者。若风湿热关节红肿热明显者，可加生石膏。

4. **桂枝加苓术附汤方证** 主症：腰、膝、肘关节痛，头项强痛，或心悸，或胃脘痛，汗出恶风，四肢常冷，口中和，舌苔白，脉弦。方药：

桂枝三钱，白芍三钱，炙甘草三钱，生姜三钱，大枣四枚，苍术三钱，茯苓三钱，炮附子三钱。

痹证之中，常见外有风寒在表、里有水湿停滞之证，里有所阻，表亦不透，故不兼利其水则表必不解，若强发其汗，激动里饮，变证百出。此时唯有于解表方中兼用利湿祛饮药，始收里和表解之效。本方证不仅是外寒里饮，而且也有陷于表虚寒的少阴证。因此治疗不但用桂枝汤及苓术解表和利水，同时更用了附子温阳强壮。胡老治疗痹证应用最多的是本方药。又当关节疼偏在一侧时，认为是瘀血阻滞，常加入少量大黄以活血通络，在其他方证见到一侧偏痛时也可加用大黄，也是经验之谈。

5. **桂枝加黄芪汤方证** 主症：长期关节疼痛，汗出恶风明显，四肢关节冷，或身热，或肢体麻木不仁，苔薄白，脉缓。方药：

桂枝三钱，白芍三钱，生姜三钱，大枣四枚，炙甘草二钱，黄芪三钱。

本方与桂枝加苓术附汤都是桂枝汤的变方，但本方证病在太阳，而后者病在太阳少阴。本方重在固表祛湿，后者重在温阳祛饮，这便是黄芪、附子应用之别，很为重要，宜注意。黄芪味甘微温，《神农本草经》谓："主痈疽久败疮，排脓止痛，大风癞疾，补虚。"从所主来看，均属肌肤间病，也可知补虚，主要是补表气的不足，故若是由于表虚水湿邪气不去，而形成的痹痛、麻木不仁、疮痍等，均有用本药的机会。

6. **柴胡桂枝干姜汤合当归芍药散方证** 主症：腰髋、项背酸痛，膝软无力，心悸，心下满，自汗盗汗，或下肢浮肿，舌苔白，脉沉弦细。方药：

柴胡四钱，桂枝三钱，干姜二钱，黄芩三钱，花粉四钱，生牡蛎五钱，当归三钱，白芍三钱,川芎二钱,白术三钱,泽泻五钱,茯苓四钱,炙甘草二钱。

痹证以腰背酸痛为主者,多见于腰颈椎骨质增生、骨质疏松、风湿、类风湿、强直性脊椎炎等病。病位多在厥阴太阴,而呈血虚水盛之证,故治疗两解二阴、养血利水。本方以柴胡桂枝干姜汤解厥阴寒热,当归芍药散养血利水,两方合用,是胡老长期临床总结出的经验。该方对长期慢性痹证,尤其是老年人出现的上热下寒、血虚水盛证,适证应用,疗效突出。

(二)验案

例1 丁某,男,病案号:03616。

初诊日期1966年5月5日:一年多来项背强急,头不得运转,头偏左歪,右臂疼痛且麻,尤其是头稍后仰则疼更剧甚。于北京某医院检查确诊为"颈椎骨质增生",用多种治疗,迄今无效。曾行牵引治疗亦不见效。常恶寒无汗,舌苔白润,脉弦细寸浮。

胡老辨证为少阴太阴合病,为葛根加苓术附汤方证,予:

葛根四钱,桂枝三钱,麻黄三钱,白芍三钱,生姜三钱,大枣四枚,苍术四钱,茯苓三钱,川附子三钱,炙甘草二钱。

结果:上药服一剂效不显,服第二剂后头疼减。四剂尽,项背强急已缓,而臂疼麻如故,改服桂枝加苓术附汤:桂枝三钱,白芍三钱,生姜三钱,大枣四枚,苍术四钱,茯苓三钱,炙甘草二钱,川附子三钱,大黄一钱。服五剂,项背强急、右臂疼痛均显著减轻,头可随意转动,除向后仰时右臂尚有麻木外,平时已无任何明显不适。再予上方加葛根三钱。上药服三剂诸症消。

例2 白某,男,45岁,病案号48239。

初诊日期1967年9月3日:腰膝酸疼、右臂酸胀、背拘急一年多,经检查为"胸腰椎骨质增生",中西药治疗未见明显疗效。近一月来身热身重,午后加重,双下肢轻度浮肿。舌苔白腻,脉弦滑细。

胡老辨证为太阳阳明挟湿,为麻杏薏甘汤方证,方药用:

麻黄三钱,杏仁二钱,薏苡仁六钱,炙甘草二钱。

结果:上药服三剂,身热身重减轻。又服三剂,身热已,腰膝酸疼减。又经检查确诊有"肾盂肾炎",改服猪苓汤加防己、苍术等加减,治疗一月余,诸症皆消。

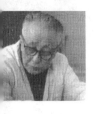

例3 徐某,男,19 岁,病案号 189520。

初诊日期 1966 年 2 月 15 日:左足肿痛已五六年,近两年加重。经拍 X 光片,证实为跟骨骨质增生。现症:左足肿痛,怕冷,走路则疼甚,口中和,不思饮,苔薄白,脉沉弦。

此风湿属少阴太阴合病,为桂枝芍药知母汤方证,方药用:

桂枝四钱,麻黄二钱,白芍三钱,知母四钱,生姜四钱,川附子二钱,防风四钱,苍术四钱,炙甘草二钱。

结果:上药服七剂,左足跟疼减,走路后仍疼,休息后较治疗前恢复快。增川附子为三钱继服,服药一月左足跟肿消,疼痛已不明显。

例4 马某,女,65 岁,病案号 178799。

初诊日期 1965 年 10 月 31 日:右上下肢关节痛、两手麻木三个月。今年 8 月 1 日不慎跌倒,出现四肢不能动,十多天后虽能动,但出现右肩关节、右下肢疼,两手麻木不能紧握,汗出恶风,舌苔白,脉弦细。

此血痹之病,属太阳表虚黄芪桂枝五物汤加苓术防己方证,予:

生黄芪五钱,桂枝三钱,白芍三钱,生姜三钱,苍术三钱,茯苓三钱,防己三钱,大枣四枚。

结果:11 月 6 日复诊,上药服六剂,汗出减少,右上肢疼减,两手麻木皆减轻,但仍握拳不紧,右臂时感刺痛。仍继服上方增生黄芪为八钱。11 月 20 日三诊,汗出已很少,两手麻木明显减轻,左手已能正常握拳,右手仍不能紧握,右臂外侧刺痛减,仍继服上方十二剂,诸症已。

例5 蒋某,女,23 岁,病案号 20501。

初诊日期 1960 年 3 月 1 日:右上下肢疼痛、麻木肿胀月余,伴头晕头痛(多在左侧),心悸气冲,手足聂聂动,发则眩冒不能行,大便干,口干思饮,食则腹胀痛,脐上下左右均按痛,舌苔白润,脉沉迟而弦。

此病为寒湿偏注,证属少阴阳明合病,为桂枝加苓术附大黄汤方证,予:

桂枝三钱,白芍三钱,生姜三钱,苍术四钱,川附子四钱,大枣四枚,茯苓四钱,炙甘草二钱,大黄二钱。

结果:上药服六剂,腿肿痛减,大便如常,但头痛未已。上方去大黄,加吴茱萸三钱,服七剂,3 月 17 日复诊时症状已不明显。

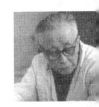

例6 吴某,女,58 岁,病案号 157498。

初诊日期 1965 年 4 月 28 日:腰髋肩背酸痛两年多,常有胸闷、心悸、自汗、盗汗、眠差易醒、头晕、膝酸乏力,舌苔白,舌质暗,脉沉弦细。

此病为血虚水盛、厥阴太阴合病,证属柴胡桂枝干姜汤合当归芍药散方证,予:

柴胡三钱,桂枝三钱,白芍三钱,茯苓四钱,黄芩三钱,花粉四钱,生牡蛎五钱,干姜二钱,当归三钱,川芎二钱,苍术四钱,泽泻五钱,炙甘草二钱。

结果:上药服六剂,胸闷心悸、乏力好转,上方加酸枣仁五钱,防己五钱,继服六剂,自汗盗汗睡眠好转。继续加减服用一月余,诸症已。

按: 从治验案例可看出,胡老治疗痹证有三大特点:

第一,注重了辨六经方证,即急性风湿性关节痛,常呈现表实热证,即太阳病,治疗多用葛根加术汤、麻黄加术汤、麻杏薏甘汤(如例2)、桂枝加黄芪汤(如例4)等。而慢性关节痛,常呈现表虚寒证,治疗多用桂枝加苓术附汤(如例5)、葛根加苓术附汤(如例1)、桂枝芍药知母汤(如例3)、桂枝加附子汤、小续命汤、麻黄附子细辛汤、麻黄附子甘草汤等。

由此也可看出,古人通过治疗痹痛,总结治疗规律,把表实热证称为太阳病,把表虚寒证称为少阴病,继之把里证和半表半里也分阴阳两类,这便是六经的由来。

第二,注重养血利水,例6也是常见的痹证,既见于风寒湿痹,也见于血痹。当血虚时水当相对盛,痹痛久不去主因血虚,故养血同时利水是治疗痹证的重要方法之一。胡老常用当归芍药散加于各适应方药中,当有热时加生地黄养血凉血。

第三,对于痹证出现的一侧痛疼,常加入小量大黄,起活血通络作用,临床确有实效。

治疗咳嗽的经验

咳嗽主因痰饮犯 治当温化降逆平

治咳嗽的方药很多,可以说成千上万,但胡老最常用的方药是半夏厚

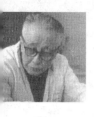

朴汤,问其由,主要是:咳嗽在《金匮要略》中与痰饮列为一专篇论述,是说痰饮与咳嗽有密切关系,许多咳嗽是因痰饮上犯、气逆不降而致。对痰饮的治疗,《金匮要略·痰饮咳嗽病》篇提出"病痰饮者,当以温药和之",是治疗痰饮的重要原则,也是治疗咳嗽的重要原则。在这一原则指导下,如再选择适当的方药,临证多有捷效。如病例 1。

例 1　黄某,女,38 岁,病案号 67951。

初诊日期 1966 年 2 月 12 日:一周来咳嗽,吐白痰,咽痒胸闷,口干不欲饮,两胁胀,已服汤药数剂而不效,苔白厚腻,脉滑细。

证属痰饮上犯、肺失宣降,治以温化降逆,予半夏厚朴汤加减:

半夏四钱,厚朴三钱,茯苓四钱,苏子三钱,橘皮五钱,杏仁三钱,桔梗三钱,生姜三钱。

结果:上药服二剂,咳即止。

半夏厚朴汤原是《金匮要略·妇人杂病》治疗"妇人咽中如有炙脔"证,胡老认为,本方是小半夏加茯苓汤更加厚朴、苏叶而成。用于痰饮气结所致的胸满、咽堵、咳逆,为温化痰饮、降逆理气之方。此患者是痰饮引起的咳嗽,故服之方药对证,很快见效。方中苏叶,胡老常用苏子。如表证明显者,可同时加苏叶,或据证合用桂枝汤或麻黄汤;如热象明显者,可加生石膏;如久咳寒饮明显,而表证不明显者,可用苓甘五味姜辛夏汤。

痰饮郁久常化热　真寒假热要认清

临床可看到不少咳嗽患者,吃了许多药而症状不好转,甚至越来越重,其主要原因之一,是因未能辨清寒热。从治验例 2 可看清这一问题。

例 2　李某,男,63 岁,病案号 156679。

初诊日期 1966 年 1 月 4 日:咳嗽吐黄白痰已四个月,自去年十月患咳嗽、吐痰、咽痛,一直服汤药治疗,咳嗽不减反又加上喘。患者很细心,把服过药的处方都带来了,其主要处方是桑杏汤加减,患者自己说他吃川贝母都有一斤多了。刻下症状:咳嗽,吐黄白痰量多,心烦胸满,背恶寒,口干思饮,但饮水后胃脘不适,苔黄腻,舌尖红,脉弦滑细。

胡老予小青龙加石膏汤:

麻黄三钱,桂枝三钱,细辛二钱,干姜二钱,白芍三钱,炙甘草三钱,五味子三钱,半夏五钱,生石膏一两半。

处方完后问胡老,患者热象明显,用这么多热药行吗? 胡老说:"患者吃了那么多清热药而症状越来越重,已说明药不对证。再看他现在的症状,有背恶寒、饮水后胃脘不适,为内有停饮之征。本有寒饮内停,治用苦寒清热化痰,痰不但不去,反因人体阳气大伤而痰饮加重。痰饮重,停滞日久,郁久化热,上犯于心胸,故出现心烦胸满。故不去痰饮,则热不去,则咳无宁日。因证属外寒内饮兼有上热,为小青龙加石膏汤方证。用小青龙汤解表祛饮以治其本,用生石膏清上热以除其标,能否见效,还要看其服药后的反应"。

结果:上药服三剂,心烦胸满减,咯黄痰减少,口干减。舌苔白微腻,增细辛、干姜为三钱,减生石膏为一两,继服六剂,背恶寒已,吐痰减少,已不见黄痰,去生石膏,继服十二剂病愈。

外寒内饮常同犯　解表祛饮必并行

一位慢性咳嗽病人,胡老开了小青龙汤加茯苓,一位进修医生问:"此病人是属外感咳嗽还是属内伤咳嗽?"胡老只是说:"这病人咳嗽属外寒内饮,为小青龙汤加茯苓方证。"处方完毕,结合本例的治疗,阐述了外寒内饮咳嗽的证治。指出了张景岳把咳嗽分为外感和内伤两类,这是从理论上分类,实际在临床上往往同时并存,内伤易招外感,外感也易导致内伤。因此,临床无必要究其是外感和内伤,只要看其具体症状辨证论治即可。把咳嗽分为外感和内伤两大类,对一些没有临床经验和初学者来说,这一分类当然便于记忆,但临床应用往往遇到一些问题,如一见咳嗽病人就截然分为外感或内伤,治疗也但分宣解或补益,往往忽略两者兼证的治疗。造成病情迁延不愈。如病例3就说明了这一问题。

例3　夏某,女,32 岁,病案号 106421。

初诊日期 1966 年 1 月 7 日:近三年来每年冬春犯咳嗽。本次咳嗽已发作两月。前医曾用三拗汤、杏苏散加减无效,后又以止嗽散加减二十余剂亦无效,再以二陈汤合三子养亲汤加减效也不明显。近来症状:咳嗽,吐稀

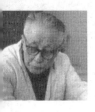

白痰量多,背恶寒,四肢凉,口干不思饮,胸闷,胃脘痞满,纳差,便溏,苔白滑,舌质暗,脉沉弦细。胡老处方:

麻黄三钱,桂枝三钱,白芍三钱,细辛三钱,干姜三钱,炙甘草三钱,五味子四钱,半夏五钱,茯苓四钱。

结果:上药服三剂,胸闷、吐痰减少,继服六剂,咳嗽明显减轻,再继服两周咳平,他症也随消。

治疗结束时,胡老又强调了一下外寒内饮的治疗原则。这一原则在讲解桂枝去桂加茯苓白术汤、小青龙汤等方证时已反复强调,即本例也是这样:表有寒邪,里有水饮,水饮停于里,则里有所阻,表亦不透,故不兼利其水则表必不解,若强发其汗,强宣其表,激动里饮,变证百出;若单利其水,则引邪入里,等于闭门揖寇,引狼入室。此时唯有于解表方中,兼用利水逐饮药,始收里和表解之效。本治疗方中用麻黄、桂枝、白芍、甘草发汗以驱外邪,半夏、干姜、五味子、茯苓逐寒以祛里饮,故表解里饮去,则咳自止。

干咳未必是无痰 化痰降气咳方止

临床常常见到一些干咳患者,胡老却予化痰降逆药,如半夏厚朴汤、苓甘五味姜辛夏杏汤等,咳很快即止,因不解而问之:"干咳多是阴虚或火旺,治疗应滋阴或清热降火,为何反而治之?"胡老解释道:"此是正治不是反治。"并从临床观察讲述了其治疗经验:有不少干咳患者,一直服药,咳嗽却经月不解,略观其案,辨证谓肺火或肝火或阴虚,治用黄芩、山栀、生地、知母、贝母……却久治无效,原因何在? 其实道理也很简单,中医辨证论治是辨全身,并不是依据一个症状。痰饮上犯致咳,是咳喘的主要原因之一,所咯出之痰是辨证依据之一,但不是唯一症状。中医所述痰饮概念很广,无痰无咳者为数很多,有咳无痰者为数也不少,主要看整体辨证,从以下病例可看清楚。

例4 黄某,女,38岁,病案号67951。

初诊日期1966年2月12日:干咳咽痒一月多。始服止嗽散加减,后服桑杏汤、麦门冬汤等加减,咳不但不减反而愈来愈重。近干咳,咽痒,口干不思饮,嗳气,胸闷,大便溏稀日一二行,舌苔白厚腻,脉滑细。

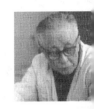

予苓甘五味姜辛夏汤加减：

茯苓四钱，细辛二钱，五味子四钱，半夏五钱，炙甘草二钱，陈皮五钱，生姜三钱，杏仁三钱，苦桔梗三钱，炙枇杷叶三钱。

结果：上药服一剂咳减，三剂咳即止。

此患者干咳、咽痒、口干，这些症状常见于肺热、肝火或阴虚。但本患者有不思饮、嗳气、胸闷、大便溏稀、苔白厚腻、脉滑等，皆是痰饮之证。干咳主因乃是痰饮犯肺，肺失宣降。而口干、咽痒，是痰饮阻滞津液不能上承所致，因此，治疗这种干咳，用苦寒清热、甘寒滋阴皆是在加重痰饮阻滞，也即在加重痰饮上犯，故越治越重，迁延不愈。而按痰饮治疗，因方药对证，三剂即愈。

宣肺化痰皆无效　和解少阳建奇勋

咳嗽多因痰饮上犯，肺失宣降，因此治疗宣肺化痰是其大法。但依法治疗，有时疗效难尽人意，分析其原因，主要是辨证不确切，方药不对证。有一些咳嗽患者，病邪既不在表也不在里，而是在半表半里，这种咳嗽如用宣肺化痰、解表化饮法治疗，当然不能见效，而应用和解少阳的方法，却能很快治愈。此在《伤寒论》已有明确记载，如第96条："伤寒五六日中风，往来寒热，胸胁苦满，嘿嘿不欲饮食，心烦喜呕，或胸中烦而不呕，或渴，或腹中痛，或胁下痞硬，或心下悸小便不利，或不渴，身有微热，或咳者，小柴胡汤主之"。或咳者，是说许多出现小柴胡汤证者，不一定有咳嗽症，但具有典型的小柴胡汤证兼有咳嗽时，这种咳嗽则适用小柴胡汤治疗。因此，胡老常用本方治疗咳嗽。

例5　何某，女，34岁，病案号493816。

初诊日期1965年3月12日：咳嗽断续二年。二年前感冒后患咳，四季皆作，冬重夏轻，咳嗽为阵发性，且以上午十点、午后三四点、晚上八点为著，上月曾在某中医院服中药三十余剂（多为宣肺化痰，如杏仁、桔梗、清半夏、瓜蒌、枇杷叶、前胡等）皆未见效。近咯吐白泡沫痰、恶心、咽干、无汗，两胁胀满，舌质红，苔薄白，脉弦滑。既往史：1962年患肺结核。

胡老予小柴胡汤加减：

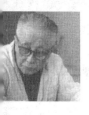
柴胡三钱,党参三钱,半夏三钱,黄芩三钱,大枣四枚,炙甘草二钱,生姜三钱,桔梗二钱,白芍二钱。

结果:上药服六剂,咳减。上方去白芍,加枳实二钱、生龙牡各四钱,服六剂后两胁胀满已。继服半夏厚朴汤加减十余剂,咳平。

本例特点:咳定时作、两胁胀满、恶心、咽干,少阳证具,说明此咳嗽之邪不在表,也不在里,而是在半表半里。也说明长期咳嗽,胃气及卫气虚,只用宣肺化痰药不能有效驱除外邪,此时必用党参、半夏、生姜、大枣、甘草以补中强卫,才能驱邪于外,邪去则咳自止。

按:以上所述,是以五个病例、五个方证介绍了胡老治疗咳嗽的主要经验。胡老是辨方证的,用于治疗咳嗽的方法是很多的,如桂枝加厚朴杏仁汤、麻杏石甘汤、桑菊饮、麻杏薏甘汤、泻心汤、麦门冬汤、苓甘五味姜辛夏杏大黄汤等,即遇到什么方证时,就用什么方药治疗,不局于一方一法,这里不再一一列举。

黄汗刍议

黄汗本为水湿病　表虚湿郁津却虚

黄汗是以汗出色黄而命名,首见于《金匮要略·水气病》篇,是水气病证中的一种。原文论述计有五条,对黄汗的病因、病理、辨证治则作了概要说明。此证现代临床虽然少见,但仍有探讨的必要。原文第1条曰:"病有风水,有皮水,有正水,有石水,有黄汗。"说明黄汗是水气病的一种,其病因是水湿之邪。水湿是怎样形成黄汗的呢? 第28条曰:"……汗出入水中浴,水从汗孔入得之。"说明了汗出表虚,而水湿之邪得以入侵,踞之不去发为黄汗。不过黄汗之病因并不仅由此,相反非汗出入水中浴而患黄汗者更多,此句不过是举隅之论,不能作为定律。

从黄汗的临床表现和用方选药的特点来分析,则更能深刻揭示其病因病理。原文第29条曰:"黄汗,其脉沉迟……桂枝加黄芪汤主之"。脉沉迟说明正气不足，里有寒饮。桂枝加黄芪汤主治表虚，因此，黄汗为正气不足的表虚证。原文第 10 条又说："脉得诸沉，当责有水"，说明脉沉主水湿，而水湿又可致发黄汗、风水、历节、痹痛、痰饮、咳喘等多种病证，所以形成黄汗，是有其特定的条件，这便是表虚湿侵盘踞于肌肤。湿性黏腻，久而不去，郁蒸为黄汗；若湿性就下，浸淫关节，则见"腰髋弛痛"、关节肿痛；外因表虚，则见"两胫自冷"；湿热上冲，则见"胸中痛"、"胸中窒"、"不能食"、"暮躁不得眠"、"从腰以上，必汗出"；黄汗表虚、汗出津伤，则见"汗出而渴"；汗出表更虚，湿更乘虚而入，致使精虚邪胜，因见"汗出已，反发热"，波及营血，日久则血枯液燥，因见"久久身必甲错"、"发热不止者，必生恶疮"。

总之，黄汗是正气不足于表，水气郁蒸所致。

治分正治和变治　知与胆汁无关系

关于黄汗的辨证要点，原文叙述较详，如第 29 条曰："黄汗之病，两胫自冷；假令发热，此属历节。"又曰："黄汗之为病，身体肿，发热，汗出而渴，状如风水，汗沾衣，色正黄如柏汁。"这说明黄汗与历节、风水相似，但历节两胫发热，风水无汗出、色黄，这也就阐明了三种水气病的辨证要点，在论治上也应有区别。如前所述，黄汗的病因病理，是表虚湿邪盘踞于肌肤，故其治则应是固表祛湿。其治疗特点更反映在所应用方剂的方证关系上，如桂枝加黄芪汤证见："两胫自冷……汗出……发热……腰髋弛痛……身痛重，烦躁，小便不利。"黄芪芍药桂枝苦酒汤证见："身体肿，发热汗出而渴。"可见两方证是以黄汗出、发热、身肿或痛三大证候为主。因表阳气虚，里寒湿盛，故不见口渴。

其正治之法，应是调和营卫、益气固表，为桂枝加黄芪汤的适应证。以桂枝汤调和营卫，复加黄芪益气扶正固表，使正气足于内，气行则水行，则湿自去。卫气固于表，表固汗止则湿邪不复入，因而使黄汗之证得以全解。但黄汗久不解，汗、热伤津，津液大伤，故出现"汗出而渴"的见症。其治疗不但要益气固表，又必用苦酸敛汗救液之品，为黄芪芍药桂枝苦酒汤的适应证，此即黄汗的变证和变治之方法。当然变证还有很多，并非只黄芪芍

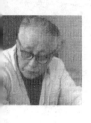

药桂枝苦酒汤一方所能通治,应据证辨证施治。

有关黄汗的成因已如上述,即正气不足于表,水湿郁蒸所致。但以西医的诊断和病因病理来理解,尚不能得到明确答案。如人们首先所想到:黄汗的主要症状是"汗沾衣,色正黄如柏汁",这是胆汁溢于皮肤吧?但从临床观察,与胆汁并无关系,胡老通过多年观察也是如此,其治验病例可供参考。

例1　韩某,女,41岁,哈尔滨人。

以肝硬化来门诊求治。其爱人是西医医生,检查详尽,诊断肝硬化已确信无疑。其人面色黧黑,胸胁串痛,肝脾肿大,腰髋痛重,行动困难,必有人扶持,苔白腻,脉沉细,黄疸指数、胆红素检查皆无异常,皮肤、巩膜无黄染。曾在当地多年服中西药不效特来京求治。初因未注意黄汗,数予舒肝和血药不效。后见其衣领黄染,细问乃知其患病以来即不断汗出恶风,内衣每日重换,每日黄染。

遂以调和营卫,益气固表以止汗祛黄为法,予桂枝加黄芪汤治之:

桂枝三钱,白芍三钱,炙甘草二钱,生姜三钱,大枣四枚,生黄芪三钱。

嘱其温服之,并饮热稀粥,盖被取微汗。

结果:上药服三剂,汗出身痛减,服六剂黄汗止,能自己行走,继依证治肝病乃逐渐恢复健康,返回原籍。二年后特来告之仍如常人。

按:本例是肝硬化并见黄汗之证,黄汗不去,则肝病长期治疗不效,提示了仲景学说的"先表后里"治则的正确性、重要性。也提示医者必须掌握黄汗的证治。因本患者有汗出恶风、身痛身重等,为桂枝汤的适应证,故治疗以桂枝汤调和营卫。因表虚湿踞,故加黄芪益气固表,使营卫协和,正气固于皮表,汗止湿消,黄汗自除,此是黄汗的正证和正治的方法。而对黄汗的变证和变治也当熟悉。

例2　李某,女,30岁,本市工人。

因长期低烧来门诊治疗,屡经西医检查未见何器质性病变,经服中药未效。症见口渴,出黄汗,恶风,虚极无力,下肢肿重,舌苔薄白,脉沉细,查黄疸指数正常,身体皮肤无黄染。

此为黄汗表虚津伤甚者,拟黄芪芍药桂枝苦酒汤:

生黄芪五钱,白芍三钱,桂枝三钱,米醋一两。

上药服六剂,诸证尽去。

按:黄汗因表虚汗出,汗出而津伤,但因津伤不重,又兼内有寒湿,故其正证不见口渴(如例1)。若病久汗出多,津液大伤,则可见口渴。本例即属于此,故治疗重用黄芪益气固表,复以桂枝、芍药调其营卫,又特用米醋敛汗救液。因方药对证,使二年不愈之证得以治愈。值得说明的是:原文有"此劳气也",有的书认为"这是虚劳病的荣气内虚"。但从本例有"虚极无力"来看,当是黄汗的见证,由此可见结合临床才能正确理解仲景原文。

几个探讨的问题

1. **黄汗与风水**　两者皆属水气病,皆有身肿或痛、发热、汗出。两者的区别,有人认为"风水恶风,而黄汗不恶风",条文中虽有"不恶风者,小便通利,上焦有寒,其口多涎,此为黄汗"的语句,但有人认为"此为黄汗"四字是多余的,因此黄汗有无恶风存有争议。但从治疗黄汗的方药桂枝加黄芪汤和黄芪芍药桂枝苦酒汤来分析,可知应有恶风之证。前述两则治验病例也都证明了这个问题,故黄汗与风水只是有无出黄汗之别。

2. **正证与变证**　辨证施治,方以对证是仲景学说的精髓。黄汗因汗出,多有津伤,如汗出无口渴者,属桂枝加黄芪汤证,此虽有津伤,但以桂枝汤健胃生津、调和营卫、驱邪外出而津自还,复以黄芪扶正固表,正气充足,卫气协调,黄汗亦愈。因此我们称桂枝加黄芪汤证是黄汗的正证,调和营卫,益气固表是黄汗的正治法,而桂枝加黄芪汤是黄汗正治的代表方。假如汗出而口渴者,津伤较重,这时需要重用益气固表和加入酸苦收涩的药物以止汗保津液。因此称黄芪芍药桂枝苦酒汤证为黄汗的变证,其治为变治之法,其方为变治之方。

3. **先表后里**　治验例1说明,肝病并见黄汗,黄汗病在表,肝病病在里,不治愈黄汗,只治肝病,至长期不愈。此因黄汗不已,津伤湿留,营卫不和,正气继损,故无论用其他什么方法治疗肝病,都不能发挥效应。待治愈黄汗后,再以舒肝和血等法治疗肝病而取效。这就是仲景强调的"先表后里"、"先外后内"的原则。

4. **黄汗与胆汁**　有杂志报道,因肝炎出现黄汗者,但从以上治验两则

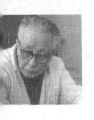

可看出,黄汗是汗出色黄而身不黄,黄疸指数、胆红素等检查皆无异常,此与黄疸病显然不同,仲景将其列于水气病篇而不列于黄疸病篇,用意尤深。但今天看来,黄汗究属何病? 黄自何来? 都有待进一步探讨。

治疗口糜的经验

上热下寒为病本　苦辛开降除其根

一般老百姓把口舌生疮、口腔糜烂都称谓上火,而一些医书也多认为是上热或湿热,如《素问·气厥论》:"膀胱移热于小肠,鬲肠不便,上为口糜。"《医宗金鉴·杂病心法要诀·口舌证》指出:"口舌生疮糜烂,名曰口糜,乃心脾二经蒸热深也"。《医方考·口病方论》:"口糜本于湿热"。临床确实有为上热者,以法治之当然有效,但有不少患者为上热下寒,如囿于上热,必医有不周,使不少人含冤受苦。胡老在讲解甘草泻心汤方证时,讲述了他1952年治验病例。

例1　患者为 36 岁五个孩子的妈妈,家住北铁匠营。

患口舌糜烂已两月不愈,多处投医无效。视其方皆为山栀、黄芩、黄连、知母等苦寒清热泻火之品。近口舌糜烂痛剧,难以进食,甚则饮水都难。患者见人就哭,缘因饮食不足,奶水已无,难以哺乳双胞胎,孩子将饿死。时感头晕,心下痞满,腹胀,便溏,咽干不思饮,舌红绛,口腔、舌严重糜烂几乎看不到正常黏膜,脉沉细。

胡老予甘草泻心汤加生石膏、生阿胶:

炙甘草五钱,半夏四钱,党参三钱,黄芩三钱,干姜二钱,黄连二钱,大枣三枚,生石膏一两半,生阿胶三钱。

结果:上药服一剂即能进食,舌痛减,服三剂痊愈。

胡老讲道:本患者来诊时已处危急关头,如投药再错,胃气大败,则危及三条人命,若投药正确,则使患者出现生机。因此辨证用药必十分小心。分析患者症状特点:上火是明显的,但为什么不用三黄泻心汤,而用甘草泻心汤?一是前医已数用苦寒不效;二是有头晕、心下痞满等症,为饮留邪聚,已示胃气不振,故是上热下寒之证,且示中气显虚而急迫者,恰为甘草泻心汤方证。方中以半夏、干姜驱饮和胃,以党参、大枣补中健胃除痞满,用黄芩、黄连清上热,并用大量甘草缓急安中。因其标热也重,故加入生石膏以清热,因其阴伤而虚,故加入阿胶养阴生津。因方药对证,故见效也迅速。

胡老常用甘草泻心汤加减治疗口糜、口腔溃疡,跟其实习和进修者也多仿用,但一位实习生开了甘草泻心汤,胡老却改为三物黄芩汤。

例2　王某,女,32 岁,病案号 29654。

初诊日期 1965 年 4 月 2 日:原有脾肿大,血小板减少,常鼻衄和口糜。3 月 11 日曾患口糜,服半夏泻心汤加生石膏、生地黄三剂而愈。本次发作已一周。舌及下唇溃烂,痛甚,口苦咽干,心烦思饮,鼻衄,苔白,舌红,脉弦细数。胡老改方:

生地黄八钱,苦参三钱,黄芩三钱,炙甘草二钱,茜草二钱。

二诊:4 月 9 日:上药服三剂,口糜愈,鼻衄已。

按:开完处方,学生曾问胡老,本患者为什么不用甘草泻心汤加减?胡老只是说:"本例不是上热下寒的甘草泻心汤方证,而是里热、上热明显的三物黄芩汤方证,看一下方解便自明。"

学生借此复习了三物黄芩汤方证。该方记载于《金匮要略·妇人产后病》附方(一):《千金》三物黄芩汤:治妇人草褥自发露得风,四肢苦烦热,头痛者,予小柴胡汤;头不痛但烦者,予三物黄芩汤。胡老在注解此条时写道:"产后中风,由于失治使病久不解,因致烦热。若兼见头痛者,予小柴胡汤即解。如头不痛但烦热者,已成劳热,宜三物黄芩汤主之。虚劳及诸失血后多此证,宜注意。"读至此则豁然明了,该患者有鼻衄、心烦等,已说明里热明显,同时也说明津液伤明显,因此不但要清热,而且要生津,故治疗时以黄芩、苦参苦寒清热的同时,重用生地黄、茜草凉血清热,生津增液,药后热除津生,故使衄止、口糜已。

古人善医狐惑病　依证治愈白塞征

在讲甘草泻心汤方证时,胡老讲了一个有趣的故事:1970 年夏他刚从

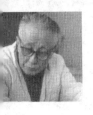

河南归来,吕尚清院长告诉他,有一位某部女军人曾几次来找看病,说数年前曾患白塞氏综合征,经胡老治愈,但住意大利后病又复发,故特回国找胡老诊治。对于西医病名本无所知,乍听之,不禁愕然。不久患者果然前来,但事隔多年,胡老已记不清楚,经过一番问答,乃知数年前,该患者因口糜合并前阴蚀疮来门诊,服中药治愈。近复发,在意大利确诊为白塞综合征,主症仍是口腔及前阴俱有蚀疮。予服甘草泻心汤加生石膏,另予苦参汤嘱其熏洗下阴,不久均治。

以上是胡老口述的治验例,可惜原病历未能查到,其具体证治不详,但具体用药却记得清楚,今列于此:

炙甘草五钱,半夏四钱,党参三钱,黄芩三钱,黄连二钱,大枣四枚,干姜二钱,生石膏一两半。

苦参汤即用苦参二两,煎汤坐浴。

按:白塞综合征是1937年才出现的病名,中医没有专门的证治经验,但有关狐惑病的证治早在汉代的医籍详有记载,如《金匮要略·百合狐惑阴阳毒病》"狐惑之为病,状如伤寒,默默欲眠,目不得闭,卧起不安,蚀于喉为惑,蚀于阴为狐……甘草泻心汤主之"。白塞综合征的中心证候是口、眼、前后二阴溃疡及皮肤、黏膜损害,其中口糜见于所有患者,其次以前阴溃疡为多见,因此,胡老依据治疗口糜、狐惑病而治愈了该病。应当说明的是,本例只是口腔、前阴溃疡,适于甘草泻心汤加生石膏治疗,而白塞综合征尚有眼、皮肤、血管、消化道等病变者,应依据证候特点用药,不能仅用甘草泻心汤,宜注意。

治疗胃、十二指肠溃疡的经验

外寒里虚胃脘痛　易攻为补常建中

西医诊断胃、十二指肠溃疡,因有X线、内窥镜等检查确诊,易形成统一认识,但中医辨证治疗,因临床经验不同、学术观点不同等原因,往往出

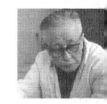

现分歧。例如二十世纪六十年代曾有一位老中医在杂志发表论文,提出溃疡病多数是虚寒,治疗应用黄芪建中汤。论文一出即受到众人质疑。说明多数中医重视辨证论治,并有较高的理论水平。但从杂志、书籍看,不少人往往忽略外邪与溃疡病的关系。胡老在临床研究中注意到这一问题。

例1　王某,男,46 岁,病案号 181985。

初诊日期 1965 年 11 月 30 日:十年多来胃脘痛疼,近来加重,在当地中西医治疗无效。中药多用温中理气、活血祛瘀之品。西药治疗无效,动员其做手术,因惧怕手术而来京治疗。近症:胃脘刺痛,饥饿时明显,背脊发热,午后手心发热,有时烧心,心悸,头晕,身冷畏寒,汗出恶风,口中和,不思饮,大便微溏,苔白舌尖红,脉细弦。X 线钡剂造影检查:十二指肠球部溃疡,溃疡面积 $0.4cm^2$。

胡老予小建中汤,处方:

桂枝三钱,白芍六钱,生姜三钱,大枣四枚,炙甘草二钱,饴糖一两半(分冲)。

二诊 1965 年 12 月 3 日:疼减,手心发热亦减,但仍胃脘刺痛,背脊发热,大便日行一次。上方加炒五灵脂二钱,元胡粉五分(分冲)。

三诊 1965 年 12 月 9 日:胃脘痛已不明显,唯食后心下痞,四肢发凉,夜寐不安。将返东北原籍,改方茯苓饮(茯苓五钱,党参三钱,枳壳三钱,苍术三钱,生姜三钱,陈皮一两,半夏四钱),带方回家调理。

按:胡老在患者走后讲道:当表邪存在时,治疗不解表,专温补或理气血,造成外邪久不去,且引邪入内,故胃脘痛长期不愈。当治以温中同时解表,则胃脘痛很快缓解。本患者因有汗出恶风、头晕心悸等症,即有邪在表,并现表虚证,为小建中汤的适应证,故服药三剂即效,服九剂症状基本消除。小建中汤乃是桂枝加芍药再加饴糖而成,桂枝加芍药汤原治胃腹痛,今加大量甘温补虚缓急的饴糖,虽仍治胃腹痛,但已易攻为补,故名之为建中。谓之小者,因其来自于桂枝汤,仍兼解外,与专于温补的大建中汤则比较为小也。

乍看是虚本为实　原是瘀血怎温中

一些人囿于溃疡病多是虚寒的认识,因此临床往往不仔细辨证,动辄

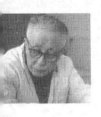

就与温中补气之药,不见疗效则加大药量,患者难以忍受,不得不换他医诊治,胡老的医案中就有不少这样的病例。

例2 张某,男,40岁,病案号178517。

初诊日期1965年10月28日:1962年即确诊为十二指肠球部溃疡,去年又查出有慢性肝炎,经常疲乏无力,纳差,右胁痛,胃脘痛,时有头晕、吐酸烧心,怕冷,前医辨证为脾胃虚寒,投予黄芪建中汤加味,服六剂,头晕加重,每早起右胁痛,胃脘痛更明显,咽干思饮,大便干,苔白腻浮黄,舌尖有瘀点,脉沉细。

胡老认为是瘀血致胃脘及胁痛,为大柴胡汤合桂枝茯苓丸方证,用药:

柴胡四钱,枳实三钱,黄芩三钱,半夏三钱,赤芍三钱,桂枝三钱,桃仁三钱,生姜三钱,大枣三枚,大黄二钱。

结果:上药隔日一剂,服第二剂后胃脘痛已,服九剂后胁痛已,纳增,大便如常。

按:本例因有乏力、怕冷、纳差等,很易看作虚寒,但如能仔细辨证,则不难发现,患者有头晕、胁痛、咽干思饮等,其证当属:少阳阳明合病。又有头晕、吐酸、烧心、大便干等,为气上逆,胃气不降。此时应以降为法,用黄芪升提中气,必然加重气逆,因此出现头晕、胁痛、胃脘痛更重。本例还有两个特点,即一是右胁痛,一是舌尖有瘀点,为有瘀血的特征,因此,本例证属少阳阳明合病并挟瘀血,故用大柴胡汤和解少阳阳明,并以桂枝茯苓丸祛除瘀血。其中有半夏、生姜、桂枝、大黄降逆和胃,全方标本兼顾,方药对证,故见效迅速。回过头来再分析患者的乏力、怕冷、纳差等,可知并非虚寒,而是瘀血、气滞不疏所致,辨证时当有所借鉴。

虚寒见证确实多 温补方药却不同

以上所述皆提到误用温补,是在强调注意解表(例1)和祛瘀逐实(例2),不是说溃疡病不用温补,相反溃疡病虚寒证确实多见,用温补的方法也就很多。但胡老根据患者具体症状的不同,辨出不同的方证,而用不同的方药。常用的方有:大建中汤、旋覆代赭汤、黄土汤、吴茱萸汤等。今择其治验病例列述于下:

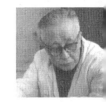

例3　甄某,男,45 岁,病案号 61442。

初诊日期 1965 年 12 月 9 日:1963 年曾患胃脘痛,经 X 线钡剂检查确诊为胃溃疡,经治疗一度缓解。近一月来又常胃脘痛,饭前明显,口干不思饮,时感头晕,乏力,大便溏黑,潜血强阳性,苔白,脉沉弦细。

予黄土汤:

伏龙肝三两,炮姜三钱,川附子三钱,党参三钱,炒白术三钱,生地炭八钱,当归三钱,川芎二钱,白芍四钱,艾叶三钱,生阿胶三钱,炙甘草二钱,黄芩三钱。

结果:上药服三剂胃脘痛已,六剂潜血转阴性。

例4　白某,男,32 岁,病案号 184285。

初诊日期 1965 年 12 月 21 日:胃脘痛反复发作已一年,近一月来加重,食前食后皆痛,常嗳气,呕吐,心下痞,烧心,时脘腹胀满,苔白,脉弦细。X线钡剂检查确诊为十二指肠球部溃疡、胃下垂。

予旋覆代赭汤合茯苓饮加乌贝散:

旋覆花三钱,党参三钱,生姜五钱,代赭石三钱,炙甘草二钱,半夏五钱,大枣四枚,茯苓四钱,白术三钱,陈皮三钱,枳壳三钱,乌贼骨三钱,川贝二钱。

结果:上药服三剂胃脘痛减,嗳气、呕吐减。服六剂胃脘痛已,他症已不明显。

例5　李某,男,33 岁,病案号 478529。

初诊日期 1965 年 3 月 16 日:于 1963 年发现十二指肠球部溃疡,近来常胃脘痛,饥饿时明显,泛酸,欲呕,吐白沫,时头痛,腹胀,苔白根腻,脉弦。

予吴茱萸汤合半夏厚朴汤加陈皮:

吴茱萸二钱,党参三钱,生姜三钱,半夏四钱,厚朴三钱,茯苓四钱,苏子三钱,大枣四枚,陈皮四钱。

二诊:3 月 25 日:上药四剂,胃脘痛、呕吐白沫、头痛皆已,泛酸减。唯胃脘尚胀。上方去苏子,加木香三钱、砂仁二钱,增吴茱萸为三钱。

三诊:4 月 1 日:药后诸症均已。

按:以上是胡老常用的温中祛寒方药。除此之外,尚亦常用理中汤、附子理中汤、大建中汤等。胡老还常用一些单方、验方,如在缺医少药的农村用热豆油或花生油治疗溃疡病急性胃脘痛等,但非常强调辨证、辨方证。

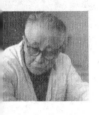

同是温中祛寒,例3因有潜血又有口干、头晕、乏力等寒热交错证,故用附子、白术、甘草温中祛寒,且用伏龙肝温中收敛止血,伍以生地炭、阿胶协力止血,佐以黄芩苦寒清上热。例4则以中寒停饮、胃气上逆明显,故用旋覆代赭汤合茯苓饮,又因烧心明显,故加乌贝散。而例5虽也是中寒停饮,但表现为饮邪上犯明显,且腹胀满明显,故用吴茱萸汤合半夏厚朴汤加陈皮。即温中祛寒治疗溃疡病、胃脘痛是治疗大法,在确定具体方药时,还要细辨具体方证。

治疗冠心病的经验

短气未必都是虚　胸痹半表半里实

二十世纪六十年代有了心电图机,冠心病诊断渐渐明确,以中西医结合探讨其临床经验论著逐渐增多。对冠心病多有胸闷、胸痛,认为是痰饮瘀血阻滞的病因病机,这一认识颇为一致。而怎样从整体上看待冠心病是虚还是实上存有分歧。其中有不少人提出:根据患者多有短气,四逆、末梢血循环不好,心电图提示供血不足、心肌梗死等,认为患者多属虚证,其治疗应以益气活血为主。胡老认为,冠心病多属于中医胸痹心痛范畴,在《金匮要略·胸痹心痛短气病》第2条曰:"平人无寒热,短气不足以息者,实也。"正是说冠心病(胸痹心痛)多见邪实之证。胡老从六经辨证及辨方证上研究,认为本病以实证多见,常用大柴胡汤合桂枝茯苓丸治疗,今以治验病例分析之。

例1　李某,男,67岁,病案号159790。

初诊日期1965年5月28日:气短、胸痛、胸闷一月余。4月23日某医院诊断为"心肌梗死(愈合期)",曾服复方硝酸甘油、氨茶碱等无效。又找中医治疗,以益气活血、化痰通络(白人参、黄芪、瓜蒌、赤芍、降香、桃仁、薤白、郁金等)治疗近月,未见明显疗效。近症以左胸灼热痛,气短,动则明显,时寒时热,心下堵,口苦,时头胀,失眠,大便微干,舌苔黄,脉弦滑。

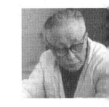

胡老予大柴胡汤合桂枝茯苓丸加味：

柴胡四钱，半夏三钱，黄芩三钱，白芍三钱，枳实三钱，生姜三钱，大枣四枚，桂枝三钱，茯苓四钱，桃仁三钱，大黄二钱，生石膏一两，炙甘草一钱。

二诊：6月1日：上药服三剂，各症均已，唯感夜间憋气，食后烧心，大便干，舌苔黄，脉弦滑略数。上方增大黄为三钱。

三诊：12月23日：上药服二剂夜间憋气已，外出活动仍感气短，但休息后症状渐渐消失，未再来诊。今咳一周而来诊，用半夏厚朴汤加味。

按：本例在前后治疗过程中，都用了活血理气药，但前医无效，而胡老治疗疗效明显，其关键是：前医未注意患者的寒热虚实，而胡老首先认清是实热，并定位在半表半里，再进一步辨出是大柴胡汤合桂枝茯苓丸方证，故效如桴鼓。

类似这一治验是不胜枚举的，这里再看胡老回忆的一个病例，更可了解胡老治冠心病辨方证的特点。

1950年冬，一个叫做齐兴华的东北人。

时年50岁，平时有心脏病，常心悸，胸闷，两手肤色不同，一紫一白。一日起床时突然发作胸闷心痛，其痛如刀割，并大汗淋漓，不敢挪动，时时哀叫，其妻给服鸦片而不见效。请西医马大夫急诊，注射强心剂不效。胡老至，诊脉细弱而有神，谓不要紧。马大夫乃问道："君何以言不要紧？"胡老答曰："中医看脉象尚有神。"马大夫请胡老诊治。

胡老处方予大柴胡汤合桃仁承气汤一剂，立即煎服，不久痛已。续服前方两剂，两手肤色变为一样，心绞痛未再作。本例因是回忆病例，当时无心电图可证，但据患者心区痛甚，并伴见大汗淋漓，很难排除心肌梗死。但无论是否，胡老辨为实证，予大柴胡汤合桃仁承气汤方证，是独具慧眼的。

痰饮瘀血阻胸阳　祛痰活血理应当

冠心病常有血液循环不好，而出现四肢发凉、胸闷气短、面色苍白、疲乏无力等，中医辨证当属阳虚，但进一步分析，这种阳虚是标，而痰饮瘀血阻滞是本，胸阳被阻使阳气失运。即这种冠心病也是邪实之证。胡老常治疗这类病证。

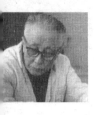

例2　安某,女,74 岁,病案号 162346。

初诊日期 1965 年 6 月 14 日:患心绞痛一年多,常胸前剧痛,每发作则不能平卧,呼吸困难,经常服用硝酸甘油、氨茶碱等,大汗出,口干不思饮,大便干,舌苔白厚,脉弦细。

证属痰饮阻胸、瘀血阻络,治以化痰通阳、祛瘀通脉,予瓜蒌薤白半夏汤加味:

瓜蒌一两半,薤白九钱,半夏二两半,白酒二两,桂枝三钱,枳实三钱,桃仁三钱,陈皮一两,白芍四钱。

结果:上药服三剂,痛减,但小劳则发心区痛。上方加茯苓四钱,上方服六剂,胸痛时作时休,仍以上方加减,服一月后,胸痛不再发作。

按:本例与例 1 都是痰饮瘀血阻胸,治疗都用了祛痰活血的药,但例 1 标热明显,而本例标寒显著,故治疗用方明显不同。胡老在瓜蒌薤白半夏汤方解中讲道:瓜蒌开胸逐痰止嗽,薤白散结止痛,合以为方,故治胸痹痛而喘息咳唾者。煎以白酒,更使药力畅行无阻也。而用大量半夏,是因饮逆较甚之故。由两治疗验例可看出,祛除痰饮是治疗冠心病的重要之法。在《金匮要略·胸痹心痛短气病》第 1 条就提出:"夫脉当取太过不及,阳微阴弦即胸痹而痛,所以然者,责其极虚也。今阳虚知在上焦,所以胸痹心痛者,以其阴弦故也。"就是说上焦阳虚,下焦的寒饮盛,寒饮上逆,故使胸痹而心痛也。说明中医早已认识到这一病因病理,也进一步说明冠心病以邪实多见。故治疗冠心病多以祛邪为主,这是胡老治疗该病的特点。

房室传导有阻滞　活血祛瘀可调理

一般而论,脉结代见于外感病后期,由于汗、下、吐等治疗而津血枯燥所致。治疗多用炙甘草汤加减,但胡老不墨守常规,而是辨方证用药。

例3　朱某,男,48 岁,病案号 134621。

初诊日期 1964 年 8 月 12 日:近半年来心慌不适,在某医院以补气养血治疗,曾用炙甘草汤、柏子养心丹、天王补心丹等方加减,多治无效,反出现恶热、喜冷、失眠等症。经做心电图提示:房室传导阻滞、心肌劳损。现在症状:心慌,失眠,纳差,胃脘疼,心区隐痛,手脚麻木,口苦涩,小便黄,大便

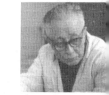

干,舌苔白腻,脉结代。

予大柴胡汤合桂枝茯苓丸加生龙牡:

柴胡四钱,半夏三钱,黄芩三钱,桂枝三钱,茯苓三钱,白芍三钱,枳实三钱,桃仁三钱,红花二钱,大枣四枚,生姜三钱,大黄二钱,生龙骨五钱,生牡蛎五钱。

结果:上药服三剂,胃脘疼已,纳增,手脚麻木已,眠好转,上方去红花,加丹皮三钱。服六剂,胸痛减,眠佳,心慌不明显,脉结代已。

按:病有常有变,欲知其变,当细审其证。该患者有心慌、纳差、手脚麻木、脉结代等,似是虚证,初用炙甘草汤加减,但治疗后出现口苦涩、小便黄、大便干、心区隐痛等,证属少阳阳明合病挟瘀,故用大柴胡汤合桂枝茯苓丸加龙骨牡蛎和解少阳阳明,活血祛瘀,佐以安神,因药已对证,不久均安。

痰饮停久致心衰　温阳利水本应该

长期的冠心病往往发生心功能不全,出现心悸、浮肿等症,已示正气明显虚时,也要据证用补,胡老也用理中汤、真武汤等方治疗。《金匮要略·胸痹心痛短气病》第5条:"胸痹,心中痞,气结在胸,胸满,胁下逆抢心,枳实薤白桂枝汤主之,人参汤亦主之。"胡老注解道:"心下痞,指心中痞塞气不通之意。气结在胸,谓气结于胸中而胸满闷也。胁下逆抢心,谓自觉有气自胁下而逆于心胸感。枳实薤白桂枝汤,功能降逆行气以消胀满,故主之。而人参汤亦主之者,以中气大虚,饮自下乘,亦可能有气结胸满的类似证候,但虚实不同耳。"可见胡老在治疗冠心病,遇到中寒气虚证时也用温补中气之法,而同时仍要祛除痰饮,因"中气大虚饮自下乘"。冠心病病久心衰,更易出现这些证候。

例4 贺某,男,62岁。

初诊日期1965年10月15日:双下肢浮肿、胸闷、喘满二月。有冠心病、心肌劳损已五年,近两月来胸闷、心悸加重,动则喘满,且出现双下肢浮肿。西医给服强心利尿药,未见明显疗效。又服中药十余剂,症亦不见好转,更感头晕、心悸明显,而找胡老治疗。近症:胸闷,心悸,头晕,气短,心下痞满,口唇紫绀,口干,大便干,小便少,双下肢浮肿明显,舌苔白腻,舌暗

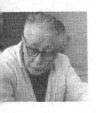

紫,脉沉弦细。

胡老予木防己去石膏加茯苓芒硝汤:

木防己四钱,桂枝三钱,党参六钱,茯苓六钱,芒硝四钱(分二次)。

结果:上药服三剂,下肢浮肿明显消退,头晕、喘满、心下痞满明显减轻。上方去芒硝,加生石膏一两,服上方六剂,浮肿已,胸闷、心悸各症亦不明显。

按:本例是中气虚寒非常明显的冠心病,因此以党参、桂枝温补中气。因中虚寒甚而饮邪上逆,故见胸闷、喘满、心悸等症。又因饮邪盛溢于下,故见双下肢浮肿。此时应温阳利水,用温补中气药,但痰饮停久,常易化热,乘虚上逆,治本应降逆。若忽略于此,会囿于黄芪为补气之长,于此用其温补中气,使气升不降,饮邪亦随上逆,故使胸闷加重,更出现头晕等症。胡老辨证为木防己去石膏加茯苓芒硝汤,是因本患者不但中气虚甚,而且气逆水盛也明显,同时又有心下痞满、二便不利、口干明显等症,因此,以党参温补中气为君,以桂枝温中降逆为臣,以防己茯苓利水化饮为佐,并使以芒硝清热除坚满,标本兼治,故见效迅速。这里更强调的是桂枝降冲逆的作用,是与黄芪升提正相反,一味之差,疗效迥异。关于桂枝的降逆作用,胡老反复强调,熟读桂枝汤诸方证可自明。

以上是胡老治疗冠心病最常用的方法,冠心病轻重不一,变症多端,其治疗方法、所用方药也变化万千,用经方治疗该病也有许多方药,据证用药,当是定法。

治疗脑病的经验

涉及脑病的中医病证很多,临床常见的有:头痛、眩晕、呕吐、昏迷、中风、痴呆、痫证、癫狂、郁证、不寐、耳鸣、耳聋、痉证、痿证等。现代医学可见于脑肿瘤、脑血栓、脑出血、癫痫、脑积水、脊髓灰质炎、更年期综合征、血管神经性头痛、抑郁症、精神分裂症等。胡老用经方治疗有不少独特经验,今从治验看其一斑。

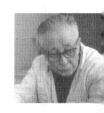

脑病繁烦何其多　治疗首推大柴胡

翻一翻胡老的经治病案,突出的印象是在治疗脑病中,使用最多的方剂是大柴胡汤合桂枝茯苓丸。通过这些病案分析,可看出胡老治疗脑病的特点。

例1 （脑震荡后遗症）蒋某,男,25岁,病案号110354。

初诊日期1964年8月23日:于1957年因床倒受伤人事不知,六日后始苏醒,但后遗头晕、头痛、心烦躁等证,在当地先经西药治疗,不效,又找中医治疗,用药多是熟地、五味子、紫河车、核桃仁、龙眼肉、桑椹、丹参、川芎等补肾填精之品,也一直未见好转而来京求治。近时犯头晕、头痛,颈项拘急且有上冲感,头痛如针刺,常心烦躁,心下堵,手足冷,眠差,每晚只能睡三四个小时,大便干,舌苔白根腻,舌尖红,脉弦滑数。

胡老予以大柴胡汤合桂枝茯苓丸加生石膏:

柴胡四钱,半夏三钱,黄芩三钱,枳实三钱,大枣四枚,生姜三钱,茯苓三钱,桂枝三钱,白芍三钱,大黄二钱,丹皮三钱,桃仁三钱,生石膏一两半。

结果:上药服三剂,头晕头痛减,心烦躁减,心下堵已,大便如常。上方减生石膏为一两,服三剂,诸证已。

按: 该患者病已七年,可谓久矣,前医囿于病久必虚,且见头晕、肢冷、眠差等,辨证为肾精亏损,脑髓不足,而以地黄、山萸肉、龙眼肉、五味子、紫河车、核桃仁等补之,并加入丹参、赤芍等活血之品,但证属实而用补,大法错误,故使病久迁延不愈。据患者有心下堵、颈项拘急、大便干,知病在少阳阳明;病已七年并因外伤,常有头痛如针刺、眠差等,知为久有瘀血,故为大柴胡汤合桂枝茯苓丸方证,又因有心烦躁之症,故加生石膏解热除烦。因方药对证,故获效。

例2 （腮腺炎合并脑炎）董某,女,7岁,病案号1790265。

初诊日期1965年9月2日:发烧、两腮肿痛一周。近几天来出现头痛、头晕、恶心、呕吐,经同仁医院腰穿确诊为"腮腺炎合并脑炎"。因是病毒性感染,西药无对症药物,嘱其找中医诊治。近症:两腮肿痛,左侧肿甚,红肿而硬,头晕、头痛,时恶心、呕吐,不欲食,往来寒热,体温38.2℃,大便干燥,

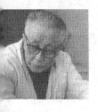

舌苔白黄,脉弦数。

予大柴胡汤加银花、连翘、公英、甘草、生石膏:

柴胡五钱,黄芩三钱,半夏三钱,枳实三钱,生姜三钱,白芍三钱,大枣四枚,大黄二钱,银花四钱,连翘五钱,公英八钱,炙甘草二钱,生石膏二两。

结果:上药一剂,煎两次,分为两天服。服后,腮肿减轻,头痛已,仍头晕,恶心减,近两天仅呕吐一次,发热减,体温37.4℃。上方去大黄继服一剂,呕吐已,头晕减,但自汗、嗜卧。予小柴胡汤加生石膏:柴胡二钱,黄芩二钱,半夏三钱,党参二钱,生姜三钱,大枣四枚,炙甘草一钱,生石膏一两。服三剂诸症已。

按:本例脑炎,来诊时呈三阳合病,故以大柴胡和解三阳,加银花、连翘、公英、甘草、生石膏增强清热解毒之力,着重祛邪安脑。当邪却症减,正气也衰,故见自汗、嗜卧。因此用小柴胡汤加生石膏建中和胃,使中和而神安。

例3 (癔病)段某,女,14 岁,病案号 173651。

初诊日期 1965 年 9 月 29 日:患者在 1964 年 3 月月经初潮,后未再潮,7 月曾有一次鼻衄。于1965 年 4 月 23 日突发四肢抽搐及昏厥。近来发作频繁,每发病前厌食,右上腹疼,胸闷,口吐酸水,当有气自腹向上冲时即发肢抽动,四肢发凉,并见呼吸急迫,大声喧喊,口苦,便干,意识蒙眬,每针刺人中即清醒。平时恶喧嚷,看电影则头晕。近发作较频,常因饮食诱发,舌苔薄白,舌有瘀点,脉弦细稍数。

药用大柴胡汤合桃核承气汤:

柴胡四钱,半夏三钱,黄芩三钱,枳实三钱,白芍三钱,桂枝三钱,桃仁三钱,茯苓三钱,大黄二钱,生姜三钱,大枣四枚,丹皮三钱,芒硝三钱(分冲)。

结果:上药服三剂,抽搐及胃腹痛未作,吐酸水已,仍感头晕。改服小柴胡汤合当归芍药散:柴胡四钱,党参三钱,炙甘草二钱,当归三钱,白芍三钱,川芎二钱,半夏三钱,黄芩三钱,泽泻三钱,生姜三钱,大枣四枚,苍术三钱,茯苓三钱,吴茱萸三钱。先后加减服用三个月,诸症均已。

按:癔病属神经官能性疾病,西医无特效药,中医辨证多认为肝气郁结、或痰郁气结等。张志纯老中医多把该病称为"肝痛",擅用逍遥散加减治疗,偏于养血、利水、疏气、温补,与胡老主用祛瘀、理气、攻下以祛实为主

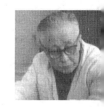

显然不同。但在会诊讨论病案时,两老中医共认为柴胡剂对脑病有良效,值得进一步探讨。

例4　(癫痫)张某,男,46岁。

初诊日期1981年3月13日:因1968年8月被电击倒,昏迷约一分钟,身体七处被灼伤,自此常发癫痫,大约每半月发一次,并每天头痛无休,在当地中西医治疗迄今未愈。现症:胸胁苦满,胃腹胀满,早起恶心,后头痛,喜忘,舌苔白根黄腻,脉沉弦。

药用大柴胡汤合桂枝茯苓丸加生石膏:

柴胡六钱,半夏四钱,黄芩三钱,枳实三钱,生姜三钱,大枣四枚,桂枝三钱,桃仁三钱,白芍三钱,茯苓三钱,丹皮三钱,大黄二钱,炙甘草二钱,生石膏一两半。

结果:上药服十六剂,恶心、头痛已,癫痫发作较轻,约一月一次,仍喜忘。仍上方继服十剂,癫痫未再发,喜忘好转渐已。

按:旁观者奇,急索其方,记其案。胡老只是淡然回答:"无他,是方药对证。"《伤寒论》第237条:"阳明证,其人喜忘者,必有蓄血,所以然者,本有久瘀血,故令喜忘。"胡老在注解该条时论述道:其人如狂,喜忘,为瘀血的要症,即《内经》"血并于上则乱而喜忘"。久瘀血其来渐,故令喜忘;新瘀血其来也暴,故令如狂。但新者易攻,桃仁承气汤即能治之;久者难拔,势须抵当丸,方可克之。忘与狂均属精神神经症。以是可知,诸精神神经症,多因瘀血为患,治以祛瘀活血多能取效。由此也悟出,狂躁、癫痫等脑系病变,用祛瘀法治疗,是有效的方法之一。仅用大柴胡汤合桂枝茯苓丸加减治疗的病案也数不胜数。

例如1975年5月22日来一外地患者,男性18岁。

突发痴呆,不能说话。经腰穿等检查未见异常,而治疗半年未见好转。

胡老予大柴胡汤合桂枝茯苓丸回家治疗。

待一月后,来信告知,患者服二十剂后症状渐渐好转,已能说话。

同例甄某,女,20岁。

1967年12月来诊,其人如醉如痴,问话不答,在家也不言语,已多治无效,舌苔黄,脉微数。

予大柴胡汤合桂枝茯苓丸加生石膏。

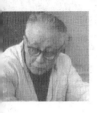

连服十余剂,证已,上班工作,变得性格活泼爱说。

例5 （脑梗死）崔某,男,66岁,首都机场患者。

初诊日期1966年3月5日:两周前病发脑梗死,出现左半身不遂、麻木不仁,走路不稳,需人扶持,口干思饮,大便干,舌苔白根腻,脉弦滑数,血压190/120mmHg。

予大柴胡汤合桂枝茯苓丸加生石膏:

柴胡四钱,半夏三钱,黄芩三钱,白芍三钱,枳实三钱,大黄三钱,生姜三钱,大枣四枚,桂枝三钱,丹皮三钱,茯苓三钱,桃仁三钱,生石膏一两半。

二诊4月1日:上药服六剂,走路已轻快,已不用他人扶持,大便日三四行,血压160/100mmHg。仍宗前方,大黄减为二钱。

三诊4月8日:左半身不仁明显好转,唯左臂尚不遂,血压150/96mmHg,仍上方消息之。

按:以上是胡老治疗脑病的部分病案,无论是器质性或功能性病变,当患者出现大柴胡汤方证时才能应用。

惊狂缘本于亡阳　桂枝救逆理应当

例6 （癔病）王某,女,26岁,空军翻译。

旁观修理电线而受惊吓,出现惊悸、心慌、失眠、头痛、纳差、恶心,时有喉中痰鸣,每有声响则心惊变色,躁烦而骂人不能自控,逐渐消瘦,由两人扶持来诊,舌苔白腻,脉弦滑寸浮。

此为寒饮上犯,治以温化降逆,予桂枝去芍药加蜀漆龙骨牡蛎汤加减:

桂枝三钱,生姜三钱,炙甘草二钱,大枣四枚,半夏四钱,茯苓四钱,生龙骨五钱,生牡蛎五钱。

结果:上药服三剂,心慌、喉中痰鸣减轻。服六剂,纳增,睡眠好转。再服十剂诸症皆消。

例7 （癔病）刘某,男,30岁。

初诊日期1966年4月5日:东北泰来地区出现一条疯狗,到处咬人,人人恐惧。一天患者不料遇到疯狗,虽未被咬伤,但被惊吓致病,出现心慌、惊悸、恐惧、失眠等症,用中西药治疗久不见效。经病人介绍而来京找胡老诊治。患者外观泰然,神色无异常,只是感心慌、胸闷、时有恐惧不能自主,常失眠盗汗,舌苔白腻,脉弦数。

脉证合参,知为阳虚水逆而致心阳不振,为桂枝甘草龙骨牡蛎汤的适应证,药用:

桂枝四钱,炙甘草二钱,茯苓五钱,生龙骨一两,生牡蛎一两。

结果:上药服六剂,诸症已,高兴回原籍,后来信告之一年多也未复发。

按:以上两例都是惊悸证,西医明确诊断:神经官能症,但用各种镇静安神药无效。胡老指出,仅就关于狂的成因来看,《内经·素问·至真要大论》曰:"诸躁狂越,皆属于火。"《素问·脉解》篇曰:"所谓甚则狂癫疾者,阳尽在上,而阴气从下,下虚上实,故狂癫疾也。"《难经·二十难》曰:"重阳者狂,重阴者癫。"而《伤寒论》对惊狂的形成与《内经》完全不同。《伤寒论》第112条:"伤寒脉浮,以火迫劫之,亡阳必惊狂,卧起不安者,桂枝去芍药加蜀漆牡蛎龙骨汤主之。"从具体条文看桂枝去芍药加蜀漆牡蛎龙骨救逆汤和桂枝甘草龙骨牡蛎汤方证即可明白。胡老对该两方证有明确的解释:伤寒脉浮,本宜麻黄汤发汗治之,而医以火迫使大汗出,徒亡津液,不但表不解,且导致急剧的气上冲,并激动里饮,而发惊狂,以致卧起不安。《伤寒论》谓"太阳伤寒者,加温针必惊也"。是说伤寒本是热证,以火助热,邪因益盛,气冲饮逆,此惊狂奔豚之所以作也。桂枝去芍药加蜀漆牡蛎龙骨汤能治火劫亡阳的逆治证,故又特称之为救逆汤。此方为桂枝汤去芍药加祛痰的蜀漆、镇惊的龙牡,故治桂枝去芍药汤证有痰饮而惊狂不安者。蜀漆苦辛,平,为除痰、截疟药,并无解表散邪作用,胡老常以半夏、茯苓等代之,从以上两治验可看出,不用酸枣仁、柏子仁等安神,因饮去,冲逆止,则神安眠安。如按《内经》、《难经》所述:"重阳者狂"、"阳尽在上",何以能用桂枝救逆汤治疗?胡老通过多年系统研究和教授《内经》、《伤寒论》,提出两者理论体系不同,是有客观依据的,也是出于严谨的治学态度。

眩晕并非肝阳亢　里外寒热更疯狂

例8　(高血压、中风)刘某,女,65岁。

初诊日期1965年11月9日:胡老赴延庆巡回医疗,遇一老者用两轮车

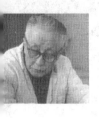
拉其老伴来诊,该患者病急中风三日,头晕不起,烦躁不得眠,左半身不遂,前医以大剂平肝潜阳之品,并加羚羊角粉五分冲服。患者服一剂,症不但不减,反更烦躁,整夜不眠,并感明显热气上冲、胸闷懊侬,舌苔黄腻,舌红,脉弦滑数。血压 260/160mmHg。

胡老开方予大黄汤加生石膏:

黄连二钱,黄芩三钱,栀子三钱,生石膏一两半,大黄三钱。

嘱:先以大黄浸汤,以其汤煎诸药。

结果:上药服一剂,第二天下午又来诊,老者进门即磕头作揖,并口中唸道:"可遇到救命恩人了!"并请求再赐良方。胡老详问之,知其服药后,大便通一次,诸症明显减轻,血压为 150/100mmHg。予服大柴胡汤合桂枝茯苓丸加生石膏调理。

例 9　(高血压)赵某,男,53 岁,病案号 154112。

初诊日期 1965 年 12 月 6 日:发现高血压已二十多年,常头痛头晕,失眠,于 1965 年 4 月 2 日来门诊治疗。前医以平肝潜阳,活血益气,滋阴养心等法治疗半年未见明显变化。近一月常头晕,失眠,烦躁,易怒,心慌,鼻衄,大便干,左半身麻木,血压 170/130mmHg,舌苔黄,舌质红,脉弦数。

证属阳明里热,治以清泄里热,予泻心汤加生地炭:

大黄三钱,黄连二钱,黄芩三钱,生地炭三钱。

结果:上药服三剂,大便通畅,心烦、鼻衄已,睡眠好转,时有胸闷。改服大柴胡汤合桂枝茯苓丸加生石膏,服一月,头晕头痛等诸症皆已,血压在 150~160/100~110mmHg 波动。

按:从以上两例可知,只治其标阳亢,未治其本邪实,则病难愈。而胡老依据仲景学说及丰富的临床经验辨明证属阳明里实热证,用三黄泻心汤,揪其病本,使诸症已。

美尼尔氏及癫痫　水饮上犯最常见

例 10　(美尼尔氏综合征)陈某,女,25 岁,清华大学学生。

初诊日期 1965 年 10 月 16 日:四五个月来头晕,目眩,恶心,心慌,不能进食,不能看书,西医诊断为美尼尔氏综合征,服西药无效。查血压正常,口干

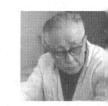

不思饮,思睡,乏力,但行动自如,月经后期量少,舌苔白根腻,脉沉细弦。

证属血虚水盛,治以养血利水。予当归芍药散合小半夏汤加吴茱萸:

当归三钱,白芍三钱,川芎二钱,苍术三钱,泽泻五钱,茯苓三钱,半夏五钱,生姜四钱,吴茱萸三钱。

结果:上药服三剂,证已。

例11 (美尼尔氏综合征)刘某,女,19岁,学生。

初诊日期1977年10月3日:因眩晕、耳鸣、耳聋二月,某医诊断为"美尼尔氏综合征",中西医治疗不效,已休学两月,托亲友而找胡老诊治。近头晕不能起,睁眼则晕甚,耳聋,耳鸣,口干不欲饮,时感胸闷心慌,舌苔白厚,脉沉细。

此寒饮上犯,蒙闭清窍,治以温中化饮,予苓桂术甘汤:

茯苓六钱,桂枝三钱,苍术三钱,炙甘草二钱。

二诊10月12日:上方连服八剂,头晕已,耳鸣大减,耳聋好转。前方增桂枝为四钱、茯苓为八钱。

三诊10月20日:上药服六剂,诸症已,因害怕再犯要求再服药巩固,嘱其不必服药。

例12 (癫痫)王某,男,46岁,病案号136766。

初诊日期1966年3月8日:癫痫发作三年,原发无定时,经服西药曾一度好转,近年来发作较频,大约每半月左右发作一次。发则四肢抽搐,口吐白沫,不省人事,在当地治疗无效,由新疆来京求治。近期发作已一周,自感咽干,胃脘微胀,有时头晕,耳鸣,别无明显不适,舌苔白,脉弦细。

证属饮踞少阳,治以和解化饮,予小柴胡合苓桂术甘汤加生石膏:

柴胡四钱,半夏四钱,党参三钱,黄芩三钱,生姜三钱,苍术三钱,茯苓三钱,桂枝三钱,大枣四枚,炙甘草二钱,生石膏一两半。

结果:上药服六剂,头晕、胃脘微胀好转,癫痫未见发作。上方生石膏减为一两,停服西药。继服两周未见发作,嘱回家继服药,有病情变化再来信,但未见来信。

例13 (癫痫)胡某,14岁,病案号177285。

初诊日期1965年10月18日:四年前患急性黄疸性肝炎,经治疗黄疸

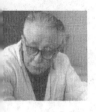

退,但食纳不佳,肝功时有波动,时头晕目眩,近一年来大约每半月有一次癫痫发作,发作时先觉气上冲咽,旋即四肢抽搐,继则牙关紧闭,后则不省人事,口吐白沫,经常服西药镇静药,但仍每半月发作一次,常感乏力,每发作后尤为明显,因食欲不振而现身体瘦弱,舌净无苔,脉弦细稍数。

此证属血虚水盛,治以养血利水。嘱停服西药镇静药,予柴胡桂枝干姜汤合当归芍药散:

柴胡四钱,黄芩三钱,桂枝三钱,白芍三钱,川芎二钱,苍术三钱,茯苓三钱,泽泻五钱,花粉六钱,生龙骨五钱,生牡蛎五钱,炙甘草二钱。

二诊10月25日:纳稍增,近几天咳嗽吐白痰。合用半夏厚朴汤:半夏四钱,厚朴三钱,苏子三钱,生姜三钱,茯苓三钱,柴胡四钱,黄芩三钱,花粉六钱,生龙骨五钱,生牡蛎五钱,桂枝三钱,当归三钱,白芍三钱,川芎二钱,泽泻四钱,苍术四钱,炙甘草二钱。

三诊10月29日:咳已,小便频,失眠。予猪苓汤合当归芍药散:猪苓三钱,茯苓三钱,泽泻四钱,滑石五钱,白芍三钱,川芎二钱,酸枣仁五钱,阿胶三钱。

四诊11月2日:尿频已,头晕、失眠好转,右胁痛,纳稍差,继服10月18日方。

五诊12月17日:胁痛已,未发癫痫,查肝功正常。嘱:停药观察。

按:以上四例,西医诊断明确,为美尼尔氏综合征和癫痫。从中医辨证来看,四者共同之处是痰饮上犯,但具体治疗却各有不同。例10因血虚明显,因而合用当归芍药散,又因阳虚胃中水逆明显,故又合用小半夏汤加吴茱萸。例11因里寒饮盛,为典型的里有水饮,冲气上犯的苓桂术甘汤方证,因此不用加减仅用原方,旨在温中化饮降逆,而很快收效。例12因少阳证明显,故以小柴胡汤和解半表半里,以苓桂术甘化饮降冲逆,并以生石膏佐清上热。例13也以血虚水盛为主,故也以养血利水为主法,但在治疗过程中变症较多,故变方也较多。这样不但治好了肝炎,咳嗽,泌尿系感染,同时也治好了癫痫。由此可看出,胡老治疗癫痫、美尼尔氏综合征属痰饮者,多是宗"病痰饮者,当以温药和之"之法,同时胡老治病不是拘于一法,而是辨具体方证。

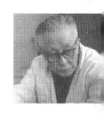

脑病头痛苦无边　方证对应皆能清

例14 韩某,男,35岁,病案号173044。

初诊日期1966年10月16日:头痛、头晕五六年,多方检查,未查出器质性病变,常服西药止痛片暂缓其痛,而不能除其根。也曾多处求中医治疗而无寸效,吃过的蝎子、天麻、川芎等可用斤计。近头痛发作发无定时,但多发于受凉或受热、疲劳、睡眠不足后,痛多发于两侧,左多于右。来诊刻下除感咽干思饮外,他无明显不适,舌苔白薄,脉弦细。

此属少阳阳明合病,予小柴胡汤加生石膏:

柴胡四钱,党参三钱,黄芩三钱,半夏四钱,生姜三钱,炙甘草二钱,大枣四枚,生石膏二两。

结果:上药服三剂,症已。

按:本例虽西医诊断未明,但从症状、治疗方药、治疗效果看,不能排除慢性咽喉炎。但无论西医诊断为何病,凡辨证为少阳阳明合病,再进一步辨明是小柴胡汤加生石膏方证,据证用药,多年痼疾却见捷效。

例15 陈某,男,44岁,病案号97771。

初诊日期1965年3月25日:经常头痛发作已五年,与气候变化及情绪和休息不好有关,西医诊断为"神经性头痛"。近一周来午后头痛明显,并感头沉如箍,以前额及后头明显,项背发紧或酸痛,咽干思饮,晚上睡觉时感鼻塞,多梦,舌苔白根腻,脉沉弦细,左寸浮。

此属太阳阳明合病,为大青龙汤加苍术方证,予:

麻黄五钱,桂枝二钱,生姜三钱,大枣四枚,炙甘草二钱,杏仁二钱,桔梗三钱,苍术六钱,生石膏一两半。

结果:上药服三剂,头痛头沉减,晚上鼻塞轻,上方加生苡仁五钱。服六剂,诸症渐轻。前方继服约一月,头痛已不明显。

按:此类"神经性头痛"在临床常见,实际西医诊断应排除鼻窦炎、鼻炎等症,有不少经拍摄X平片而确诊鼻腔炎症。中医根据证候可辨证为湿困于表,郁久化热,呈太阳阳明合病,为大青龙加苍术汤方证,故治其本而痛自去。

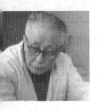

例16 叶某,女,43 岁,病案号 51575。

初诊日期 1965 年 4 月 7 日:反复发作左偏头痛十余年,常于疲劳、睡眠不好时发作。西医诊断为"神经性头痛",多治无效,服止痛片或喝浓茶可暂缓其痛。近发作较频,服止痛片多出现恶心,伴见头晕、心悸,常失眠,口干思热饮,舌苔白,舌质淡红,脉沉细。既往有卵巢、子宫切除史。

证属血虚水盛、郁热上扰,为当归芍药散加生石膏吴茱萸方证,予:

当归三钱,白芍四钱,川芎三钱,苍术四钱,茯苓四钱,泽泻八钱,炙甘草二钱,吴茱萸三钱,生石膏一两半。

结果:上药服四剂,诸症已。

按:此头痛常发于左,并有头晕、心悸、失眠等症,知不但有血虚水盛,而且还有瘀血之征,因此用当归芍药散养血利水、养血活血。因病邪主要为里寒饮盛,故用大量苍术、茯苓、泽泻温中利水;因饮盛久郁上冲,故加吴茱萸温中降逆化饮;又因饮久化热,故加生石膏佐清上热;治疗头痛时常石膏、吴茱萸同用,这也是胡老用药的特点。

例17 许某,男,46 岁,病案号 155605。

初诊日期 1965 年 4 月 8 日:头痛头晕已三年,哈尔滨医科大学附属医院腰穿诊断为"蛛网膜炎、脑动脉硬化、基底动脉供血不全、慢性喘息性支气管炎"。现症:每用脑则眼模糊,心下气上冲感,耳鸣,发热头痛,两太阳穴发胀,腰痛,左腿外侧痛,上楼则气短,喘息,近咳嗽、吐黄痰多已三月,手足心热,口干,舌苔白,脉沉弦。

此为少阳阳明合病挟瘀,予大柴胡汤合桂枝茯苓丸加味:

柴胡四钱,半夏四钱,黄芩三钱,赤芍三钱,生姜三钱,桂枝三钱,茯苓三钱,桃仁三钱,丹皮三钱,炙甘草二钱,红花三钱,生石膏一两半。

二诊 4 月 15 日:上药服三剂,头痛头晕俱减,上冲感亦轻,仍咳嗽多痰,两眼视物模糊。予半夏厚朴汤加味:半夏四钱,厚朴三钱,茯苓四钱,苏子三钱,橘皮五钱,生姜三钱,瓜蒌八钱,旋覆花三钱,竹茹二钱,杏仁三钱,生石膏一两半。

三诊 4 月 15 日:咳嗽吐痰皆减,予 4 月 8 日方去大枣、红花,加生地三钱。

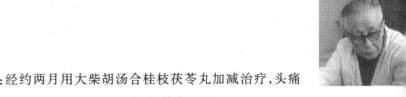

四诊6月10日：经约两月用大柴胡汤合桂枝茯苓丸加减治疗，头痛已，头晕轻微，耳鸣只在夜间偶作，可用脑一小时，他症不明显。

按：此案又是大柴胡汤合桂枝茯苓丸加减治疗，以头痛为主诉，而兼有脑血管、支气管等多种虚实夹杂病，在治疗时因抓住了病邪、病位，故每攻必克，阅此病例，可师其法。

例18 李某，女，43岁，东北锦州人。

头痛、呕吐已六七年，近两年视物模糊，到处求医，诊断为"慢性青光眼"，服中西药罔效。近一月左眼失明，故专程来京求治。近症：自感有物覆于眼上，常头痛如裂，伴呕吐，目干涩，心中发热，手足心热，口干不欲饮，舌苔薄白，脉弦细。

证属血虚寒饮上犯，治以温中化饮，养血益精。予吴茱萸汤合柴胡桂枝干姜汤、当归芍药散：

吴茱萸三钱，党参三钱，干姜二钱，大枣四枚，柴胡四钱，黄芩三钱，桂枝三钱，花粉四钱，当归三钱，白芍三钱，川芎三钱，泽泻六钱，生龙骨五钱，生牡蛎五钱，茯苓四钱，苍术三钱，炙甘草二钱。

结果：上药服三剂，自感好转。连服二十一剂后，视物渐清，共治疗两月未易一药，左眼视物清晰，头痛等症皆消。

按：此头痛主因寒饮上犯，因有左眼失明、五心发热、目干涩等，知为津血虚不能充养，故以吴茱萸汤合柴胡桂枝干姜汤当归芍药散合方治之，能使头痛已、眼复明，可以说是奇效。但就中医治疗来说并未超出其常理。胡老尚有不少类似治验例：有以吴茱萸汤单方治疗者，有以吴茱萸汤合当归芍药散合方治疗者，有以小柴胡汤合吴茱萸汤加生石膏治疗者，这里不再枚举。

例19 程某，女，33岁，病案号37488。

初诊日期1967年3月7日：左偏头痛一年，西医诊为三叉神经痛。反复发作，时轻时重。既往有肝炎史。近日发作较重，左侧头面、眼眶皆痛，伴头眩而晕，大便溏泻，一日二三行，口干不欲饮，舌苔白根腻，脉沉细弦。

证属上热下寒，治以苦辛开降，予半夏泻心汤加吴茱萸：

半夏四钱，党参三钱，黄芩三钱，黄连二钱，干姜二钱，炙甘草二钱，大枣四枚，吴茱萸三钱。

结果:上药服三剂,头痛、便溏皆好转,上方减黄芩为二钱,加生石膏一两。继服十二剂,头痛已,大便如常。

按:此也为寒饮上犯之头痛,因郁久化热而呈上热下寒之证,单用吴茱萸汤则不能清上热,只用清热药又必加重下寒,故用半夏泻心汤加吴茱萸苦辛开降,治后下寒有去,故又加生石膏佐清上热,这样病邪尽除,则头痛自消。

例20 (颅咽管瘤术后)杜某,女,58岁,病案号66405。

初诊日期1978年6月1日:头痛、恶心、呕吐二十年。自1962年起经常头痛、呕吐,1963年12月17日在中国中医研究院广安门医院诊断为"右眼球后视神经炎、部分视神经萎缩"。1972年6月在北京协和医院手术切除颅咽管瘤。术后仍经常头痛,常服"凡拉蒙"镇痛。1977年5月突然出现抽风,头痛加剧,右眼失明,左眼胀痛,伴呕吐,口苦,舌苔白,脉弦细。

予小柴胡汤合桂枝茯苓丸加生石膏、吴茱萸:

柴胡四钱,黄芩三钱,半夏四钱,党参三钱,生姜三钱,大枣四枚,炙甘草二钱,桂枝三钱,茯苓三钱,丹皮三钱,桃仁三钱,生石膏一两半,吴茱萸四钱。

结果:上药服三剂症减轻,原方稍加减变化。继服二十五剂,诸症基本痊愈。

按:本病为痰饮瘀血阻滞,呈太阳少阳太阴合病,故予小柴胡汤和解半表半里,以桂枝茯苓丸祛瘀化饮,并加吴茱萸化饮降浊,再用生石膏佐清上热。生石膏、吴茱萸同用,这也是胡老的临床经验。生石膏、吴茱萸治头痛、眼痛疗效明显。

血不养心眠难安 邪扰神明更堪忧

例21 张某,女,65岁,病案号16248。

初诊日期1965年12月13日:多年失眠,久治无效。现症:常失眠,轻时能得暂寐,但梦扰不已,重时则连续一二天整夜不眠,常头晕,口干,心悸,心烦,自汗,舌苔白,舌质红而干,脉细数无力,右手为甚。

证属阴血虚损,阳不得入于阴,治以敛阳入阴。予酸枣仁汤加生龙牡:

生枣仁一两,知母四钱,茯苓五钱,川芎三钱,炙甘草二钱,生龙骨四钱,生牡蛎八钱。

二诊12月17日:上药服三剂,睡眠已稍安,但仍心烦、心悸、自汗出、头晕、口干不欲饮明显,上方去生龙骨,加当归三钱,白芍四钱,桂枝三钱,白术三钱。

三诊12月22日:上方服三剂,一切症状均除,为巩固疗效,继服上方三剂。

按:此是常见的阴血虚而致阳不入阴的失眠。酸枣仁为一收敛性的强壮药,尤其有强壮神经及安神作用,在本方用为主药,取其补虚敛神以安眠,复以川芎、甘草和血缓急,知母、茯苓解烦安悸,更加生龙牡强壮收敛药,不仅敛汗固精,更能敛神定志,总之全方益阴和血,敛神定志,使阳入于阴,故为安眠常用方药。

例22 武某,男,31岁,首都机场 病案号563。

初诊日期1966年3月18日:三年来失眠、身热、自汗,西医诊断为汽油中毒后遗症。每晚睡三四个小时,常有头痛、头晕、口干思饮,大便先干后溏,一日二三行,小便黄赤,舌苔白微腻,脉虚数。

此湿热上扰,治以利湿清热,予猪苓汤加枣仁:

猪苓三钱,茯苓三钱,泽泻五钱,滑石五钱,阿胶三钱,酸枣仁八钱。

二诊3月25日:上药服六剂,眠好转,可睡四五个小时,头痛头晕也减,大便溏日一二行,上方加苍术三钱。

三诊4月1日:睡眠基本如常,头痛已,有时头晕,他症已不明显,上方继服调理。

按:此是汽油中毒(铅中毒)引起的神经功能紊乱,因症状表现为阳明挟血虚,而呈猪苓汤方证,故用猪苓利水清热,与茯苓、泽泻、滑石为伍,协力利水,复用阿胶益阴润燥、酸枣仁收敛安神,故用于湿热上扰兼有阴血虚之不寐。

例23 金某,女,29岁。

初诊日期1965年12月22日:失眠已十二三年,中西医治疗均无效,近两月几乎整夜不能入睡,虽感很困倦但脑子很清醒,白天则头昏脑涨,咽

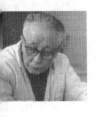

干,别无明显不适,但每经前腹痛明显,舌苔白微黄,脉沉实。

此属瘀血阻络,阳不入阴。予大柴胡汤合桃核承气汤加生龙牡:

柴胡四钱,半夏四钱,黄芩三钱,枳壳三钱,白芍三钱,生姜三钱,大枣四枚,桂枝三钱,桃仁三钱,丹皮三钱,茯苓三钱,大黄二钱,炙甘草二钱,生龙骨一两,生牡蛎一两,芒硝三钱(分冲)。

结果:上药服三剂,能睡一二个小时,头昏头胀减。去芒硝继服上方六剂,月经行未见腹痛,睡眠如常。

按:《伤寒论》第237条曰:"阳明证,其人喜忘者,必有蓄血。"是说蓄血、瘀血阻络,血不能上养于脑,脑神不足,故喜忘。同理血瘀血不能上养脑,阴血虚则阳不能入于阴,则难成眠。本患者有经前腹痛,瘀血证确凿,故主用活血祛瘀方药而收捷效。用大柴胡汤合桃核承气汤是临床经验,辨方证准确也非一日之功。

例24　张某,男,38岁,病案号182577。

初诊日期1965年12月13日:失眠一年多,左腹时痛,时心悸,常呵欠,流眼泪,舌苔白腻,脉弦。

此属血虚水盛,治以养血利水,予当归芍药散合苓桂术甘汤酸枣仁汤加减:

当归三钱,白芍四钱,川芎三钱,苍术三钱,泽泻四钱,茯苓五钱,桂枝四钱,知母三钱,炒枣仁五钱,炙甘草二钱,生龙骨一两,生牡蛎一两。

二诊12月20日:上药服三剂,仍失眠,胃脘感凉,嗳气多,食后心下满。上方去知母,加半夏、生姜各三钱,橘皮四钱。

三诊1966年1月3日:左腹痛已,嗳气减,心悸、失眠好转,仍服上方调理。

按:阴血虚之失眠,用酸枣仁汤补虚敛神以安眠。当血虚同时水饮盛时,必在养血的同时予以温阳化饮。当饮重阳虚明显时,益阴除烦的知母因过于苦寒不宜服用,当依证加入半夏、生姜、陈皮温中化饮之品。

以上是胡老治疗脑系病部分病例,虽然不全面,但可以看出用经方可有效治疗各种功能性或器质性病变。同时还可看出,中药治疗脑系病之所以有效,是其病因病理、药物的作用原理,皆能遵循中医的理论。胡老治脑系病,用药少而精,且疗效突出,其关键是辨方证准确。

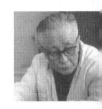

治疗血证的经验

血液病所赅病症甚多,胡老经治病例也很多,今就常见的出血证、贫血证、瘀血证的证治简介于下。

术后出血病垂危　经方一剂扭乾坤

例1　宋某,女,17岁,某医院住院病案号114533。

初会诊日期1982年10月11日:咽出血半月。患者出生时即有唇、腭裂,两岁时将唇裂缝合,因有"先天性肝糖原累积症",GPT经常高,一直未进行腭裂缝合,直至上月经内科多方检查,认为可以手术,方于9月25日全麻下进行了腭裂缝合术。术中输少量血,手术顺利。术后第一、二天除低热(37.5℃)外无不良反应,第三天伤口开始渗血,用碘纱布条填塞无效。继用止血敏、维生素C、维生素K、6-氨基已酸、抗血纤溶芳酸等皆无效。又请中医会诊,给服益气止血汤药数剂未见疗效。因失血过多,不得不输新鲜血液。第一二天尚能维持二十四小时,但自第三天起,仅能维持十二个小时,因此每天要输血,至今输血已逾3000ml,故急请会诊。会诊时实验室检查所见:GPT 111U/L,血红蛋白94g/L,白细胞总数10.4×10^9/L,血小板数126×10^9/L,血钾4.1mmol/L,血钠140mmol/L,血氨100mmol/L,出血时间1分,凝血象检查:复钙时间2分(对照2分30秒),凝血酶原时间15秒(对照14.5秒),第V因子19秒(对照21秒),第Ⅶ因子19.5秒(对照20.5秒),凝血酶凝固试验21秒(对照18秒),血清剩余凝血3小时22秒,第Ⅷ因子不少。会诊时症状:神志尚清,但目喜闭合而不愿看人,烦躁汗出,面色苍白,双鼻孔见黑紫血块,口干思饮,常有饥饿感而思食,因伤口渗血未敢让其进食,大便溏稀而色黑,一日一行,舌质红无苔而见血染,脉细滑数。

证属血虚热扰,急宜清热止血而兼补虚育阴。予芎归胶艾汤加减:

生地30克,当归10克,川芎10克,阿胶10克,艾叶10克,党参10克,白

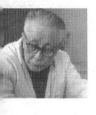

芍 10 克,炙甘草 10 克,白术 6 克,生石膏 50 克。

结果:服药一剂血即止,第二天进流食,停止输血。第三天因感食欲较差,而改生地为 15 克,加生地炭 15 克。继服三剂,食欲如常,停止输液。至 10 月 18 日复诊时,面色红润,两眼有神,除稍有汗出外,别无不适,继服二剂痊愈出院。

按:此方剂单位用"克",是因当时已改为国际通用单位,为胡老病案中的真实计量。此大出血,西医诊治束手无良策。中医也曾益气止血,但因未针对病本之虚热上扰治疗,故用大量止血药未收寸效。值会诊时,病情已危,此刻胡老凭借多年临床经验和仲景学说的功底,诊即抓其本,并辨证为芎归胶艾汤方证,故一剂使其血止,医家病家无不称奇。

尿血虽无症 辨证却从容

例2 林某,男,38 岁,空军飞行员。

初诊日期 1966 年 2 月 19 日:于 1962 年开始每五至六个月发一次尿血,因别无所苦,未予重视。但自今年 1 月 16 日尿血加重,服止血药不见效,方到医院检查,但经北京协和医院、中国人民解放军 301 医院、北大医院等行膀胱镜、肾盂造影等检查均未见异常。查尿为血尿,色鲜红,红血球满视野,尿蛋白(+ + + +),怀疑肾癌,但通过其他检查,未能确诊。舌苔白,脉细弦。

胡老予芎归胶艾汤合桂枝茯苓丸:

生地一两,当归三钱,桃仁三钱,丹皮三钱,桂枝三钱,白芍三钱,茯苓三钱,泽泻三钱,阿胶三钱,艾叶一钱,生苡仁八钱,川芎二钱。

结果:上药服三剂,尿色变淡,而出现小血块。服七剂后,尿中血块消失,查尿蛋白(-),红细胞(-)。因原方有效连续服三十剂。4 月 10 日来请教胡老今后治疗,胡老谓:即无尿血亦无症状,可停药,若有反复可再来诊。

按:此是无痛尿血,当首先怀疑癌症,但各项检查未能确诊,西医诊断确实不明。而中医辨证因无症状,也无从下手,曾问胡老从何辨证,胡老指示两点,一是尿血色鲜红多为热;一是尿血已久多为瘀,故拟芎归胶艾汤合

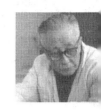

桂枝茯苓丸加生薏仁补虚凉血、祛瘀活血一试。有者求之,无者求之。真乃医者,意也。

便血九年病缠绵　黄土九剂却能痊

例3　王某,男,39岁,病案号185193。

初诊日期1968年6月12日:反复发作胃脘疼、大便下血九年。经各种检查诊断为"胆道感染"、"结肠炎出血"。近症:时有黑便,时有黑紫血,常左腹痛及胃脘疼,晚上心烦,口干思饮,但饮不多,纳尚可,但食不香,时有头晕、乏力,自感四肢发凉,面色萎黄,舌苔白腻,脉细沉。

证属饮久生热,络伤血溢,治以温化寒饮,养血清热,予黄土汤合理中汤加减:

生地八钱,党参三钱,白术三钱,黄芩三钱,干姜二钱,当归三钱,川芎二钱,艾叶三钱,川附子二钱,炙甘草二钱,阿胶三钱,伏龙肝二两(煎汤代水)。

结果:上药服九剂,腹痛胃脘疼已,便血渐止。

按:前两例都是血虚有热之出血,故治疗补血兼清热而重于清热,本例则不但血虚,而更阳虚饮盛,血虚生热,饮久化热,故呈阴阳寒热交错之虚证,因此治疗以温阳为主,佐以清热为辅。方中伏龙肝,为温性收敛药而有止血的特能,伍以生地、阿胶、艾叶协力止血,佐以甘草、白术、干姜、附子、党参理中祛饮,辅以黄芩清热,故能温中补虚,生血化饮,兼清虚热,使九年便血九剂即能治愈。

崩漏不止止之不止　小柴胡汤和解则和

例4　赵某,女,22岁,学生。

初诊日期1966年4月5日:二年来月经淋漓不断。16岁即来月经,前三个月不规律,但半年后大致正常。缘于年前撤暖气时,过于劳累而感冒,适月经正行,没想到感冒愈后,月经淋漓至今未止。曾到妇科多次检查,未查清病因,服用止血药无效。又找中医治疗,服汤剂、丸剂等,症有增无减。托亲友介绍找胡老诊治。近来症状:月经淋漓不断,色淡红,时见小血块,腹隐隐作痛,常乏力、头晕,或头痛,口干,纳差,心烦,手足心热,舌苔薄白,

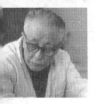

舌质淡红,脉沉细。

胡老认为是少阳合病血虚水盛予小柴胡汤合当归芍药散加生地艾叶:

柴胡四钱,党参三钱,黄芩三钱,半夏四钱,生姜三钱,大枣四枚,当归三钱,川芎二钱,炙甘草二钱,茯苓三钱,苍术三钱,泽泻三钱,生地五钱,艾叶三钱。

结果:上药服十剂血止,嘱继服原方巩固疗效。三月后其同学告之月经正常。

按:本例辨证用方实耐人寻味。一般而论,长期月经淋漓不断,当首先考虑血虚、血瘀、脾不统血、肝不藏血、肾不摄血、气衰血脱等,本例何以用小柴胡汤?复习一下胡老对小柴胡汤的论述可拨云见日。《伤寒论》第101条曰:"伤寒中风,有柴胡证,但见一证便是,不必悉具。"胡老在注解此条时写道:"外感初传少阳,柴胡证往往四证不备,医者不知用小柴胡汤,因使风寒小病久久不愈,此例甚多,宜注意。"又《金匮要略·妇人产后病》附方(一):"《千金》三物黄芩汤治妇人草褥,自发露得风,四肢苦烦热,头痛者,与小柴胡汤;头不痛但烦者,此汤主之。"对此胡老注解谓:"产后中风,由于失治使病久不解,致烦热。若兼见头痛者,与小柴胡汤即解。"可见胡老对小柴胡汤方证深深地理解,一看本例症状就能判定为小柴胡汤合当归芍药散方证,故服之很快起沉疴。由此也可体会到,胡老所提出的"辨方证是六经八纲辨证的继续,亦即辨证的尖端"的观点是其一生医学实践总结,是科学的论断。

再障贫血症多凶　养血利水建奇功

例5　赵某,男,26岁,密云县高岭赤脚医生。

初诊日期1977年7月27日:乏力、出血、贫血七年。不明原因感乏力、心慌、气短、鼻衄,经检查诊断为贫血,服中西药久不见效,后经骨髓穿刺检查确诊为"再生障碍性贫血"。自拟方服用也未见好转。现在症状:胸背痛,且感背如背冰,恶寒,气短,心悸,起则头眩,面色萎黄,口干,午后手足心热,周身皮肤散在出血点,血红蛋白90g/L,血小板数35×10^9/L,白细胞数2.9×10^9/L,舌苔白,舌质淡暗,脉细弱。

此血虚水盛,为苓桂术甘汤合当归芍药散方证:

桂枝三钱,白芍四钱,当归三钱,川芎三钱,茯苓四钱,苍术三钱,泽泻六钱,炙甘草二钱。

二诊9月17日:上药服十剂,诸证减轻,又继服二十余剂,周身皮肤出血点消失,但感下肢酸、腹觉灼热。改服柴胡桂枝干姜汤合当归芍药散方:柴胡四钱,桂枝三钱,干姜二钱,当归三钱,白芍四钱,川芎三钱,茯苓四钱,泽泻六钱,苍术三钱,炙甘草二钱,花粉四钱,黄芩三钱,生牡蛎五钱。

三诊10月23日:自觉证已不明显,出血点亦未见,血红蛋白131g/L,血小板数50×10^9/L,白细胞3.5×10^9/L。继服上方巩固之。

按:再生障碍性贫血是由化学、物理、生物等因素及不明原因引起骨髓造血功能障碍的疾病。因本病易患继发感染而出现热象,祛热治疗必不可少。但因提倡"以急劳与温热病论治"则往往偏重清热而忽略祛寒温补,本例的治疗过程正是说明这一问题。一般一见口干、午后手足心热、皮肤有出血点等,即认为是阴血虚而生内热,而忽略血虚水盛、饮久化热之虚热,如本例即如此。胡老用温补中气、养血利水的方法治愈多例患者。如治一徐姓成年女患者,贫血经年,血红蛋白81g/L。主症有:胃脘疼,食欲不振,大便溏有黏液,用茯苓饮合四逆散当归芍药散加吴茱萸,服一月后,胃脘疼已,食欲及大便俱好转,血红蛋白108g/L。可见温补中气、养血利水是治疗再生障碍性贫血不可忽略的重要方法。

紫癜未必全热证　下之温之皆治之

例6　李某,男,17岁。

在颐和园游泳时发现下肢皮肤有紫癜点点,继之腹痛、腹泻,紫癜延及遍身,入道济医院住院治疗,予止血针、止痛针等对症治疗,腹痛、紫癜不见明显好转,却人渐消瘦,以至骨瘦如柴。后因大便干结,予蓖麻油口服,便出大量污血而腹痛止,紫癜渐消,人也渐胖,而出院。但半年后病又复发,又入道济医院,再用蓖麻油则毫无疗效,后请胡老诊治。来诊时症状:皮肤紫癜散在,常少腹痛,大便干燥,烦躁,舌苔黄,舌紫,脉沉弦。

认为是瘀血阻络,为抵当汤合大柴胡汤方证:

水蛭二钱,虻虫二钱,桃仁二钱,大黄四钱,柴胡四钱,白芍三钱,生姜三钱,半

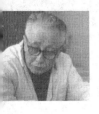

夏四钱,枳壳三钱,黄芩三钱,大枣四枚。

结果:上药服一剂,泄下大便及黑血数升,腹痛已,紫癜随之好转,余证已,身体健康,追访十年未见复发。

按:本例是胡老在二十世纪五十年代的治验例,诊余胡老曾讲述过该病例。尤其是讲到辨证时,胡老特别指出,患者服蓖麻油后大便泻下污血便,可证为内有瘀血,故果断投以抵当汤合大柴胡汤,仅服一剂沉疴向愈。

例7　程某,女,33岁,病案号53892。

初诊日期1964年3月12日:皮肤有紫癜五年余。自1959年夏发现皮肤有紫癜或瘀血,同时有口、鼻、齿龈、肠道等部位出血,在友谊医院检查谓"凝血活酶生成不良,血小板第三因子功能衰退所致过敏性紫癜"。既往有胃下垂、关节炎、子宫内膜异位、慢性肝脾肿大等。治疗曾输血800ml,未见明显好转。在本市某中医院辨证为气血双虚,予以黄芪、当归、阿胶等曾有效而不巩固。近症:皮肤紫癜散在,时头晕头沉,口腔、鼻腔时出血,四肢浮肿,手足麻木,两胁痛,腰酸腿软,困乏无力,嗜睡,身无热而恶寒,有时自汗,饮食尚可,口干,便溏,舌苔白薄,舌质淡,脉左弦右沉细无力。

此为少阳太阴合病,为柴胡桂枝汤合附子理中汤方证:

柴胡四钱,黄芩三钱,生姜三钱,半夏三钱,桂枝三钱,白芍三钱,川附子三钱,党参三钱,当归四钱,川芎四钱,茯苓三钱,泽泻三钱,大枣四枚,炙甘草二钱。

复诊3月16日:上药服三剂,诸症减轻,上方去川附子,加丹参一两、阿胶三钱。

三诊3月31日:下肢浮肿,紫癜又明显,少腹发凉,面色苍白,腹胀、口渴喜饮而小便不利,且自感浮肿明显时,紫癜及出血皆明显。以往浮肿明显时服双氢克尿塞,肿消不明显而心慌显著,且紫癜、出血加重。予木防己汤合当归芍药散加黄芪:木防己三钱,党参三钱,桂枝三钱,生石膏一两半,当归三钱,茯苓三钱,川芎三钱,苍术三钱,泽泻四钱,猪苓三钱,白芍三钱,生黄芪五钱。

四诊4月7日:上药服六剂,效果满意,于4月4日上半身浮肿明显消退,下肢浮肿亦减。自感精神轻松,躺卧、入厕蹲着手足也不再感麻木,体力增加,做清洁办公室工作已不感累,关节疼亦减,腹胀已,两胁痛明显好转,食后胃脘及两胁稍有胀疼,紫癜大部在消退,仍口干喜热饮,小便多,上方加生地炭五钱、茜草四钱继服调理。

按:从本案治疗过程中可看到,用柴胡桂枝汤合附子理中汤有效,但去温阳的附子,加凉血止血的丹参、阿胶病情反增重,并发现水肿与紫癜密切相关,因此用木防己汤加黄芪益气利水,能使水肿退紫癜消。由此胡老体验认为:水肿时则血液稀释,为出血、紫癜创造条件,祛水势在必行,此是特殊之法。本案主要表现为气血虚水饮盛,故治当益气养血利水,为木防己汤合当归芍药散加黄芪方证,不用止血而血自止。

例8　何某,男,58岁,病案号160462。

初诊日期1965年9月20日:于1964年4月间淋浴时,发现两小腿皮肤有紫癜,以后时轻时重,有时便血或尿血。曾到各大医院诊治均未见效。于1965年6月15日来我院门诊治疗,血液检查:白细胞数3.5×10^9/L,血小板数85×10^9/L,出血时间1分30秒,凝血时间30秒,白细胞分类:中性0.66,淋巴0.34,血红蛋白134g/L,用温中活血、和肝化瘀等法,前后服药300余剂未见明显效果,今日找胡老会诊。现症:两小腿紫癜满布,两膝上也散见,有时两手背亦出现,每劳累后紫癜增多,午后低热,口苦咽干,脐上微痛,舌苔薄白,脉弦细。

胡老予四逆散合四物汤加味:

柴胡四钱,赤芍四钱,枳实三钱,炙甘草二钱,当归三钱,川芎三钱,生地炭一两,桂枝三钱,茜草六钱,阿胶三钱,紫草二钱。

结果:上药服六剂,紫癜明显减退,脐上微痛减,仍口苦咽干,午后低热,上方加生石膏一两半。服一周后,低热已。减生地炭为五钱,服半月,诸症皆已。

按:从症状看,本案有热有瘀,因此用四逆散合四物汤加味当属对证方药。关于四逆散,《伤寒论》第318条:"少阴病,四逆,其人或咳、或悸、或小便不利、或腹中痛、或泄利下重者,四逆散主之。"在讲述该条时胡老指出:本条所述明明是少阳病证,而冠之以少阴病者,可有以下二义:(一)原本少阴病,今传入半表半里而转属少阳也;(二)由于热壅气郁,血行受阻,致脉微细、四逆,形似少阴病表现的症状,故以少阴病冠之,教人加以鉴别也。

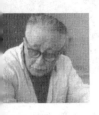

本案口苦咽干、午后低热可知为少阳病;脐上腹痛、下肢紫癜可知为血行受阻,因此用四逆散合四物汤恰适其证。方中加桂枝、桃仁是有桂枝茯苓丸之意,又加茜草、紫草、阿胶也旨在凉血、活血、止血。用药虽平淡无奇,因方药对证而收捷效。

瘀血之证虽多见　下瘀血汤可称奇

例9　杨某,女,30岁。

时在北京新中国成立前夕,因久病卧床不起,家中一贫如洗。邻人怜之,请胡老义诊之。望其骨瘦如柴,面色黧黑,扪其腹,少腹硬满而痛,大便一周未行,舌紫暗,苔黄褐,脉沉弦。

胡老判为干血停聚少腹,治当急下其瘀,予下瘀血汤加麝香:

大黄五钱,桃仁三钱,䗪虫二钱,麝香少许。

结果:因其家境贫寒,麝香只找来一点点,令其用纱布包裹,汤药煎成,把布包在汤中一蘸,仍留下煎再用。服一剂,大便泻下黑紫粪便及黑水一大盆,腹痛减,饮食进,继服血府逐瘀汤、桂枝茯苓丸加减。一月后面色变白、变胖,如换一人。

按:本案西医诊断不明,但病已危重。中医据证用药,寥寥几味,一剂即扭转乾坤,此经方之功也。故而在发展中医事业上,首先要在继承上下工夫。

系统性红斑狼疮论治

狼疮不治找中医　经方论治有苗头

系统性红斑狼疮(Systemic Lupus erythematosus,SLE)为自体免疫性疾病,病变部位在全身结缔组织,并可罹及皮肤、黏膜、浆膜、血管、心、肝、肾、肺、脑、胃肠、淋巴、血液等全身组织和器官。本病主要临床症状是:发热、红斑皮疹、关节痛疼及水肿。发热见于绝大多数患者,尤其在急性发作期多见,热型不规律,时高时低,时长时短,很少见畏冷或寒战,发汗后热可暂

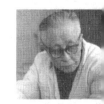

退。长期低热者较多见，自汗多而少见盗汗、骨蒸之状。红斑皮疹以面颊部蝶形红斑、甲周红斑及指（趾）甲远端下红斑最具特征性。红斑可现其他形状，如环形红斑、多形红斑、丘疹、斑丘疹、疱疹、网状青斑等，红斑每遇阳光照射则加重。此外，手足掌可见瘀点，严重者可引起肢端坏死，口腔及咽部有无痛性顽固溃疡。90%以上的患者可见关节痛疼，很像类风湿。水肿亦常见，轻者可见腰酸、下肢轻度浮肿，重者则常见头痛头晕，甚则恶心呕吐，下肢可凹性浮肿或伴腹水。

本病的治疗，西医用激素有一定疗效，尤其在急性期高热期能改善症状，但有的患者也无效。而且用激素治疗副作用大，难以撤除，故许多患者经西医治疗后，被告知已无法可医，方找中医治疗。从其发病及临床特征来看，本病多属中医的痹病、饮证、丹疹、水肿证等病证范畴。从而通过辨证论治能取得一定疗效。有不少报道中医治疗可对抗激素的副作用、减少激素用量；有的报道中药可退红斑、减轻关节痛疼、改善肾功能、改善全身症状；通过六经辨证，并用经方治疗也有明显的疗效。

狼疮热殊红斑凶　和解养血可见功

例1　李某，女，32岁。

初诊日期1967年12月10日：发热、面部、背部起红斑一年余。不明原因发热、皮肤起红斑，到北京协和医院及北大医院检查，确诊为系统性红斑狼疮。曾用激素治疗未见明显疗效，经人介绍找胡老诊治。现症：不规则发热，面部、背部皮肤斑块或连成片状红肿，表皮有皮屑脱落甚似牛皮癣，常有颈、项、背、腰痛，时咽干心烦，头易汗出，舌苔薄白，脉弦细数。

证属邪郁厥阴、血虚水盛，治以温下清上、养血利水。予柴胡桂枝干姜汤合当归芍药散：

柴胡五钱，黄芩三钱，花粉四钱，生牡蛎五钱，生龙骨五钱，桂枝三钱，白芍三钱，当归三钱，川芎三钱，苍术三钱，茯苓三钱，干姜二钱，泽泻五钱，炙甘草二钱，生石膏一两半。

结果：上药服六剂自感有效，乃连服三十剂后始来复诊。届时面部、背部红斑基本消失，查血象恢复正常，体温之低热不规则热已消失，颈项背腰

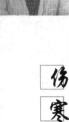

已不感痛疼。到北大医院复查时,医生大为惊奇,对其治疗十分满意,并谆谆嘱其总结其病历,并嘱其不需吃药。但停药约半月,面部又出现红斑,其他症状不明显,又求胡老诊治,胡老仍与上方去生石膏治疗之。

按:本例远期疗效因故未能追踪,是个遗憾,但近期疗效让西医称奇也为之不易。这也说明,中医中药治疗系统性红斑狼疮有效。用六经辨证、经方的理论方药治疗该病有效,胡老的治疗经验有参考价值。

例2　宋某,女,40岁,北新桥帆布厂工人。

初诊日期1971年7月25日:面部起红斑半年。半年前因牙痛到医院拔牙,牙科医生看到鼻上眉间有红斑,怀疑是红斑狼疮故不给拔牙,后经多次检查,找到狼疮细胞,告之为不治之症,建议中医治疗。现症:鼻上及眉间生两块红紫斑,上覆痂如白霜,偶有少量溢液,痒不明显,但见阳光后痒加重,自感全身酸软无力,食欲不正常,有时恶心呕吐,头痛头晕口干,时感身热而体温不高,二便调,舌苔白少津,脉细沉。

证属血虚水盛,邪郁厥阴。治以养血利水,温下清上。予柴胡桂枝干姜汤合当归芍药散:

柴胡四钱,黄芩三钱,花粉四钱,生牡蛎五钱,桂枝三钱,干姜二钱,当归三钱,川芎三钱,泽泻五钱,茯苓三钱,苍术三钱,白芍三钱,炙甘草二钱。

二诊1972年2月11日:自服用上方后,眉间处狼疮红斑逐渐缩小,一般情况均见改善,故一直服上方。

三诊1973年6月2日:患者全身症状好转明显,红斑仅在鼻尖上能看到一小块,其他一般情况良好。

按:此例观察长达两年,资料难得。与前例1有相同之处,即皆为血虚水盛,邪郁厥阴,所不同者,例1有心烦汗出,为水饮郁久化热之象,故治疗加用生石膏。通过两例的观察可以看到,当遇到系统性红斑狼疮表现为血虚水盛,邪郁厥阴证时,治以养血利水、温下清上这一方法是有效的。

狼疮肾水泛滥激素技穷　开鬼门洁净府转机萌生

例3　周某,男,21岁,某医院会诊病人。

初诊日期1966年1月4日:周身浮肿一年,在协和医院诊断为狼疮性

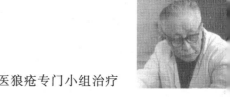

肾炎，告之无根治方法，长期服用激素。曾去上海中医狼疮专门小组治疗三个月，未见明显疗效而返回。住院治疗，中西医多次会诊治疗，症状不见好转反越来越恶化，不得已再倍增激素量，强的松每日60mg，同时服用双氢克尿塞，仍不见症状改善，其父母特来京请胡老会诊。因长期服用激素，致使体胖、周身严重水肿，面呈满月状，眼成一条小缝，尿中经常见白蛋白、红细胞、白细胞，经常疲劳，时心跳，汗出，尿少，头痛，恶心，不能食，舌苔薄白，舌质红，脉沉细数。血压常高(160/105mmHg)，血清尿素氮120mg/mL。

胡老予越婢加术汤：

麻黄六钱，生石膏二两，生姜三钱，炙甘草二钱，大枣五枚，苍术六钱。

结果：上方服三剂，尿增，肿减，恶心已，食欲好转。药后有头晕、身痒，其父母也在医界，让他医看处方后谓："麻黄量太大！"而停服中药，但症仍不减，后停双氢克尿塞则症已，但又出现腹胀、恶心、呕吐、不能食、头痛、视力模糊，查血压仍高(150/100mmHg)，眼底血管变细、眼底水肿，故再请胡老会诊。

胡老予半夏厚朴汤加陈皮：半夏四钱，厚朴三钱，生姜三钱，苏子三钱，茯苓四钱，陈皮一两。

上方服一剂后，呕吐止。继服二剂，纳饮增加。因浮肿、心烦、眠差明显，改用半夏厚朴汤合猪苓汤：半夏四钱，厚朴三钱，茯苓四钱，苏子三钱，生姜四钱，猪苓三钱，泽泻三钱，陈皮三钱，阿胶三钱。上方服三剂，腹胀已，小便增多，浮肿减，因面部肿消而显眼睛大，纳增，一餐可吃二十个饺子。但口干、心烦、汗出明显，继服越婢加术汤。服一月余，人变瘦，浮肿不明显。血清尿素氮80mg/mL，强的松每日5mg。仍予该方调理。

按：本例未能做到像例2那样长期系统观察，但能看出中药的明显效果，使激素撤到最小量。胡老治疗该病，是根据症状特点进行辨证论治而取得疗效。本患者主要表现为浮肿、肥胖，中医认为是水饮为患。初诊时因浮肿甚，且见汗出、头痛、脉沉细数，为外邪里热之证，故用越婢加术汤治疗而显效；二诊时因头晕、呕吐、腹胀等明显，为痰饮气结所致，故用半夏厚朴汤加陈皮治疗亦收捷效；三诊时因小便不利、心烦、眠差明显，为里有水饮而津伤，故与半夏厚朴汤合猪苓汤治疗也显效；四诊后又现越婢加术汤

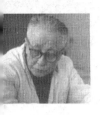

方证,故又用越婢加术汤治疗使诸症好转,减少激素用量。有是证,用是方,是中医治疗学的特点。不过对于越婢加术汤治疗肾炎、水肿胡老体会尤深,指出:实践证明,本方所主水肿证,亦以肾机能障碍而致者为多,对于肾炎患者的水肿和腹水屡试皆验,尤其令人惊异者,不但水肿消除,而且肾炎本病亦得到彻底治愈。对于狼疮肾(水肿明显者)也可能有效,应进一步观察之。

淋证论治

热在下焦概其廓　　变证兼证皆繁多

关于淋证的症状《金匮要略·消渴小便不利淋病》曰:"淋之为病,小便如粟状,小腹弦急,痛引脐中。"《金匮要略·妇人妊娠病》称谓"小便难"。可知淋证是指小便频数、短涩、滴沥刺痛、欲出未尽、小腹拘急、或痛引腰腹的病证。《内经·素问·六元正纪大论》称谓"淋闭";《金匮要略·五脏风寒积聚病》称谓"淋秘"。该证多见于西医的泌尿系感染、泌尿系结石、乳糜尿等疾患,在古今皆是常见的疾病。关于淋证的病因,《金匮要略·五脏风寒积聚病》认为是"热在下焦";《丹溪心法·淋》篇谓"淋有五,皆属乎热";《诸病源候论·淋病诸候》则认为"诸淋者,由肾虚而膀胱热故也"。后世医家认为本病多由于膀胱积热,但亦有由于气郁及肾虚而发者。其治疗多以利湿清热为主,但遇有变证、兼证时,又必以六经辨证定其大法,再具体辨方证用其方药。

例1　丁某,男,36岁,病案号169559。

初诊日期1965年8月16日:尿痛、尿血、腰痛三个月。三月前长途乘坐火车,吃烧鸡、喝啤酒而喝水少,不久出现腹痛腰痛,痛如刀割又如撕裂,阵阵发作。初发作时喝水则腹胀而无小便,后发作时饮水后有少量小便而尿道剧痛,到医院检查:尿红细胞满视野,泌尿系造影未见结石,用抗生素等治疗无效。现右腰亦痛,尿粉红色,红细胞满视野,大便干,舌苔黄褐少

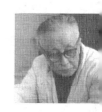

津,脉左弦细,右沉细。

予猪苓汤加大黄、生薏米:

猪苓三钱,茯苓三钱,泽泻四钱,滑石五钱,阿胶三钱,生薏米一两,大黄四分。

二诊8月19日:上药服三剂,腰痛不明显而显酸沉,尿痛不明显,少腹两侧及两鼠蹊酸重,大便不干但不畅,予柴胡桂枝干姜汤合当归芍药散加味:柴胡四钱,黄芩三钱,花粉六钱,生牡蛎五钱,桂枝三钱,干姜二钱,白芍四钱,当归三钱,川芎三钱,茯苓三钱,苍术三钱,泽泻四钱,生薏米一两,炙甘草二钱,桑寄生一两。

三诊8月25日:上药服三剂,诸症已,但行膀胱镜检查及拍X线片后,确诊右输尿管有结石。又出现尿道刺痛,予8月16日方加金钱草二两。

四诊8月30日:上药服二剂后,尿道剧痛,排尿困难,见血块、黏液,不久排出黄豆大结石,而排尿通畅。

五诊9月7日:无任何自觉症状。

按:本例初诊时,可属湿热下注,可视为本证,用猪苓汤加生薏米利湿清热,可视为正治。又因有右侧腰痛,为瘀血之征,可视为兼证,故加少量大黄以活血祛瘀,这是胡老用药特点。二诊时腰、腹痛及尿痛皆不明显,而酸重明显,为邪退正虚,证属血虚水盛,可视为变证,故予柴胡桂枝干姜汤合当归芍药散加味。当行膀胱镜检查后又出现尿道痛时,又现湿热下注之证,故又用猪苓汤加金钱草,使尿结石排出,诸症皆已。

例2 韩某,女,31岁,病案号5157。

初诊日期:1965年1月23日:十三年前怀孕时患"压迫性肾炎",分娩后渐愈。但于1964年9月11日又出现尿急、尿频、尿痛、腰痛、腹胀等症,诊为"肾炎复发及急性尿道炎和膀胱炎",屡用抗生素不效而找中医治疗。曾以肾虚心火盛、脾虚气弱论治而效不明显,今日请胡老会诊。近症:尿频,白天五十余次,晚上三十余次,有时尿频滴漓而不能离盆。尿时痛如刀割。尿赤热,有时带血丝血块。左腰胀痛,时腹胀,下肢轻度浮肿,常感头晕、心悸、少腹里急、口干渴甚,既往有阴道滴虫史、人工流产史、痛经史,舌苔白,舌红,脉细数。

证属湿热下注兼挟瘀血,予猪苓汤加生薏米、大黄:

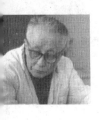

猪苓三钱,茯苓皮三钱,泽泻四钱,生薏米一两半,滑石五钱,阿胶珠三钱,大黄三分。

二诊1月27日:上药服三剂,尿频、尿痛、腰痛皆减,小便色变浅,尿道已无灼热感,口干渴已,仍腰痛及腹胀明显,脉仍细数,热去而湿重,予肾着汤:

茯苓皮三钱,白术三钱,干姜三钱,炙甘草二钱。

三诊2月5日:小便频数缓解,尿量亦显著增加,腰痛腹胀皆减轻,脉已不数,上两方交替服用。

四诊2月13日:尿道未痛,稍劳则腰酸痛,少腹里急,下肢轻度浮肿,脉又稍数,予肾气丸:

生地八钱,山萸肉四钱,山药三钱,丹皮三钱,茯苓三钱,泽泻四钱,桂枝三钱,附子二钱。

五诊3月11日:上药服三剂,腰痛不明显,下肢肿消,食量倍增,仍以上方调理,偶有头晕、腰痛,他无明显不适。

按:此淋证反复发作经久不愈,急性发作及慢性症状交替出现,正邪盛衰也交替变换,因此治疗时要据证把握病机,该祛邪时当祛邪,该扶正时即扶正,使正能胜邪是病愈的关键。

结石在里见表证　解外化饮病全休

例3　李某,男,47岁,住院病案号17020。

初诊日期1975年7月27日:自感上腹有肿物已两月多,因无不适未曾检查治疗。近一月来因感到左上腹痛疼而来门诊,经内外科检查,怀疑是肿瘤而收住院治疗。查体:上腹左右均可触及拳头大实性肿物,表面不光滑,轻度压痛,部位深与体位无关。尿常规:蛋白(±),红细胞15～20/HP,白细胞3～5/HP。血沉61mm/h。尿酚红排泄试验:一杯3%、二杯5%、三杯5%、四杯7%。静脉肾盂造影:左肾扩大,右肾未显影。临床诊断:双肾肿瘤?肾结核?动员手术治疗,尚等待安排手术,要求服中药一试,故找胡老会诊。依证所见:左腹胀痛,头晕心悸,汗出恶风,口干思饮,饮后渴仍不止,而心下水响,尿频、尿涩痛,舌苔白,脉浮数,心率100次/分。

此属表虚心下停饮而兼津伤挟瘀之证,予五苓散合猪苓汤加大黄方证,药用:

猪苓三钱,泽泻五钱,苍术三钱,茯苓四钱,桂枝三钱,滑石一两,阿胶三钱,生大黄一钱,生苡仁一两。

结果:上药服二剂后,小便增多,尿中排出绿豆大结石。三剂服完后,连续四五天排出细砂样结石,腹部肿物消失,其他症状也全消失。追访五年未见复发。

按:结石病位在里,治疗时一般多从里证着想,很少注意祛外邪。胡老从六经辨证及辨方证的经验出发,在排石时,自然而然注意到外邪的辨证和治疗。众所共知,结石的形成与湿(饮、水)邪下注有关,而祛湿的治疗决不能忽视外邪的有否。胡老在讲解桂枝汤、大青龙汤、五苓散、苓桂术甘汤等方证时曾反复强调:水湿停于心下、停于里,则里有所阻,表亦不透,故如不兼利其水,则表必不解;如单独解表,强发其汗,则激动里饮、里湿,变证百出。此时唯有于解表方中,须兼用利尿逐水药,始收里和表解之效。即在外邪内饮证的治疗时,必须祛湿、祛饮的同时予以解表。本例不但外邪明显,里湿、里饮也明显,而且津伤已著,又兼挟瘀,故治疗必解表、利湿、生津、益阴、祛瘀为法,为五苓散合猪苓汤加大黄的适应证,方中似无专门排石药,服后却表解湿去而结石随湿而出。类似这种病例,在胡老治验例中,是数不胜数的。

淋证里证阳气衰　温阳祛饮治也乖

例4　王某,女,75岁,病案号15398。

初诊日期1964年8月20日:尿频、遗尿、淋漓三个月。去年三月曾患尿急、尿痛、尿频,诊断为膀胱炎,用抗生素治疗而愈。今年五月又出现尿急、尿频、尿痛,又用抗生素治疗而疗效不佳,因长期口服西药,出现食欲差、恶心、头晕等而求中医诊治。曾服木通、车前子、黄柏、益智仁、桑螵蛸、芡实等药而未见明显效果。现症:尿频,遗尿,淋漓,小腹麻木胀痛,心悸,头晕,腰酸痛,恶心,纳差,恶寒,四逆,苔白润,舌质淡暗,脉沉细迟。

证属里虚寒饮凝滞,治以温阳化饮,予真武汤:

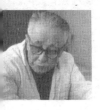

制附子三钱,生姜三钱,茯苓三钱,白术三钱,白芍三钱。

结果:上药服一剂,恶心、头晕已,食欲改善,小便频减,服三剂,诸症皆已。

按:无论是急性还是慢性淋证,皆有热证和寒证之分,本例一派虚寒,外有头晕、腰酸痛少阴表证,呈外邪里饮之证。一些慢性病的形成,多是治疗不及时、治疗不当,消耗人体津液、阳气,渐成外内皆寒之证。《伤寒论》第82条:"太阳病发汗,汗出不解,其人仍发热,心下悸,头眩,身𥆧动,振振欲擗地者,真武汤主之。"第316条:"少阴病,二三日不已,至四五日,腹痛,小便不利,四肢沉重疼痛,自下利者,此为有水气。其人或咳,或小便利,或下利,或呕者,真武汤主之。"此两条皆是论述里有水饮,误发汗而造成的外邪里饮证。此两皆是少阴太阴合病,皆是说由于误治而并于太阴。表证本宜发汗,但里有水气,若不兼驱其水,单纯发汗,则虽汗出而病不解,伤津液、耗正气,使病迁延不愈。淋证病人当有表证而呈外邪内饮时,治疗以解表化饮,即解表的同时化饮,使表解饮去病即愈,如病案3即如此。如单解表、或单化饮、或单攻下,或解表的同时不予化饮,皆非善法,皆可拖延病情,加重病情,造成淋证迁延不愈,这一中医理论值得深思。

治疗前列腺炎的经验

病系多证有关联　必须辨证方消灾

前列腺炎是临床常见病,它又分急性和慢性两种。急性前列腺炎,主要表现尿急、尿频、尿痛,会阴部坠胀疼痛,并向腰骶部、阴茎、腹股沟部放射,常可出现高烧、恶寒、头痛、身痛等症,有如急性淋证。前列腺液化验,可见脓细胞。直肠指检,可扪及肿大的前列腺,灼热,触痛。如已化脓,可有波动感,脓肿破溃后可自后尿道、直肠或会阴部穿刺出稀薄带臭味的脓液,继而全身症状可迅速消退。慢性前列腺炎主要表现为:排尿不畅、尿频、尿急,排尿时感尿道灼热、或尿痛,或见血尿,或见排尿困难,或淋漓不爽，或排尿终末或大便时，尿道流出乳白色黏液，或会阴部坠胀疼，有时牵拉阴茎、睾丸痛，或出现小腹、腹股沟、大腿内侧等处痛。由于病情轻重不一，病程长短不同，临床症状也复杂多变。常见的症状为：身疲乏力，头晕，五心烦热，耳鸣，失眠多梦，腰酸膝软，性功能障碍，如阳痿、遗精、早泄等。值得注意的是，有不少患者，临床症状轻、不明显，因有遗精或早泄或阳痿而找中医看病，经检查方知有前列腺炎症。一般通过前列腺液检查可以确定诊断。

中医古代无前列腺炎这一病名，但根据临床表现，中医古代有类似的记载，如急性前列腺炎似属中医的"悬痈"和"穿裆发"；慢性前列腺炎类属于中医的"白淫"、"精尿"、"精浊"、"劳淋"、"淋浊"、"白浊"、"遗精"、"早泄"、"阳痿"等病证范畴，由此也可知，前列腺炎可出现许多证，治疗该病也必须从证入手，辨证论治才能奏效。

炎是邪客证各异　虚实不同治有殊

例1　李某，男，46岁，病案号121641。

初诊日期1965年5月31日：既往有慢性前列腺炎史，近一周来，出现头晕头痛，恶寒发热，无汗，身疲乏力，四肢酸软，曾服两剂桑菊饮加减，热不退，因有尿急、尿痛、尿浊，又给服八正散加减，诸症不减。今日仍恶寒发热，全身酸楚，有时汗出，尿急、尿痛、尿浊，下午体温38℃，大便如常，小便黄赤，舌质淡而有紫斑，舌苔白腻，脉细滑数，寸浮。尿常规检查：白细胞成堆，每个高倍镜视野可见红细胞8～10/HP。此证极似湿热下注之象，但已用八正散不效，可知有隐情，故又细问其症，得知有口苦，胸满闷，由《伤寒论》第263条："病人无表里证，发热七八日，脉浮数者，可下之"之句悟出，此证为湿热内结，辨方证为大柴胡汤合增液承气汤：

柴胡四钱，白芍四钱，枳实三钱，半夏三钱，黄芩三钱，生姜三钱，大枣四枚，大黄二钱，炙甘草二钱，生地五钱，麦冬四钱，玄参四钱，生石膏二两。

结果：上药服二剂，热退身凉，因仍有尿痛、尿急，改服猪苓汤加大黄，连服六剂，诸症已。

按：本证病灶、炎症在前列腺，但证候反应却在半表半里及里，且已现

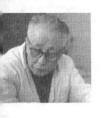

津伤,此时如仅用利湿通淋于下,必致津更伤,邪更居于里,正虚里实,津伤热更盛,病情益甚,局部可能化脓,有可能形成"穿裆发"。胡老秉承仲景医论并据临床经验仔细辨证,治从清里及和解半表半里,同时又益津增液,故能使热退身凉。再进一步清理余邪,使病痊愈。

例2 刘某,男,45岁,病案号137865。

初诊日期1966年3月9日:自上月25日发热,尿痛,诊断为慢性前列腺炎急性发作,已用抗生素治疗一周,效不明显而转中医治疗。曾服辛凉解表及利湿清热剂,汗出益甚而症不退。现症:汗出、恶风、头痛、身疼、口苦、胸闷、腰痛、大便干、溲赤、尿道灼痛、舌苔薄白、脉细弦滑。

此为表虚犹未解,而里热已盛,呈三阳合病,予柴胡桂枝汤加黄芪生石膏方证,药用:

柴胡四钱,黄芩三钱,生姜三钱,半夏三钱,党参三钱,大枣四枚,桂枝三钱,白芍三钱,生黄芪五钱,炙甘草二钱,生石膏—两半。

结果:上药服三剂,头痛、身疼已,汗出恶风减,上方再加生苡仁六钱,麦冬四钱。服六剂,诸症已。

按:本证有大便干、溲赤、尿道灼痛等,乍看为里实热证,但胡老据汗出恶风、身疼等首辨为表虚证。表虚则营卫虚,可知胃不实,以是可知里热盛而不实,当为柴胡桂枝汤加生黄芪、生石膏方证。服之表解,半表半里和,里清,诸症随之亦消。不着眼消炎而炎自消。

例3 王某,男,30岁,首都机场 病案号3341。

初诊日期1966年6月11日:患前列腺炎已半年余,已服中西药治疗,疗效不理想。现症:腰痛,时小腹痛,或睾丸坠胀痛,时尿道涩痛,大便时,尿道口有乳白色黏液流出,尿频而量少,尿色红黄,口干思饮,舌苔白根腻,脉弦滑。

证属湿瘀阻滞,治以利湿化瘀。予猪苓汤加生苡仁大黄:

猪苓三钱,泽泻四钱,滑石五钱,生苡仁—两,生阿胶三钱,大黄一钱。

结果:上药只服二剂,症大减。因腰痛明显,上方加柴胡桂枝干姜汤。服半月,症状基本消失。

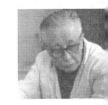

按:胡老常用猪苓汤加减,治疗肾盂肾炎、膀胱炎、急慢性前列腺炎,泌尿系感染等,其主要辨证依据是口渴,即属内热者。本例虽有腰痛,但无明显表证,而有口干思饮,尿道涩痛,尿黄等,以湿热挟瘀为著,故以猪苓汤加生苡仁、大黄,利湿化瘀,使邪去症已。

例4 方某,男,43 岁,病案号 132645。

初诊日期 1965 年 12 月 7 日:三个月来尿不尽、尿频、阴囊抽缩,曾查前列腺液,白细胞 15～20/HP,卵磷脂小体(＋＋),诊断为慢性前列腺炎。西药治疗,疗效不明显。后转中医诊治,以补肾、舒肝等治疗,症不减反加重。近症:常腰痛,小便不畅,尿不尽,尿频,食后则少腹拘急、心中摆忙、晕眩、阴囊和阴茎挛缩。现症恶寒、头晕加重,舌苔白,脉细弦。

此外寒内饮为患,予五苓散方:

桂枝三钱,茯苓四钱,泽泻五钱,猪苓三钱,苍术三钱。

结果:上方服三剂症减。继原方服六剂,诸症基本消除。

按:前阴为宗筋所聚,肝肾所主,一般遇阴缩挛急,要想到补肝益肾。但本例慢性前列腺炎为水饮为患,且呈外寒内饮之证,补则激动内饮,饮邪上犯,故现心中摆忙、头晕、目眩,正邪相争,内外皆急,故恶寒、腹拘急、囊缩挛急。此时唯有在解表的同时利水,方能使表解水去,五苓散正是这种作用。这里也可看出,例 3 和本例同是慢性前列腺炎,因表现的方证不同,所以治疗用药也就不同。

例5 陈某,男,36 岁,病案号 196986。

初诊日期 1967 年 7 月 30 日:自 1963 年来会阴常坠胀或痛,经西医诊断为慢性前列腺炎,中西药治疗未见明显效果。近一月来症状加重,会阴胀痛,晚上更甚,影响睡眠,时少腹挛痛,腰酸膝软,小便余沥,尿后或大便时尿道有乳白色黏液流出,舌苔白,脉沉弦细尺滑。

此虚寒里急,予小建中汤加小茴香桑螵蛸乌药方:

桂枝三钱,白芍六钱,生姜三钱,大枣四枚,炙甘草二钱,饴糖一两,小茴香三钱,桑螵蛸三钱,乌药三钱。

结果:上方服六剂,会阴坠胀及痛减,上方加生苡仁、猪苓等。服一月,诸症基本消失。

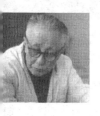

按:《金匮要略·血痹虚劳病》第13条曰"虚劳里急,悸衄,腹中痛,梦失精,四肢酸痛,手足烦热,咽干口燥,小建中汤主之。"多是指里虚寒引起腹中痛,有不少慢性前列腺炎患者出现该方证,用小建中汤加减治疗多取佳效。

性功障碍邪所为　但补肾虚必遭殃

例6　白某,男,35岁,病案号163411。

初诊日期1965年6月23日:自1961年4月出现失眠,且越来越重,相继出现头晕、耳鸣、早泄、遗精、小便不利,西医诊断为慢性前列腺炎、神经衰弱,服药治疗无效,而转中医诊治。曾服人参养荣丸、全鹿丸等不效,且症益重。来诊时症见:失眠,自汗盗汗,头昏脑涨,耳鸣,眩晕欲吐,不敢睁眼,少腹悸动,早泄,遗精一周三次,舌苔白根厚,脉沉细数。

此阳气下虚,虚火上亢之证,予桂枝加龙骨牡蛎汤:

桂枝三钱,白芍三钱,白薇三钱,生姜三钱,大枣三枚,生龙骨五钱,生牡蛎五钱,川附子三钱,炙甘草二钱。

结果:上方服六剂,睡眠好转,只遗精一次。7月2日改他医处方,予知柏地黄丸,服后遗精、耳鸣皆加重。继用上方加酸枣仁加减。经两月治疗,遗精已,早泄减,余耳鸣。继合用酸枣仁汤服月余,症渐平。

按:前列腺炎常引起性功能障碍,如遗精、早泄、阳痿等,改善这些症状,当然要治疗前列腺炎症。本例在治疗初及治疗中已显示,一见遗精、早泄便以肾虚补治是不准确的,必须辨清病本,并予相应的方药,才能收效。本例因长期失眠、自汗、盗汗,营卫不固,外邪易侵,长此以往,出现阳虚于下,虚阳亢于上,因此治疗必须调和营卫以抗邪外出,同时用附子温补在下之阳虚,用白薇、生龙骨、生牡蛎涩敛浮阳,这样有的放矢,才能治好慢性前列腺炎,才能治好遗精、早泄。

例7　仓某,男,30岁,病案号98603。

初诊日期1963年2月28日:结婚即现阳痿、早泄,病已四年,经中西医诊治毫无起效。经查有慢性前列腺炎,近服桂附地黄丸未见疗效。近症:阴茎勃起弱,举而不坚,且不持久而早泄,素动念见色流精,大便前后,每因

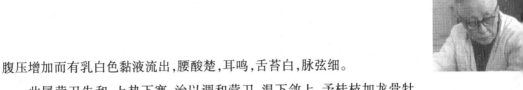

腹压增加而有乳白色黏液流出，腰酸楚，耳鸣，舌苔白，脉弦细。

此属营卫失和、上热下寒，治以调和营卫、温下敛上，予桂枝加龙骨牡蛎汤：

桂枝三钱，白芍三钱，生姜三钱，大枣四枚，白薇三钱，川附子三钱，生龙骨八钱，生牡蛎八钱，炙甘草二钱。

结果：上方服三剂，耳鸣大减，见色流精、大便时尿道溢液亦减，上方加四逆散。服六剂，自觉症状皆好转，偶有耳鸣腰酸，精神好转。予四逆散合当归芍药散、二加龙骨牡蛎汤加减。服六剂，告之阳痿愈。

按：《内经》谓："阴阳之要，阳密乃固"，此患者长期患慢性前列腺炎，伴见阳痿、早泄，证现阳气虚于下，虚阳浮于上，其关键在阳虚不能密固，对于这种证，古人已有成熟的治疗经验，如《金匮要略·血痹虚劳病》第8条曰："夫失精家，少腹弦急，阴头寒，目眩，发落，脉极虚、芤迟，为清谷、亡血、失精，脉得诸芤动微紧，男子失精，女子梦交，桂枝龙骨牡蛎汤主之。"用桂枝加龙骨牡蛎汤的目的，在于温下寒，调和营卫，调和阴阳，收敛浮阳，潜阳入阴，阳能固密，阴亦能守，精亦不致外溢，阴阳和则功自调。又本患者，长期抱病情郁气滞，因此后期治疗，辅以四逆散疏肝理气，使阳气得舒，这样治愈慢性前列腺炎，也即治好了早泄、阳痿。

肾炎论治

里水皮水皆相见　祛邪利水据证投

这里所说的肾炎，是指常见的急性肾小球肾炎（Acute glomerulonephritis）和慢性肾小球肾炎（Chronic glomerulonephritis），是由感染（以链球菌感染最常见）后免疫反应引起的急、慢性炎症。临床以水肿、尿少、尿中见红细胞、管型、蛋白、高血压等为主要症候。本病属中医的水气病范畴。《金匮要略·水气病》第1条"病有风水、有皮水、有正水、有石水、有黄汗。"肾炎属水气病哪一种？第5条云："里水者，一身面目黄肿，其脉沉，小便不

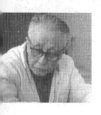

利,故令病水;假如小便自利,自亡津液,故令渴也,越婢加术汤主之。"急慢性肾炎常见这种方证。关于里水,有的注家认为是"皮水"之误,理由是越婢加术汤治外邪内饮,而里水当无外邪。实际这里的里水,是指水发自里,由于小便不利,因而病水,里有水饮,又见外邪在表,而呈外邪内饮之证,恰是肾炎常见的病在里而现外邪内饮证。这是肾炎常见的病证,并不是说里水就等于肾炎,肾炎在急、慢性发病过程中,可见到许多变证,出现许多方证,临床对于肾炎的治疗关键不是病名,而是辨具体方证,如《金匮要略·水气病》第 20 条曰:"风水,脉浮,身重,汗出恶风者,防己黄芪汤主之。"第21 条曰:"风水,恶风,一身悉肿,脉浮不渴,续自汗出,无大热,越婢加术汤主之。"两条都称风水,前者为表虚,后者为表实,因表虚实不同,治疗也就不同。前者固表利水,后者发汗利水。肾炎有急、慢之别,其症也变化多端,其适应方证也就很多。如四肢肿,水气在皮肤中,四肢聂聂动者,也为表虚里饮,为防己黄芪汤的适应方证;如腰背痛,四肢肿,头晕,心悸,病在半表半里,而呈血虚水盛,为柴胡桂枝干姜汤合当归芍药散方证;如病久阳衰出现四肢肿冷,小便不利,少腹不仁,呈阳衰水停,为八味丸方证……具体方证很多,要在临床上细辨,这里不再一一悉举,从治验病例可看出其治疗规律。

例 1 于某,男,35 岁,病案号 7246。

初诊日期 1965 年 7 月 5 日:慢性肾炎已两年,曾住院治疗三个月未见明显疗效,出院求中医诊治。主症:全身浮肿,四肢乏力,腰痛,口不渴,舌苔薄白根黄,脉沉弦。尿蛋白在(+ + ~ + + +)波动。

予越婢加术汤加茯苓:

麻黄六钱,生石膏一两半,生姜三钱,大枣四枚,炙甘草二钱,苍术四钱,茯苓三钱。

结果:上药服三剂,小便增多,浮肿减轻,自感身轻有力,遂自服原方,连服三月未更方,浮肿全消,查尿蛋白(-)。

按:此是肾炎常见典型的"里水",即越婢加术汤方证。虽病程长逾数年,但仍为外邪内饮证,故用越婢加术汤而收捷效。胡老称该方不但能改善临床症状,而且能改善肾功能。值得注意的是,该患者自行服越婢加术

190

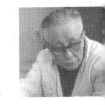

汤三个月,虽属效不更方,但更主要是证无变化,因此能使方药对证,能获捷效。而当有变证时,也必随证变方。

例2 马某,女,12 岁,病案号 171525。

初诊日期 1965 年 9 月 4 日:前天出现面目浮肿,头晕且胀,不欲食,大便干燥,小便黄少,舌苔白厚,脉弦数。查尿蛋白(+++),血压 150/100mmHg,诊断为急性肾炎。

予越婢加术汤:

麻黄六钱,生姜三钱,大枣四枚,炙甘草二钱,苍术八钱,生石膏二两。

二诊 9 月 6 日:服药后面目浮肿已消,仍头晕,咳嗽明显,胸胁苦满,不欲食,舌苔白根黄,脉细数。予小柴胡汤合麻杏石甘汤:柴胡三钱,黄芩三钱,生姜三钱,半夏三钱,大枣四枚,党参二钱,麻黄二钱,杏仁三钱,炙甘草二钱,陈皮三钱,生石膏二两。

三诊 9 月 8 日:上药服三剂,咳嗽已不明显,胸胁苦满减,尚头晕,大便干燥,血压 110/70mmHg,仍予前方,去麻黄,加川厚朴三钱,猪苓三钱。

四诊 9 月 13 日:头晕已,诸证悉除,唯脉数、苔白、溲黄,予当归芍药散合猪苓汤加生石膏:当归三钱,白芍二钱,川芎三钱,茯苓三钱,泽泻三钱,苍术三钱,猪苓四钱,阿胶三钱,滑石四钱,生石膏一两。

五诊 9 月 17 日:自感无不适,化验尿蛋白(-)。

按:本患者虽病程不长,但出现变证较多,因而用方也变换较多。又本例患病初即由中医治疗,未用激素,收效快可能与此有关,但愿肾炎患者都能如此。

肾炎有邪补应慎　证现虚损益不疑

例3 宋某,男,19 岁,红卫兵接待站工作人员。

初诊日期 1966 年 7 月 26 日:自 1966 年 7 月 20 日始,出现咽痛、发烧、身冷、微咳,自服 APC 热不退。继之出现尿红、尿少,于区医院诊治,仍以外感治疗,热仍不解,并出现眼睑浮肿、下肢浮肿、头痛、尿少,甚至一日无尿,体温 38℃ ~38.5℃。经友谊医院查尿:尿蛋白(++++),白细胞满视野,管型 2~4/全片,嘱其住院治疗,因无钱只注射一日消炎针,热减而诸症未

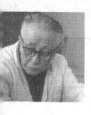

已,经人介绍找胡老诊治。近症:面目及双下肢浮肿,头痛头晕,身热恶寒,腰微痛,小便黄少,舌苔白厚,脉细滑数。

予越婢加术汤:

麻黄六钱,生石膏二两,生姜三钱,大枣四枚,炙甘草二钱,苍术四钱。

结果:上药服二剂后,肿大减,尿量增加。服三剂后,肿全消。服六剂后,尿蛋白减为(+),仍感腰痛、乏力,予柴胡桂枝干姜汤合当归芍药散:柴胡三钱,黄芩三钱,花粉四钱,生牡蛎五钱,桂枝三钱,干姜二钱,当归三钱,白芍三钱,川芎三钱,泽泻三钱,苍术三钱,茯苓三钱,炙甘草二钱。服一月,尿蛋白为(-),休息一个月即参加工作。1966年12月6日:复查尿常规正常,自感良好。

按:本例初诊时为外邪内饮,故以越婢加术汤驱邪为主;当肿消外邪不明显,而血虚水盛时,则以养血温阳利水为主。

例4 姚某,男,23岁,病案号183376。

初诊日期1965年12月11日:自今年五月发现肾小球肾炎,用过维生素、氯化奎林、考的松等治疗未见明显效果。现症仍浮肿,腰酸痛,乏力,稍劳则气短,纳差,头晕,口干思饮,小便少黄,舌苔白腻,脉沉细滑。尿常规:尿比重1.020,尿蛋白(+++),每个高倍镜视野可见管型2~3/全片,红细胞15~20/HP,白细胞1~3/HP。

予柴胡桂枝干姜汤合当归芍药散:

柴胡四钱,桂枝三钱,黄芩三钱,花粉四钱,生牡蛎五钱,干姜二钱,当归三钱,白芍三钱,苍术三钱,川芎三钱,泽泻三钱,茯苓三钱,炙甘草二钱。

结果:上药服六剂,腰痛、乏力好转,仍浮肿、纳差、小便少。近两天头晕、恶心、汗出恶风明显,用防己黄芪汤合木防己汤:生黄芪四钱,桂枝三钱,茯苓三钱,木防己三钱,党参三钱,生姜三钱,生石膏一两半,苍术三钱,炙甘草二钱。服六剂后,小便增多,浮肿、汗出恶风、腰痛皆减,恶心已,继服前方两月,诸症皆好转,仍时有头晕,查尿常规:尿蛋白(++),每个高倍视野可见管型0~1/全片,红细胞1~8/HP,仍以上方治疗之。

按:本例初诊即现气血俱虚之证,故予柴胡桂枝干姜汤合当归芍药散养血利水,服六剂,虽有一定疗效,但症状改善不明显。经进一步辨证,认

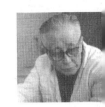

为表虚水盛明显,故改服防己黄芪汤合木防己汤而使症状得到明显好转。但经长期服药也未使肾功明显改善。这里的原因可能是:本例是慢性肾炎,须作长期治疗观察;服用激素后的患者,服中药难于见效。是否如此,当进一步探讨。

头痛论治

头痛多见太阳病　　六经合病当审清

头痛是临床上常见的自觉症状,可单独出现,亦可见于各种急慢性疾病中。脑系病常见头痛,已在前论述,这里重点介绍脑系病之外的头痛。关于头痛的病因病机,古今有许多探讨,如《素问·五脏生成篇》曰:"头痛巅疾,下虚上实,过在足少阴、巨阳,甚则入肾。"《素问·风论篇》:"风气循风府而上,则为脑风。"《济生方·头痛论治》曰:"凡头痛者,血气俱虚,风寒暑湿之邪,伤于阳……又有风热痰厥,气虚肾厥,新沐之后,露卧当风,皆令人头痛。"《丹溪心法·头痛》曰:"头痛多主于痰。"这些论述,在头痛的辨证论治上,给人们以启迪。《伤寒论》的六经辨证,在头痛的治疗上更能给予正确、快捷地指导。例如《伤寒论》第1条即指出:"太阳之为病,脉浮,头项强痛而恶寒。"这就指明了头痛多属于太阳病。若认为这只是指感冒头痛,应有两方面原因。第一是没有正确理解太阳病的实质。第二是后世习惯把头痛分为外感和内伤两大类,把太阳病视为外感病,把内伤头痛视为无外邪,这样只认为急性头痛才见太阳病,而慢性则不会有太阳病。实际各种急慢性病中皆可出现头痛,有头痛则说明有太阳病的存在,不过不少头痛者已不是单纯的太阳病,而是合病、并病,如太阳少阴合病;太阳少阳合病;太阳阳明合病;太阳太阴合病等。

这样头痛的六经辨证既明,则治疗大法便可确定,即在太阳用汗法;太阳少阴合病用发表加温阳强壮法;太阳少阳合病用和解法;太阳太阴合病用解表温里法。在大法的指导下,再辨具体的方证,则头痛可得到正确的

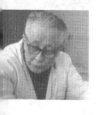

治疗。这里仅从几个治验案例分析、探讨之。

太阳汗法分虚实　少阴合病当温补

例1　任某,女,21岁,病案号49703。

初诊日期1965年12月21日:昨日感冒,头痛,身痛,腰痛,恶寒,无汗,恶心欲呕,素有腹泻腹痛,舌苔薄白,脉浮数。

予葛根加半夏汤:

葛根三钱,麻黄三钱,桂枝三钱,生姜三钱,白芍三钱,大枣四枚,炙甘草二钱,半夏三钱。

结果:上药服一剂,症大减,二剂症已。

按:此是太阳表实证为主的头痛,故用麻桂发汗;因有腹泻,实际合阳明病,故用葛根治利,并加半夏降逆。此头痛是近期感冒所患,故解表降逆即解。

例2　张某,男,52岁,病案号123526。

初诊日期1965年12月12日:二年来头痛,常服止痛片可缓解,但不能除根,且出现胃脘时痛,因而求服中药。近头痛多在顶部、后颈部,时身痛、膝关节痛,常身热,汗出恶风,舌苔薄白,脉缓细。

予桂枝汤:

桂枝三钱,白芍三钱,生姜三钱,大枣四枚,炙甘草二钱。

结果:上药服二剂,诸症减,仍身痛、胁痛、便干、纳差、欲呕,予大柴胡汤合桂枝茯苓丸加生石膏:柴胡四钱,半夏三钱,白芍三钱,黄芩三钱,枳实三钱,生姜三钱,大枣四枚,桂枝三钱,桃仁三钱,丹皮三钱,大黄三钱,茯苓三钱,生石膏一两。服三剂,诸症已。

按:本例头痛初诊为太阳表虚证,故服桂枝汤二剂症减。但出现了少阳阳明合病,且见胁痛,虑其久病多瘀,故予大柴胡汤合桂枝茯苓丸加生石膏治之,二剂即愈。本例初为表虚,后现里实,正邪相争,证变则方变,不是一方治头痛,其他病也是如此。

例3　许某,男,47岁,病案号3752。

初诊日期1978年5月4日:右头痛二天,自感精神差,两手逆冷,恶寒无汗,口中和,不思饮,舌质淡,舌苔薄白,脉沉细,咽红多滤泡增生。

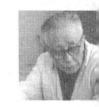

予麻黄附子甘草汤加川芎:

麻黄10克,炮附子10克,炙甘草6克,川芎10克。

结果:上药服一煎,微汗出,头痛解,未再服药,调养二日,身体如常。

按:本例为少阴表虚寒证的头痛,以温阳强壮解表,表解则头痛去。这种虚寒表阴证即少阴病,不只是见于感冒的一两天,也可见于慢性头痛中,如喘证篇中的唐某病例,即是经常头痛和哮喘并见的病证,因现少阴表虚寒证,用麻黄附子细辛汤治疗而愈,说明少阴表证之头痛也常见于慢性病。胡老认为表分阴阳,阳证为太阳,阴证为少阴,即是说太阳与少阴病位同在表,是正邪的盛衰决定了表证的性质,即表现为虚寒阴性者为少阴病,表现为实热阳性者为太阳病。太阳病可因误治,或病久而陷于少阴病,头痛更为多见,宜注意。

头痛临证多变幻　合病合方伏苍龙

例4　刘某,女,36岁,病案号76443。

初诊日期1965年3月9日:反复发作头痛五年,多于午后、疲劳、睡眠不足时发作,多次到医院查无所获,多谓"神经性头痛",给镇静剂、止痛剂可暂时缓解而不能除根。近一月因前额痛明显,拍X线片诊断为鼻窦炎,用抗生素治疗无效而找中医治疗。近症:头痛多在前额,伴双眼胀痛,后颈紧胀感,头沉,背酸痛,咽干,易心烦,无鼻塞流涕,舌苔白根腻,脉沉细弦,左寸浮。

予越婢加术半夏桔梗汤:

麻黄四钱,生姜三钱,炙甘草二钱,大枣四枚,生石膏一两半,苍术五钱,半夏四钱,桔梗三钱。

结果:上药服三剂,头痛减,服六剂头痛已。仍后颈紧,继服原方。原方服六剂,诸证已。

按:本例显然为慢性病,但临床症状,仍表现为外邪里饮而呈现太阳阳明合病,故用越婢加术半夏桔梗汤解表化饮而使症解。

例5　程某,男,15岁,病案号135393。

初诊日期1965年4月8日:近十日来,头痛发热,恶寒,欲呕,纳差,口

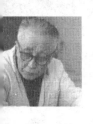
干,自汗,身倦怠,下肢无力,舌苔薄白,脉弦细,体温38℃。

予柴胡桂枝汤加味:

柴胡四钱,黄芩三钱,半夏三钱,党参三钱,桂枝三钱,赤芍三钱,炙甘草二钱,生姜三钱,大枣四枚,苦桔梗二钱,生石膏一两半。

二诊4月9日:上药服一剂后,诸症均已,唯感身酸软无力,体温37℃。上方去桂枝、芍药,服一剂善后。

按:本例头痛,初诊有自汗出,发热恶寒,为表不解,说明邪胜精却,欲呕纳差,病已入少阳;因有咽干、心烦已现阳明证,故为三阳合病,因用柴胡桂枝汤加生石膏一剂症大解。表除而里、半表半里证不了了,故再用小柴胡汤加生石膏善后。

例6　薛某,女,26岁,病案号228165。

初诊日期1967年1月7日:左偏头痛六七年,在当地(长春)屡治无效,且近一年发作频繁,由朋友介绍来京找胡老诊治。近症:几乎每日发作头痛,多在左太阳穴以上,时轻时重,严重时,疼作则恶心、呕吐、或腹泻,须卧床四五日不动,疼剧烈时则面部亦疼,又经常感头晕,舌苔白根腻,脉沉细。

予小半夏合苓桂术甘吴茱萸汤:

半夏四钱,生姜三钱,党参三钱,吴茱萸四钱,大枣四枚,桂枝三钱,白术三钱,茯苓三钱,炙甘草二钱。

按:本例头痛已六七年,但仍表现为太阳与太阴合病,故治以解表温中。又因痰饮上逆明显,故以苓桂术甘汤合吴茱萸汤温中降逆。再因痰饮盛而呕吐明显,因此合用小半夏汤化饮降逆,全方的功能,解表化饮、温中降逆。应注意,凡是有外邪内饮同时存在的情况下,治疗必须在解表的同时予以化饮。如单独解表,或单独化饮,不但使证不解,而且会加重病情,这是胡老多次强调的观点,当珍视之。

例7　李某,男,26岁,病案号152205。

初诊日期1966年1月5日:头痛两年,因中学读书引起。素有胃病,现已渐趋平静,仅偶尔烧心、吞酸,但时有心下停饮、心下振水声。平时整天头昏、晕沉,头脑不清楚,并时头痛,眉间沉紧,下午常有热胀上冲头面之感。有时头痛为刺疼,如电由项部上蹿入脑,或偏左,或在巅顶,或在后脑,发作时,须以手按之一二分钟始能缓解,如此一日发作两三次,长期忍受头痛之苦,影响学习和工作。曾到各医院诊治,多谓"神经衰弱",整天吃药而不见效,反而副作用明显,时有恶心、或腹痛,睡眠不好。亦曾找中医诊治,以养血熄风安神等法,服天麻钩藤饮、镇肝熄风汤等加减,效不明显。舌苔白根腻,脉沉细弦。

予吴茱萸汤加苓归芎:

吴茱萸三钱,党参三钱,生姜三钱,大枣四枚,当归二钱,川芎二钱,茯苓四钱。

结果:上药服三剂后,剧疼只发作一次,头晕胀、眉间紧感诸症均减,睡眠已有进步,并感看书记忆力提高,上方增党参为四钱,当归为三钱,川芎为三钱。服六剂诸症已。

按:《伤寒论》第387条曰:"干呕吐涎沫、头痛者,吴茱萸汤主之。"是说里虚寒饮冲逆用吴茱萸汤治疗。本例为里虚寒饮,逆饮上犯的头痛,故以温中下气、降逆止呕为法;又因痛为刺疼,病久血虚血瘀,故加当归、川芎养血活血;再因心下停饮为著,故加茯苓以祛饮,合方治之,使胃安饮去血和,故头痛已。

痰饮引起的头痛很多见,应用吴茱萸汤方加减治疗的机会很多。因痰饮变化多端,用药也要随之而变,当饮停久化热出现上热下寒时,可据证合用半夏泻心汤、生姜泻心汤、小柴胡汤、柴胡桂枝干姜汤、或加生石膏;当饮逆上冲明时,可合用苓桂术甘汤。总之,适证加减多有良效。

例8 李某,女,36岁,病案号1915。

初诊日期1966年5月6日:产后患左偏头痛,已三年未愈,时心下痛,左上下肢酸胀,口干不思饮,有时恶心吐清水,舌苔白润,脉弦细。

证属表虚饮盛,治以建中和荣固卫,更以温中化饮,予当归四逆加吴茱萸生姜汤:

当归三钱,桂枝三钱,白芍三钱,大枣六枚,炙甘草二钱,生姜五钱,细辛三钱,通草二钱,吴茱萸三钱。

结果:上药服四剂,头痛明显减轻,心下痛未作,左上下肢酸胀亦减,上方增吴茱萸为四钱。继服七剂后,自感无不适。

按:当归四逆汤,原主荣卫不利的外寒,本也有血虚饮盛在表,今里寒

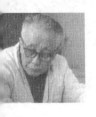

饮也明显,故时心下痛、恶心吐清水,实为太阳太阴合病,故要同时祛里寒饮,因此加吴茱萸生姜治之,使荣血和,寒饮去则头痛自解。

以上所述,多为虚寒头痛,而实热头痛也是多见的,因在脑病中重点论述,可互参,这里不再重复。

近代中医教科书,在诊治头痛时多以外感、内伤为纲,在临床须熟悉脏腑辨证理论,同时必须掌握一定用药经验,方能治疗常见头痛症。而六经辨证治疗头痛,则以太阳病为纲,再据合病、并病情况,据证用方,只要熟悉《伤寒论》的方证,治疗各种头痛皆能应用自如。

治疗阑尾炎的经验

阑尾炎中医古称肠痈,有急性和慢性之分,它虽属外科疾病,但用内治法多能治愈。西医亦用内治法,即用抗生素消炎可使炎症消失,但往往易于复发,最终还是手术治疗。因此,西医把内治法称为保守疗法,中医的内治法与西医的保守疗法不同,中医治疗见效快而很少复发,这应感谢祖先留下的宝贵经验。例如在《金匮要略·疮痈肠痈浸淫病》第3条记载:"肠痈之为病,其身甲错,腹皮急,按之濡如肿状,腹无积聚,身无热,脉数,此为肠内有痈脓,薏苡附子败酱散主之。"是论述慢性阑尾炎的证治;又如《金匮要略·疮痈肠痈浸淫病》第4条记载:"肠痈者,少腹肿痞,按之即痛如淋,小便自调,时时发热,自汗出,复恶寒,其脉迟紧者,脓未成,可下之,当有血;脉洪数者,脓已成,不可下也。大黄牡丹皮汤主之。"是论述急性阑尾炎的证治。就是说,不但有急性阑尾炎的治疗经验,而且还有慢性阑尾炎的治疗经验。这些治疗经验之所以宝贵,是因用之多验。当然要真正掌握其方证,并能适证加减用药,才能获效。今从临床治验说明之。

病危群医不出方　鹜眼虎胆救苍生

例1 高某,男,35岁,复员军人,住靴子高铺胡同。

初诊日期1952年8月15日:腹痛、高烧二天,在同仁医院确诊为急性阑尾炎。嘱其住院手术治疗,患者因战伤多次手术治疗,甚感手术苦痛,拒绝入院手术,致卧床不起,腹痛呻吟,多次找中医诊治,来者皆不开方而归。患者亲友在同仁医院的滕医师请胡老会诊。胡老诊其病人:腹痛甚,呻吟叫喊不休,高烧体温40℃,身烫皮肤灼手而无汗,少腹剧痛,腹拒按,舌苔黄,舌质红,脉滑数。

胡老当即认定,此是瘀血挟脓呈三阳合病,为大柴胡汤合大黄牡丹皮汤方证:

柴胡八钱,黄芩三钱,白芍三钱,半夏三钱,生姜四钱,枳实四钱,大枣四枚,大黄二钱,牡丹皮四钱,桃仁三钱,冬瓜子四钱,芒硝四钱。

结果:上药服一剂后,热退腹痛减。自己乘车到胡老诊所复诊继原方。原方继服六剂病痊愈。

按:该患者病急、病重,如治疗不当,命若复卵。然若能看准其症结,认准其方证,就把握了疾病的转机,也就有鹰鹫之眼,猛虎之胆。胡老投一剂能转危为安,说明认证准确无误,用方药恰到好处。胡老合用大柴胡汤,前面已提到:"肠痈者,少腹肿痞,按之即痛如淋,小便自调,时时发热……大黄牡丹皮汤主之。"单用大黄牡丹皮汤即可,为何还合用大柴胡汤呢?这是因为该患者有三阳合病之证,用大柴胡汤恰能方药对证,才能更好解热、祛瘀排脓,因而收效快捷。这是胡老的临床经验、用方药特点,也是遵守了六经辨证规律。对于有高烧者合用大柴胡汤,而无高烧者也可合用,例2即如此。

例2 曹某,男,40岁,病案号0063。

初诊日期1965年6月10日:右小腹痛二三日,经西医检查诊为急性阑尾炎,麦氏点压痛明显,体温不高,白细胞计数8.8×10^9/L。刻下症:右小腹痛胀,咽干,口苦,微恶心,大便干,舌苔黄,脉弦滑。

予大柴胡汤合大黄牡丹皮汤:

柴胡四钱,半夏三钱,黄芩三钱,白芍三钱,枳实三钱,桃仁三钱,牡丹皮三钱,冬瓜子四钱,大黄二钱,芒硝三钱。

结果:上药服三剂,腹痛已,但右少腹仍痞胀,便前有腹痛,上方减芒硝为二钱,加炙甘草一钱。服六剂,症已。

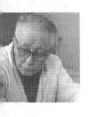

按:本例虽无高烧,但因见右腹痛、咽干、口苦、微恶心、大便干等症,大柴胡汤证备,故合用之。又因无高烧,故柴胡的用量较前例明显少。可知方证同,用药当因具体症不同而异。又本患者为本院职工,迄今未见复发。

保守治疗已无功　中医亦须方对证

例3　齐某,男,19岁,病案号14296。

初诊日期1965年6月25日:右下腹痛四个月。四月前出现右下腹痛,在某医院诊断为"亚急性阑尾炎",保守治疗一个月,症状缓解。不久又感头痛、头晕、口干欲饮、少腹疼痞,到我院门诊中医治疗,但服药二月而不愈,经人介绍由胡老诊治。问其症,右下腹痛;看其舌,苔白根腻;诊其脉,弦滑;按其腹,阑尾处拒按。知其为瘀血挟脓在少腹,治以祛瘀排脓。予大黄牡丹皮汤合芍药甘草汤加生薏仁:

牡丹皮五钱,桃仁四钱,冬瓜子三钱,生薏苡仁八钱,白芍四钱,炙甘草二钱,大黄二钱,芒硝二钱。

结果:服药二剂后,自感一切良好,但感阑尾部位按之仍痛,继服3剂而安。

按:此例病程较长,而临床无合病、并病之证,而呈单独大黄牡丹皮汤方证,因而用该方主之。但因病久津血虚,故合用芍药甘草汤生津和血解挛急痛;又因病久湿滞脓固,故加生薏仁利湿排脓。

论治何必急慢分　一方功用内外同

例4　崔某,男,38岁,31846。

初诊日期1967年2月16日:右小腹痛十余日,1965年秋出现右小腹痛,诊断为急性阑尾炎,注射青霉素及链霉素一周缓解。去年冬又发作右腹痛,注射青、链霉素二周缓解。本次因喝凉茶又引发右腹痛,仍注射青、链霉素二周而不见好转,医生劝其手术,因不愿开刀而找中医诊治。近症:右小腹痛,时轻时重,时为绞痛,时为刺痛,四肢发凉,时头晕、心悸,口干不思饮,大便如常,按其腹无肌紧张,但麦氏点压痛明显,舌苔白,舌质暗,脉沉细弦数。

予薏苡附子败酱散合当归芍药散：

薏苡仁八钱，川附子二钱，败酱草六钱，当归三钱，白芍六钱，白术三钱，泽泻四钱，川芎二钱。

结果：上药服三剂，腹痛已，麦氏点按之微痛，再继服原方。三剂巩固疗效。经追访三年未见复发。

按：此例与例3同是慢性阑尾炎，但前者用大黄牡丹皮汤，而此患者用薏苡附子败酱散合当归芍药散，是因临床证候的虚实不同。中医治病，不是根据阑尾炎是急性还是慢性，而主要根据证的虚实寒热。中医治疗炎症，并不是见炎即用清热解毒，而是据证"热者寒之，寒者热之。"尤其是对慢性炎症，用温补的机会就更多。如本例用附子、当归、白术等，以温阳化湿消除炎症。这里的薏苡附子败酱散，是治疗瘀血痈脓而呈现寒热错杂证者。方中的薏苡仁味甘微寒，利湿排脓、解痹、解痉；败酱草祛瘀排脓；附子用量小，主振郁滞之气而利痈脓的排出。合用当归芍药散，以温中化湿养血祛瘀，共起祛瘀排脓作用。又胡老根据薏苡附子败酱散的适应证有"其身甲错"，常用其治疗皮炎、痤癞等皮肤病，用之多验。所以本方可用于在肠胃之里的痈脓，也可用于在皮肤之外的痈脓。胡老认为，中医辨证之表、里、半表半里，不是指病灶所在，而是指疾病所反映证的所在。一方治多病，能治内科病、外科病，其有效的基础和根据，仍不离辨证、辨方证。

下利论治

下利证候分阴阳　泄泻痢疾本一体

下利之称，始见于《伤寒杂病论》，是该书讨论最多的症状之一。张仲景对下利很重视，有专篇论述，如《金匮要略·呕吐哕下利病》论及条文最多，介绍方证也很多。所介绍的方证，不但包括腹泻，后世多称泄泻，还包括后世称的痢疾。后世把《伤寒杂病论》分为《伤寒论》和《金匮要略》后，在《伤寒论》中有很多条文论述下利。太阴病的提纲则是"腹满而吐，食不

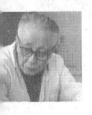

下,自利益甚"、"自利不渴者"。下利症状,对于辨证、预后是重要的依据。"死在太阴",这是胡老一生研究《伤寒论》所得出的结论性认识,主要依据是各种不治之症,临终前多出现太阴病之下利。后世的医书多称"汉唐时代称为下利,宋代以后统称泄泻"。实际宋代一些医书仍称下利,如宋代的朱肱在《南阳活人书·问下利者》提出:"伤寒下利多种,须辨识阴阳",发挥了张仲景对下利的辨证要点,并系统地论述了三阴三阳的下利治疗方药及治疗宜忌,对指导后世临床颇有裨益。

朱肱所提出的"须辨阴阳",这是论治下利的总纲。熟读《伤寒论》不难发现,下利属于里证,而里证分阴阳,阳证为阳明里证,阴证为太阴里证。阳明下利多湿热实,治用葛根黄芩黄连汤、白头翁汤、大承气汤、大黄黄连泻心汤等;太阴下利多饮寒虚,治用理中汤、吴茱萸汤等;若与太阳、少阳、少阴、厥阴合病,则用葛根汤、半夏泻心汤、真武汤、乌梅丸等治疗。这些证治论述精详、方药众多、疗效确切,论述的是下利,涵盖了泄泻、痢疾。实践证明,掌握了张仲景论治下利的经验,就自然会治疗泄泻、痢疾。因而,仲景对下利的论治不得不学。

下利阳明证多凶　治疗得当症无踪

例1　（胃肠型感冒）邬某,女,36 岁,病案号 211158。

初诊日期 1967 年 7 月 6 日:感冒咳嗽、下利已二十天,经注射青、链霉素,服西药未见效果。近症:咳嗽气短,恶风寒,口干,不欲饮,不欲食,大便溏稀日三四行,舌苔白,脉细弦数。

予葛根汤加生石膏:

葛根三钱,桂枝三钱,白芍三钱,炙甘草二钱,大枣四枚,麻黄二钱,生姜三钱,生石膏一两半。

结果:上药服二剂,诸症即解。

按:此是太阳阳明合病之下利,胡老常用葛根汤加生石膏治之。"腹泻下利还能用生石膏?"常有质疑者。《伤寒论》第 4 条:"伤寒一日,太阳受之,脉若静者,为不传;颇欲吐、若躁烦、脉数急者,为传也。"此患者有咳嗽、恶风寒、口干、脉数,提示太阳传阳明,下利主因阳明热,故用葛根汤加生石膏解表清阳明热,则表解下利除。不熟悉经方者,多用藿香正气汤加减,但临床对比使用,深感不如前者快捷,因此,特把本例列此以供研讨。

例2 (急性胃肠炎)刘某,女,50岁。

初诊日期1965年9月12日:昨日吃了一碗葡萄,今日上午感无力、口渴、下肢酸软,喝了三杯热茶后,即觉身热、头昏、恶寒,下午皮肤热如燔炭灼手,体温40.1℃,不思饮食,有温温欲吐之感,并感心烦,舌苔白厚而少津,脉数急。

予葛根加半夏石膏汤:

葛根四钱,麻黄三钱,炙甘草二钱,白芍三钱,桂枝二钱,生姜三钱,半夏四钱,大枣三枚,生石膏二两。

二诊9月13日:傍晚服药后,即呈昏睡状态,并发生呕吐,吐出大量清水,夜半出现腹泻,为大量水样便,色红,便后入睡,身热减轻,体温37.4℃,意识亦渐清。仍有腹泻,但量已少,仍有欲吐之情,予白头翁汤合黄芩加半夏生姜汤:

白头翁二钱,黄芩三钱,黄柏三钱,黄连三钱,秦皮三钱,白芍三钱,甘草二钱,大枣三枚,半夏四钱,生姜三钱。

三诊9月14日:昨日下午,诸症大减,呈脉静身凉之象,体温36℃,仍无力、不思饮食。今日,身微汗出,已进食。嘱饮食调理,不日而痊。

按:本例是急性下利,为急性胃肠炎可能性大,原病历记载有"水样便,色红",不能完全排除痢疾。但不论是痢疾还是肠炎,仲景时代,是根据症状特点用药的,此病之初为太阳阳明合病,《伤寒论》第33条:"太阳与阳明合病,不下利,但呕者,葛根加半夏汤主之。"故予葛根加半夏汤。又因心烦,故加生石膏。第二天出现吐利,呈少阳阳明合病,据《伤寒论》第371条:"热利下重者,白头翁汤主之。"及第172条:"太阳与少阳合病,自下利者,与黄芩汤;若呕者,黄芩加半夏生姜汤主之。"故予白头翁汤合黄芩加半夏生姜汤。因方药对证,故药到病除。中医能治急性病久矣!

例3 (急性肠炎)彭某,女,30岁,病案号31221。

初诊日期1965年8月26日:前天中午吃葡萄,晚上又受凉,今早感无力、腿酸、口渴,喝了四杯热茶即觉身热恶寒,下午心烦、汗出、腹痛、腹泻三

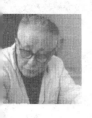

次,而来门诊,舌苔白腻,脉滑数寸浮。

予葛根芩连汤:

葛根八钱,黄芩三钱,黄连二钱,炙甘草二钱。

结果:上药服一剂后,腹痛腹泻减,三剂后证已。

按:本例与例2病因病程大致相同,都有阳明里热。但前例太阳表证明显,故先用葛根加半夏生石膏汤治疗,待表解后,继用白头翁汤合黄芩汤清阳明里热;本例邪热内陷,表虽未全解,但太阳表证已不明显而呈阳明里热证,故用葛根芩连汤清阳明热。同是急性下利,证不同,用药不同,这是中医治下利的特点。

例4 （噤口痢）佟某,男,40岁,住黄化门17号。

初诊日期1943年7月15日:平素甚健,又白又胖,入夏染疫,高烧,腹痛,下利后重,便意频频,恶心,呕吐乃至水浆不入,以至大便日行三十余次,所下血水,色黑灰暗,其味恶臭,最后所下仅为点滴血浆样血水,坐厕不起,曾去市大医院治疗无效,中医诸医束手,请胡老诊治。赴其家诊时,面色苍白而灰暗,舌苔白根腻少津,脉细数,病情如上述。

危重已极,此时病已无表证,证属少阳阳明并病,汗、下均非所宜,唯有和解一法,予小柴胡汤加生石膏:

柴胡八钱,黄芩三钱,党参三钱,半夏四钱,生姜三钱,大枣四枚,炙甘草二钱,生石膏三两。

另西瓜一个,嘱其频频吃。

结果:开始吃西瓜与喝水一样,吃了即吐,嘱吐了继续吃。翌日即见效,二日后吐止,气力增,渐可坐起。家人苦其不能进食,胡老嘱其近二天万不可进食。至第七天,腹泻明显好转,一日二三行,病人诉胃有凉感,知内热已去,用小柴胡汤去党参,加西洋参三钱。第八天即能吃,细心调养。半月,痊愈。

按:此案是按照中医理论治疗的噤口痢。西医谓痢疾是细菌感染,用杀菌药而无效。而中医从当时的症候、方证入手,方药对证,而救危为安。

这里想到了汤本求真先生写的《皇汉医学》序:日本明治维新,发展西医,废除汉医。汤本学西医可谓优秀,怎料到自己的女儿患下利,西药全用尽,却毫无疗效,眼睁睁看着自己的女儿死去,心中无限悲伤,精神将至崩

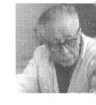

溃。恰友人拿了一本中医书让他看，书名为《医界铁锥》，他一见此书立刻被中国文化和中国医学所吸引，心中不再空虚，日夜研读，并应用于临床，得心应手，并把临床体会汇集成册，这便是有名的《皇汉医学》。这里一并感叹：如果汤本早学仲景之学，其女不至于死？本例如无仲景之学岂能生乎？这里的主要原因，中医和西医是两个不同的理论体系，治疗用药是不同的思路。西医是杀菌，中医是辨证扶正抗邪。小柴胡汤加生石膏是应用于少阳阳明合病方证，可用于感冒、肺炎、肝炎、脑炎等各种疾病出现该方证时，用之皆效。但是不论是那种病，没有出现该方证时用之是无效的。该方如用于前三例，因方不对证也无疗效，唯有像本例表现为少阳阳明合病用之才有效，这就是辨证论治精神。"越是民族的，它越是国际的"，中医能自立于世界之林，因为中医是中国有特色的生命科学。

例5 （妊娠痢疾）张某，女，31岁，病案号493431。

初诊日期1965年3月10日：自前日开始腹痛、腹泻，大便有红白黏液，白天二三次，晚上七次，里急后重明显，恶心，纳差，畏冷，溲黄，服西药无效。既往有血吸虫病史，今怀孕已七月。舌苔薄白，舌质稍红，脉沉细滑数。

证属湿热滞下，伤及血分，治以清热凉血，兼以祛湿导滞，予白头翁加甘草阿胶汤：

白头翁三钱，黄连二钱，黄柏一钱，秦皮一钱，甘草三钱，阿胶三钱。

二诊3月12日：上药服一剂，昨日泄二次，无红黏液便。今晨泄二次，第二次稍带黏液。前方加茯苓三钱。

三诊3月13日：上药服一剂后，腹已不痛，昨夜便行二次，质溏，溲黄，纳可。上方加焦白术三钱，二剂消息之。

按：此也是阳明病下利，不过本例是孕妇得之，难免忧虑胎儿，而胡老已有成熟的经验：痢疾里急后重，下利赤白，用白头翁汤主之。如产后、孕妇、或虚乏少气者，宜加阿胶、甘草补虚。

上热下寒下利多 辛开苦降泻心汤

例6 （慢性胃肠炎）张某，男，29岁，病案号168767。

初诊日期1965年10月12日：腹泻、胃脘胀四个月。原有右胁痛已四

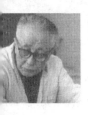

五年,经检查谓慢性肝炎,因症状不重,故未重视治疗。近四个月来右胁背痛明显,且见胃脘疼痛,腹胀,头晕,恶心,大便溏稀日四五行。经查肝功正常,服中药治疗腹泻、胃脘疼等不见好转,并见吐酸,烧心,午后身热,口干,心跳,厌油腻,舌苔白,脉沉细。

予半夏泻心汤:

半夏四钱,党参三钱,黄芩三钱,黄柏三钱,干姜三钱,大枣四枚,炙甘草二钱。

结果:上药服六剂,腹泻、腹痛、吐酸、身热已,烧心、口干、恶心、心跳、头晕、右胁痛减,纳增,上方加吴茱萸二钱,茯苓三钱继服。经服月余诸症已,右胁痛亦轻微。

按:此例为厥阴太阴并病,而呈上热下寒证,用半夏泻心汤辛开苦降,使中健饮去热除,故下利止,诸症也随之好转。

例7 (慢性痢疾)任某,女,16 岁,病案号 185192。

初诊日期 1965 年 12 月 30 日:于 1958 年患痢疾,久治无效。现大便仍下脓状物,剧则日五六行,时腹痛、肠鸣,口干,心下痞,舌苔白根腻,脉弦细。予半夏泻心汤加芍药:

半夏四钱,黄芩三钱,黄连三钱,党参三钱,干姜三钱,大枣四枚,炙甘草三钱,白芍三钱。

结果:上药服六剂,腹痛、心下痞皆减,便中脓状物不见,大便溏稀日二三行,继用原方服七剂,诸症已。

按:此下利为厥阴太阴合病,其因胃气不振而致饮留邪聚,呈上热下寒之证。故以党参补中健胃,和之以大枣、甘草,并以半夏降逆和胃,以干姜温下寒驱饮,以黄芩、黄连清上热解痞止利。因腹痛明显,故加芍药缓急止痛。由本例治验可看出,半夏泻心汤可用于急性、慢性下利,也就是说,无论急性还是慢性下利,只要见本方证即可用之。

例8 (慢性肠炎)刘某,男,38 岁,病案号 178894。

初诊日期 1965 年 11 月 1 日:腹泻四十余日,日行六七次,泻前腹痛、肠鸣,常胃脘痞满,饮水则心下悸,时口苦、咽干、头昏、耳鸣,舌苔白,脉沉细。

予生姜泻心汤:

生姜四钱,半夏四钱,党参三钱,黄芩三钱,黄柏三钱,干姜一钱,大枣四枚,炙

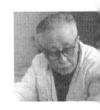

甘草二钱。

二诊 11 月 4 日:上药服三剂,腹泻已,上方隔日服一剂调理。

按:本例因有饮水则心下悸,为寒饮证重,故用生姜泻心汤治之。方中黄柏是代黄连,因当时黄连无货不得已代用,以下同。

例 9 （急性肠炎）荣某,女,70 岁,病案号 93184。

初诊日期 1963 年 10 月 27 日:自昨日起腹泻,日三四行,腹痛已二周,口咽干,肠鸣甚,胃脘痞满,项强,头胀微痛,两眼干涩,舌苔白而少津,脉细数。

予甘草泻心汤:

炙甘草四钱,半夏四钱,黄芩三钱,黄柏三钱,党参三钱,干姜三钱,大枣四枚。

结果:上药服三剂,腹泻止。项背痛、腹痛未已,予柴胡桂枝干姜汤合当归芍药散治疗之。

按:此与前两例皆为上热下寒证,但本例胃气更虚,故用甘草泻心汤治之。

虚寒下利属太阴　寒热错杂归厥阴

例 10　（肠功能紊乱）李某,男,58 岁,病案号 155413。

初诊日期 1965 年 4 月 6 日:受凉后腹泻已三月不愈,每日大便三四行,大便有完谷不化,胃腹胀满,食后益甚,时有嗳气头晕,舌苔白润,脉细缓。

证属里虚寒饮、升降失和,治以温中益气、和胃化饮。予理中汤加陈皮、扁豆:

党参三钱,炮姜二钱,炙甘草二钱,苍术三钱,陈皮五钱,炒扁豆三钱。

结果:上药服六剂,腹泻基本已止,腹胀亦明显减轻,继服原方六剂而证已。

按:本例为典型的里虚寒饮下利,即太阴病下利,为理中汤方证,故予之即愈。

例 11　（慢性结肠炎）古某,男,54 岁,病案号 182864。

初诊日期 1965 年 12 月 7 日:腹泻六年。1959 年患急性结肠炎,经治疗未能痊愈,腹泻时轻时重。今年四月在积水潭医院查出有早期肝硬化。

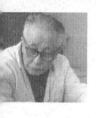

近症：大便溏稀而不畅，时常便出一点点，时有便后失禁不守之象，常右胁隐痛，左侧卧位时明显，而肝功能正常。胃脘疼、乏力、口干、纳差、舌苔白，脉细弦稍数。

证属太阴厥阴合病，为吴茱萸汤合生姜泻心汤方：

吴茱萸三钱，生姜五钱，党参三钱，黄芩三钱，马尾连四钱，干姜三钱，大枣四枚，炙甘草二钱。

结果：上药服三剂，胃脘疼减，纳差好转，大便较畅，次数减少，大便量较多，但仍有大便不净感，上方去干姜，加炮姜二钱、黄柏二钱。继服六剂，大便明显好转，日二三行，右胁隐痛亦好转，上方去马尾连续服六剂，下利症状已，右胁隐痛轻微。

按：本例中寒饮盛因致下利，正邪相争，上热下寒，以现厥阴太阴合病，故以吴茱萸汤合生姜泻心汤治之，温中化饮，佐清上热，使邪却而正安。

例 12　（慢性肝炎）孙某，男，38 岁，病案号 134809。

初诊日期 1968 年 4 月 6 日：1961 年因腹泻诊断为无黄疸型肝炎，经治疗肝功能正常，但腹胀、胁痛、腹泻不已。于 1964 年 8 月来我院先找西医治疗无效，后找中医治疗，治疗三月，胁痛及胃脘疼好转，而腹泻不见好转，每日大便二三次，有时五六次，腹胀明显，饭后尤甚，肠鸣、矢气多，口苦、食欲差，自感腹中有凉气、腰腿冒凉气，四肢冷，平时怕冷，晚上常冻醒，舌苔白，脉沉细。查体：肝大胁下一指，质中，压痛轻微，心下有振水声。

此为里虚寒饮，为太阴下利，予附子粳米汤合人参汤：

炮附子二钱，半夏三钱，生姜三钱，大枣四枚，炙甘草二钱，粳米五钱，党参三钱，苍术三钱。

结果：上药服三剂，自感有效，又连续服九剂，腹泻止，诸症痊愈。

按：此例与例 10 同是里虚寒饮太阴下利，但本例因虚寒更甚，故加炮附子以温阳。又因肠鸣、心下停饮明显，故易干姜为生姜温中化饮。此例虽病久、病重，却因方药对证，很快治愈。方证之学，必予重视。附子与半夏同用本是良好配剂，临床应用多收良效，汉代张仲景等书有记载，但不知何时出"十八反"在中药店中流传为禁忌配伍，毫无道理，有不少人专题研究，发表论文，多有共识，但权威机构尚无明确表态，甚是遗憾。

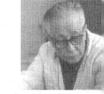

例 13　（过敏性结肠炎）索某，男，57 岁，某军参谋长。

初诊日期 1965 年 7 月 16 日：腹泻、腹痛三年。三年前患肺炎，经住院治疗，肺炎愈，但遗长期腹痛、腹泻，西医诊断为过敏性结肠炎，用各种药皆无效。曾找数名中医治疗，但经年无效，其方多为香砂六君子、参苓白术散、补中益气汤等加减。近症：腹痛、腹泻，日二三行，每吃油腻则加重，常胃脘疼、痞满、肠鸣，头痛，口苦，咽干思饮，四肢逆冷，舌苔白腻，脉沉弦细，左寸浮，体型肥胖。

此寒热错杂证，为厥阴太阴合病，予乌梅丸，给予汤剂：

乌梅五钱，细辛二钱，干姜二钱，黄连二钱，黄柏二钱，当归二钱，制附片三钱，川椒三钱，桂枝三钱，党参三钱。

结果：上药服六剂，口苦减，四肢觉温，大便日一二行，上方继服。十四剂，胃脘痛已，大便日一行。

按：此亦里虚寒饮下利，因寒饮久滞，正邪相争，饮郁久化热，出现寒热错杂之证。与例 11 不同的是，此阳气、正气明显虚，因呈半表半里虚寒证与太阴病合病，即厥阴太阴合病，为乌梅丸方证，故予之愈。

例 14　（肠功能紊乱）罗某，男，32 岁，病案号 99211。

初诊日期 1963 年 10 月 16 日：一年多来腹泻，多数医生诊为"神经官能症"。在本院已服中药三个多月，多为黄芪建中汤、甘草泻心汤、参苓白术散等加减，皆未见明显疗效。近症：腹痛、腹泻，每早晨起床即腹泻，每天腹泻四五次，伴肠鸣、腰酸腿软，身畏寒，无力，阳痿，时失眠、头晕，咽干而疼，而口不渴，小便清长，舌苔白腻，脉沉细。

此证属少阳太阴合病，予四逆散加苓术附生姜：

柴胡四钱，枳实四钱，白芍四钱，炙甘草二钱，川附子三钱，茯苓三钱，苍术三钱，生姜三钱。

结果：上方服八剂，腹痛止，大便日一行，头晕好转，可以看报，眠好、精神好，唯饮食欠佳，胃脘胀闷，仍腰酸，上方加陈皮五钱。服六剂，症已。

按：本例辨证较为复杂，必仔细审证方能明晰。该患者常有咽干而疼，每说出后，医生就给凉药，服后腹痛腹泻加重，所以后来看病时，不敢说有咽干而疼。实际这是少阳郁热的表现。《伤寒论》第 318 条："少阴病，四

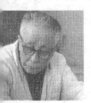

逆,其人或咳、或悸、或小便不利、或腹中痛、或泄利下重者,四逆散主之。"
此条冠之以少阴病,实质是原本是少阴病,今传入半表半里而转属少阳病,
由于热壅气郁,血行受阻,而致脉沉细、四逆,形似少阴病的外观,实为少阳
病。又本例有下利、口不渴,更明确为太阴下利。故整个病证为少阳太阴
合病,因此以四逆散和解少阳,而加苓术附温中祛寒除饮.因肠鸣明显,故
又加生姜温散寒饮。此虽也属少阳太阴合病,但不同于前面诸泻心汤证,
因前者为明显上热下寒,故用苓、连等清热同时用干姜等温下寒;本例为少
阳郁热,故用柴胡、枳实、芍药,解郁清热。由本例曾用甘草泻心汤治疗不
效可体会到:辨证只辨清六经是不够的,还必须辨清方证,才能做到药到
病除。

　　胡老用经方治疗急慢性下利皆有丰富经验,即使对霍乱也治愈不少,
曾讲过用伏龙肝、白矾治疗有卓效。给服白矾水其觉甜,可徐徐饮之,待觉
涩则止,可止泄、防止脱水。经验宝贵,惜未见治验病例,仅此简述。